龈上微创修复学

—— 一种更健康的美学修复方式

Supra-Gingival Minimally Invasive Dentistry

A Healthier Approach to Esthetic Restorations

龈上微创修复学
——一种更健康的美学修复方式

Supra-Gingival Minimally Invasive Dentistry

A Healthier Approach to Esthetic Restorations

（美）何塞–路易斯·鲁伊兹　编著
（Jose–Luis Ruiz）

周　炜　主译

北方联合出版传媒（集团）股份有限公司
辽宁科学技术出版社
沈阳

图文编辑

纪风薇　康　鹤　刘　娜　王静雅　刘　菲

Title: Supra-Gingival Minimally Invasive Dentistry: A Healthier Approach to Esthetic Restorations by Jose-Luis Ruiz,
ISBN: 9781118976418

图书在版编目（CIP）数据

龈上微创修复学：一种更健康的美学修复方式 /（美）何塞-路易斯·鲁伊兹（Jose-Luis Ruiz）编著；周炜主译. —沈阳：辽宁科学技术出版社，2020.3
　　ISBN 978-7-5591-1290-3

　　Ⅰ. ①龈… 　Ⅱ. ①何… ②周… 　Ⅲ. ①牙体－修复术 　Ⅳ. ①R781.05

中国版本图书馆CIP数据核字（2019）第195470号

出版发行：辽宁科学技术出版社
　　　　　（地址：沈阳市和平区十一纬路25号　邮编：110003）
印 刷 者：广州市番禺艺彩印刷联合有限公司
经 销 者：各地新华书店
幅面尺寸：210mm×285mm
印　　张：17
插　　页：5
字　　数：350千字
出版时间：2020年3月第1版
印刷时间：2020年3月第1次印刷
责任编辑：陈　刚　殷　欣　苏　阳
版式设计：袁　舒
封面设计：袁　舒
责任校对：李　霞

书　　号：ISBN 978-7-5591-1290-3
定　　价：298.00元

投稿热线：024-23280336
邮购热线：024-23280336
E-mail:cyclonechen@126.com

中文版序

Foreword

2周前，周炜医生送来由他主译的书稿《龈上微创修复学——一种更健康的美学修复方式》，匆匆翻阅几章，我产生了强烈的认同和共鸣。书中所述的观点与我近年的思考和实践不谋而合。近几年中，我一直在探索应用嵌体和贴面的方式对重度牙齿磨损的患者进行殆重建，希望改变用以全冠为主体的殆重建方式，尽可能保存剩余的牙体组织。这一探索已获得了高的成功率，并已总结归纳了一些经验。这本译著集中探讨了我们共同关注的冠边缘问题和微创问题，可谓"所见略同"、多有共识。

口腔修复依赖口腔应用的材料和制作技术，特定的材料和技术又确定了特定的修复体形式，进而形成相应的理论、规范和要求。一种新的材料和技术的出现，必然引起修复形式、修复理论、规范、要求的改变。全冠修复体是建立在金属、烤瓷材料基础上的与之相适应的理念、规范，并不能完全适应以全瓷粘接技术为基础的新修复体系；基于全瓷粘接技术的修复体具有新的性能，更好的美学效果，需要建立适应于自身特性的修复形式、理念和规范，这是修复学发展的必然。《龈上微创修复学——一种更健康的美学修复方式》正是顺应这一规律，努力探索全瓷粘接修复体系的规律和特点，形成适应这一体系的修复体形式、理念和要求，对于发展口腔修复学理论、指导修复临床实践、提高修复质量具有重要意义。

本书中第一个关键词是"龈上"。作者倡导龈上边缘设计，强调龈上边缘、平龈边缘设计的合理性。早期的金属冠、烤瓷冠为解决美观问题和固位力问题，通常将冠边缘设计在龈下，随之带来了冠边缘刺激、菌斑附着、粘接剂清理、抗力下降等问题。而在全瓷粘接修复体系中随着材料和粘接剂的改变，全瓷粘接以粘接力替代了部分机械固位力，使固位更为可靠，这就使通过将冠边缘设计于龈下来增加固位的必要性大大降低；也不一定必须将冠边缘置于龈下才能获得美观效果，甚至采用部分冠、嵌体以及贴面的形式也能获得良好的美学效果；同时也可显著减少冠边缘位于龈下对牙龈的刺激，降低冠边缘制备和龈边缘保护方面的困难。如此效果，选择龈上修复，何乐而不为呢？

本书中第二个关键词是"微创"。顾名思义，即以最小的牙齿切割损伤实现修复。微创是现代医学的基本理念，当然也应是口腔医学的基本理念。牙齿组织所具有的不可再生性，更加强化了牙齿预备中微创的要求，尽可能多地保留余留牙体组织，对于增加牙体组织抗力、保护牙髓组织都具有更好的效果。全冠修复体带来大约60%的牙体组织切割常常是患者不愿意接受的。以部分冠、嵌体、嵌体冠、贴面等替代全冠修复体，可以在实现功能重建和美学目标的前提下，大大减少牙体切割，保留大量牙体组织。精准、微创作为外科操作的基本要求，当然也应成为我们口腔医生的追求目标。

上述两个关键词融于一体，更突显了作者的目标指向性。本书给我们最重要的启示是要在材料、技术变化的基础上，及时更新我们的思维模式和理念，修正我们的规范要求，而不能用我们传统的、熟悉的思维方式去应对已变化的世界，这样我们才会不断有新的成长。

应感谢本书的作者Jose-Luis Ruiz医生，为我们贡献了他对全瓷时代口腔修复学的探索和思考，书中所述及的理念和临床技术将对口腔修复学的发展起到积极的推动作用，尤其是能为患者减少痛苦，这应是我们医者的根本。

主译周炜医生是一位严谨而勤奋的青年医生。曾以出色的研究工作问鼎全军优秀博士论文，长于研究思考，又勤于临床实践，在种植修复、显微牙科、美学修复等方面均有较深的造诣。本书是他的首本译作，期待他在未来的修复世界中发出更加耀眼的光。

赵铱民

2019年8月6日夜

于耕人斋

译者前言

Preface

在我日常的临床一线工作中，有很大一部分工作是去拆除旧的、不合格的修复体，我们称之为"不良修复体"。其实，患者就医的本来目的是修复缺损的牙齿，可是未曾想在修复不久，就会伴随出现一系列牙体、牙周以及咬合的问题，而且再次修复的难度异常大，有很多的牙齿已经无法保留。虽然时下讲口腔修复的书很多，图片也很精美，但是真正从治疗的基础理念入手、真正从保存修复考量的不多。当拿到本书的时候，开始其实并不觉得病例的图片很精美，但是当我通读此书时，深深地被其整个龈上的修复思考方式和方法吸引，一本好的临床技术指导图书，不仅仅是教会你怎么去做，还要告诉你为什么要这么做，如何思考比如何做更有指导意义。

任何一个修复体的完成都和建造房子一样，需要考量很多因素，从固位、抗力以及咬合等方面去设计和实施是必不可少的。本书虽然是一本介绍龈上粘接修复的书，但却是将修复的设计、实施和维护整体串起来，从粘接、牙周以及咬合几个方面整体去梳理，将整体的微创修复理念通过翔实长久的例证来讲解，让我们明白了其实很多修复体完全可以避免侵犯牙周组织及其可能带来的牙周损伤。

过去由于材料的限制、固位方式的单一，我们不得不选择龈下边缘来完善美观的问题，不得不采取机械固位的方式来解决固位的问题，可是随着近些年非金属材料（树脂和瓷）的发展、粘接技术的进步，使龈上边缘成为可能，使保存牙体组织的粘接固位成为现实，但是临床上很多医生并不敢去尝试，也不清楚如何去做、去选择，仍然固守着陈旧的思维模式去使用新型材料，使医疗质量没有从根本上有质的提高。这本书恰恰是这类问题的解决之道，结合大量多年的随访病例，验证了龈上修复的可行性和可靠性。

翻译和阅读本书是一段自我反省思考的体验之旅，感谢唐琦医生的全程参与，感谢张渊博士对于咬合部分的翻译和指导，感谢王鑫博士、赵鑫硕士对本书的校对，感谢辽宁科学技术出版社陈刚老师、金烁老师等人的帮助。感谢我的老师赵铱民教授、宋应亮教授对我的指导，赵铱民教授在百忙之中还专程为此书作序。还要感谢家人对我全力的支持。

由于译者能力有限，书中难免存在疏漏，敬请读者批评指正。

周 炜
2019年6月

译者名单
Translators

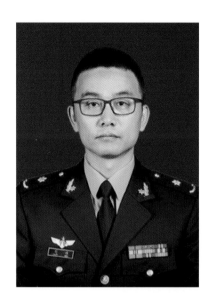

主译 周炜

医学博士

空军军医大学（原第四军医大学）口腔医院修复科

2010年在第四军医大学口腔医学院获得口腔修复学博士学位，目前主要从事微创美学修复和种植修复相关临床与基础研究。以第一及共同第一作者发表SCI论文6篇。国际口腔种植学会（ITI）会员。2011年获得全军优秀博士论文，2012年获得全国优秀博士论文提名奖，2017年分别获得第一届备牙大赛西北地区一等奖、第二届丝绸之路树脂修复二等奖。3M、皓齿、Astra、Bego等中国区讲师，临床特色和研究方向：口腔种植和美学修复。

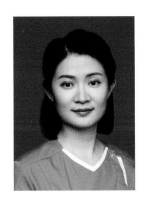

译者　韩春

医学博士

2002年本科毕业于第四军医大学口腔医学系，2006年获得口腔正畸学硕士学位，2009年获得第四军医大学口腔正畸学博士学位。

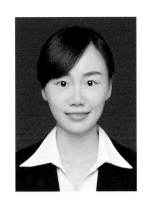

译者　唐琦

医学硕士

空军军医大学（原第四军医大学）口腔医院牙周科

2014年毕业于南昌大学口腔医学院，获得学士学位；2017年获得西安交通大学口腔牙周病学硕士学位。

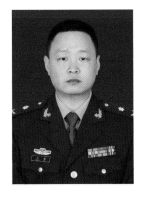

译者　王鑫

医学博士

联勤保障部队第901医院口腔科

2002年本科毕业于第四军医大学口腔医学系，2005年获得口腔颌面外科硕士学位，2018年获得口腔种植学博士学位。

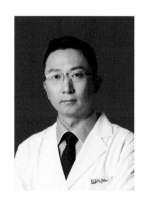

译者 赵鑫

医学硕士

长沙美奥口腔医院院长

2002年本科毕业于第四军医大学口腔医学系，2007年获得口腔修复学硕士学位。现从事口腔美学修复及种植修复的临床工作，致力于口腔美学修复及种植修复临床过程的数字化整合。

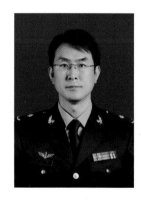

译者 张渊

医学博士

空军军医大学（原第四军医大学）口腔医院咬合病与颞下颌关节病科

1998年本科毕业于第四军医大学口腔医学系，留校工作于口腔医院咬合病与颞下颌关节病科至今。2003年、2006年分别获得口腔解剖生理学硕士、博士学位。

序

Foreword

我很荣幸有机会阅读了Dr. Jose-Luis Ruiz的关于牙齿保存修复的著作。我认识Dr. Jose-Luis Ruiz很多年了，去过他的办公室，参观过他的牙科诊所，认识他优秀的员工，熟悉他们整体的职业水准。他的职业道德、高超的牙科技术以及对专业的执着精神都给我留下了深刻的印象。

很多年来，他坚持在牙体修复专业上降低全冠的使用比例，这是我分享这本著作的目的。很多牙医对于制作高嵌体和贴面很犹豫，认为比全冠制作困难，不结实。与其他的临床操作相比较，熟练掌握间接修复的保存技术需要时间和数量的积累。

我们的临床研究报告证实，经正确制作和粘固的高嵌体强度高于天然牙，而且成功修复后很多年依然保持天然牙齿的颜色，美学效果优异。位于釉质表面仅暴露少量牙本质的贴面修复是所有修复体中美学效果最好的，同时具有很高的强度和耐久性。

相信医生及其患者都一定会从这本由Dr. Jose-Luis Ruiz编著的书中受益。

Gordon J. Christensen DDS，MSD，PhD
临床报告基金会CEO
临床实践课程CEO

前言
Preface

在过去的30年间，很多新的材料、技术和设备进入口腔行业，其中一些技术如口腔粘接技术是具有颠覆性的。材料的强度、机械性能、美观性能都有大大的提高，固化时间也变得可控。医疗设备的进步提高了诊断、临床技术及加工的水平。这些新的材料和设备很多都承诺会让牙科学发展更快、更好、更可控及对患者健康更有利。但事实上，这些已经在用的材料和技术并没有真正实现预期的效果。看看今天口腔临床修复现状，患者或牙医的体验并没有获得明显的提高。大多数牙科临床操作时间都比传统技术更长，譬如简单的Ⅱ类洞树脂充填。牙医继续为做全冠而大量磨切牙体组织，根管治疗以惊人的速度在增加，修复体边缘继续置于牙龈下，患者饱受牙科治疗前后的痛苦，这一切都在继续上演，我们要反思所有这些技术的进步是否带来了真正的效益？

大多数人强烈推荐牙齿保存技术和部分覆盖修复。然而，全冠仍然是目前最流行的间接修复体！为什么？一个原因是一些人推崇极度复杂和严苛的技术。大多数教育机构与院校一直认为和讲授只有存在"理想条件"时，在有限的条件下才能使用非金属（非黄金）修复体，因此大多数情况下仍然要使用全覆盖冠修复，这常常源于对失败的担心。报道中最常见的失败原因是用旧的技术来操作新的材料，完全不理解和不信任粘接技术，最常见到的是将修复体的边缘置于龈下，超出我们的控制，将龈下边缘认为是必要或"常规"的，甚至相信龈下边缘修复是利大于弊。

龈下边缘对于修复的成功和患者的健康有很多弊端。对于口腔修复来说，龈下边缘造成的破坏是无意识的、潜在的。不知不觉地，牙医每天都将不必要置于龈下的边缘置于龈下！牙医都知道牙周病的不良后果，不仅仅影响牙齿的寿命，还威胁患者的整体健康。有缺陷的龈下边缘作为"永久性牙结石"持续影响我们患者的牙周健康。

龈上微创修复方式是一种新的创新性方法。该方法认为大部分龈下边缘是可以避免的，除了已经被磨切制作为全冠的牙齿外，所有缺损的牙齿可以用部分覆盖的直接或间接修复进行修复。龈上微创修复可以保存牙体组织，保护牙髓和牙周膜的健康。这种方法体现了传统机械固位的牙科技术与粘接技术是相互矛盾的，传统机械固位的方式会带来牙齿磨除后的不利影响以及龈下边缘灾难性的后果。最新的龈上边缘技术可以使龈上边缘在大部分病例中实现。龈上边缘可以使粘接修复更简单，预期更好。这种创新性的方法遵循生物学规律，因此也是修复学中最微创、生物相容性最好的方法，具有很多优点。就定义而言，龈上修复学是在牙龈以上，使修复医生的操作更简单、更快，对患者更健康，美学效果更好，可以提供长期稳定的预期效果。

这里所说的技术既不高大上，也不仅仅针对"理想条件"，而是针对所有患者和所有修复体。与其他的基于学术研究的技术和方法的粘接书不同，本书更贴近临床技术和技巧，这些都很容易重复，是可靠和成功的。研究和临床经验发现，即使损坏很严重的牙齿也可以通过龈上微创部分覆盖粘固技术来修复。本书讨论了龈上微创修复的适应证和基本的原则——龈上修复的5项原则。本书通过数百张精美图片和示意图，详述了即使在最复杂的病例中，龈上微创修复不仅可行，而且效果良好，是更健康的修复选择。

Jose-Luis Ruiz

特约编者的寄语

From the Contributing Editor

在过去的30年里，口腔修复学已经出现了跨越式的转变。所有牙齿表面的粘接问题都被克服，最后被攻克的是牙本质表面的粘接问题，当其能够获得与牙釉质相当或更好的粘接力时，就可以让临床牙医实现曾经梦想了一个世纪的牙齿保存修复技术。这种新的粘接技术是能够完全代替破坏性的机械牙体预备方法。

然而，即使粘接技术有很大的进步，旧的思维模式仍然存在。龈下边缘就是其中的一个。在这本书中，Dr.Jose-Luis Ruiz已经发现龈下边缘是不可靠的，是可以完全避免的。这种方法完全颠覆了主流的理论。

Dr. Jose-Luis Ruiz对于口腔修复学的设计有很多的想法。他已经意识到了坚持改变为龈上修复的原因，提出了许多新技术和新材料来帮助克服困难。对于本书我的贡献主要是为一些材料和使用的仪器提供技术信息。

我们需要更多像Dr. Jose-Luis Ruiz一样的教育家——愿意为了他们感觉到真正有效的以及对患者最好的技术去冒险的先驱者。我会持续关注这样有能力的临床医生和教育家未来的发展。

Raymond L. Bertolotti DDS，PhD

致谢

Acknowledgments

如同所有人类的努力一样，这本书是许多杰出的专业人员将其在口腔专业领域的创新和技能的延续。Raymond L. Bertolotti就是这样一个在粘接领域中的创新者和先驱者。他以渊博的知识来做这本书的特约编者，他的贡献是无价的。许多图片和宝贵的信息均来自一些著名的口腔领域的研究者与教育家。我想感谢Dr.Werner Finger、Dr. Jungi Tagami、Dr. Masatoshi Nakajima、Dr. Ilan Rotstein、Dr. Masafumi Kanehira、Dr. Franklyn Tay、Dr. Bruce Crispin、Dr. Rella Christensen、Dr. Gordon Christensen、Dr. Boris Kesselbrener、Dr. Gregory Mar、Dr. Nuria Fernandez、Dr. Renee Kurt、Dr. Patricia Ryan、Dr. Shigehisa Inokoshi和Miss Elise Girion等人对我过去工作的收集和总结，以及其他我可能无心冒犯的人，感谢他们的宽容和无价的贡献。

这本书针对开业牙医，他们知道平衡生意、牙科团队、日常开销以及忙碌日程的辛劳。这本书以及所有附加的技术均适合于那些需要真实的世界，简单，可行，易重复以及可信任的从业医生。

结束的时候我也想对给我鼓励和支持的父母——Jose-Luis和Diana Ruiz，他们都是墨西哥杰出的律师。我也感谢我杰出的兄弟Alex Ruiz和我永远爱着的孩子Robert、Michaela和Mimi。

Jose-Luis Ruiz

目录
Contents

第一部分
基本原理

Rationale

第1章

传统机械固位的修复模式：龈下边缘是常规的，是满足修复需求的必然衍生品

The Traditional Mechanically Retained Restoration Paradigm: Subgingival Margins are Normal and a Necessary Byproduct of Restorative Needs

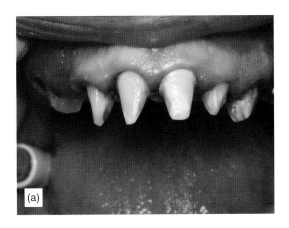 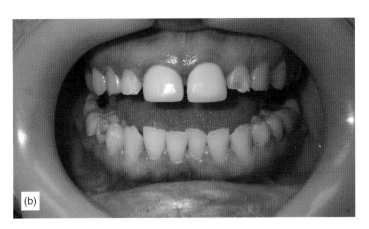

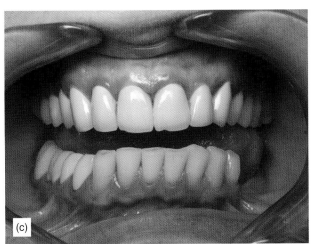

4张照片显示的是由龈下边缘导致的牙周炎症。

导读

在传统机械固位牙科修复中，例如全冠，龈下边缘被认为是常规的、必要的，是传统修复技术

的衍生品。在美国，牙医每年制作超过3700万个全冠[1-3]，无论何种材料，全冠是迄今为止最受欢迎的间接修复体，它被认为适用于大多数病例，预期好，操作相对简单。然而，熟悉并不代表简单[4-5]。部分覆盖龈上粘接技术通常被认为结果较难预测，

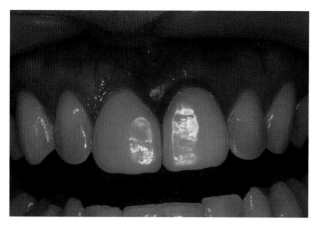

图1.1　深龈下边缘的贴面和全冠，及较差的牙周状况。

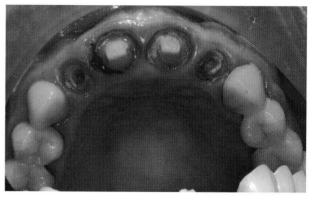

图1.3　不恰当的过度预备的氧化锆全冠。由于损伤了牙髓，两颗侧切牙均需要根管治疗。

操作难度大，成功率低。人类的本性认为，我们每天所做的、熟悉的事情会比不熟悉的东西更好。

目前，牙色修复材料的应用确实非常普及，但这些新材料通常与传统的机械固位技术及一些计算机辅助设计和制作（CAD/CAM）修复体联合使用。这常常会导致形成龈下边缘。当全瓷冠、嵌体、高嵌体及贴面遵从由传统机械固位原则中衍生而来的原则和技术时，就会导致不必要的龈下边缘，引起修复失败风险的增加，如术后敏感、牙髓损伤、美学修复效果差以及边缘缺陷等问题。所有这些都会影响到牙周组织的健康，对于现代修复粘接材料的错误使用不会给患者与牙医带来任何好处（图1.1～图1.4）。

牙周病的不良后果很容易理解，它不仅影响

牙齿寿命，也会危害患者的全身健康。龈下结石的沉积损害患者的牙周健康[6-7]。悬突和开放的边缘（事实上，所有有缺陷的龈下边缘）对患者的牙周健康都与牙结石有同样的危害（图1.5～图1.8）[8-11]。综上所述，龈上边缘是最理想的，应该是大多数临床医生的首选[12]。这就提出一个问题，为什么很多全冠、高嵌体、贴面和直接的Ⅱ类、Ⅲ类洞修复都采用龈下边缘？事实是，习惯给人们灌输了这一理念：龈下边缘是"常规"，必然会存在不良反应。龈下边缘如此常见，特别容易被隐藏和忽视。当采用传统机械固位修复时，通常认为龈下边缘优势明显，远超其不利的影响。随着技术的发展，龈下边缘不应当被认为是常规或必然的。使用传统机械固

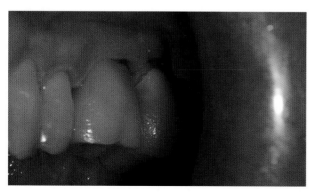

图1.2　近期完成的计算机辅助设计和制作的IPS e-Max®（Ivoclar）全冠。患者敏感严重，牙龈发炎、出血。部分边缘位于龈下很深，尤其是邻面。

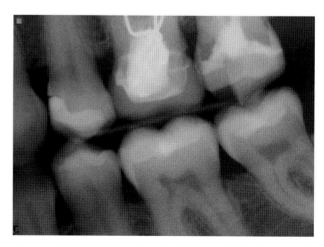

图1.4　采用深龈下边缘的粘接高嵌体。龈下边缘出血使得粘接极度困难，导致了灾难性的失败。

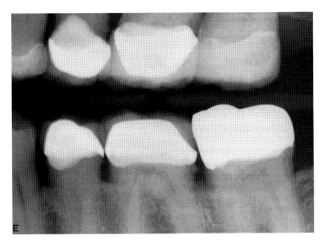

图1.5　位于不完善的冠边缘的牙结石，导致了相似的损害。

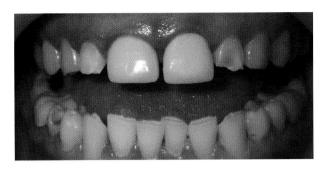

图1.7　牙龈炎症及不理想的边缘。

位的修复原则会导致很多问题，解决方法是采用龈上微创粘接牙科技术进行修复，这将在后续章节中讨论。首先，很重要的一点是，理解采用龈下边缘的非必要性以及理解其造成的后果。

龈下边缘

龈下边缘是传统修复技术的衍生品。这类修复体大多具有龈下边缘，通常不被察觉。龈下边缘的产生主要有4个原因，第5个原因源于一个错误观念。

（1）机械固位，对粘接技术缺乏信任。
（2）传统的修复技术、箱状洞型及清晰颈缘的要求。
（3）出于美学需求采用龈下边缘。
（4）龈下龋坏或已存在的龈下修复体。

（5）认为采用龈下边缘对牙齿有利以及龋齿复发的可能性低。

机械固位，对粘接技术缺乏信任

过去，对于传统的直接和间接修复体、汞合金、复合树脂材料及全冠，机械固位是必需的[13-17]。100多年来，牙医依赖于机械固位来保持修复体固位：必须要有最小的轴壁高度补偿（通常为3～4mm）、箱状洞型、肩台及其他类型的机械特征。在粘接技术的优势日益凸显之前，修复体最主要由摩擦力来固位。然而，很多牙医仍旧不相信粘接技术能够支持并固位修复体，因此他们仍然按照传统机械固位特征来预备牙齿，纵然龋坏位于龈上时，为了满足轴壁高度和机械固位力的需要，基牙预备被迫侵犯到龈沟（图1.9）。临床上常见去除近中和远中龋坏以及原有的修复体后，洞边缘接近或位于龈缘。一

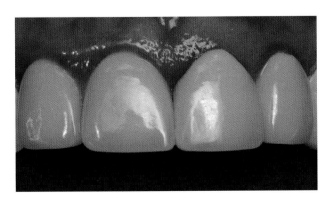

图1.6　患者很高兴，并未察觉不健康的牙龈。

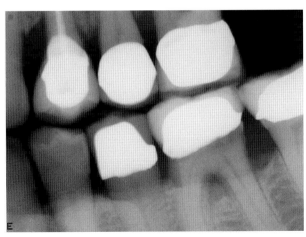

图1.8　X线片显示，严重的牙周破坏，可能是由不恰当的龈下边缘修复体造成的。

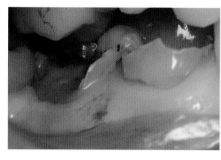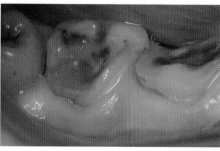

图1.9 粘接固位的高嵌体预备前后。为了机械固位通常会造成牙体轴向的磨除及较深的龈下边缘。

个常见的情形是，患者临床牙冠较短，没有足够的龈上牙体组织来作轴壁固位，固位的扩展将不可避免地采用龈下边缘（图1.10）。轴壁切削所带来的不利影响是大量牙体组织丧失。全冠将会造成70%的牙体组织被磨除（图1.11）；部分覆盖修复体磨除量较少[18-19]。不必要的额外磨切（考虑到粘接修复体并不需要轴向的切削）所导致的牙髓损伤包括加重的术后疼痛、不可复性牙髓炎以及牙髓坏死，这些都与剩余牙本质的厚度相关[20-24]。对粘接剂的信任及合适的龈上微创修复技术使得机械固位变得不再必要。

传统的修复技术、箱状洞型及清晰颈缘的要求

在传统直接和间接修复中，需要在基牙唇侧、舌侧及龈方开辟间隙，放置成型片，取印模，保证修复体的边缘密封等。唇、舌侧的间隙由于要去除过多的牙体组织易引起关注，而传统的龈方间隙预备则是导致龈下边缘的根源（图1.12）。

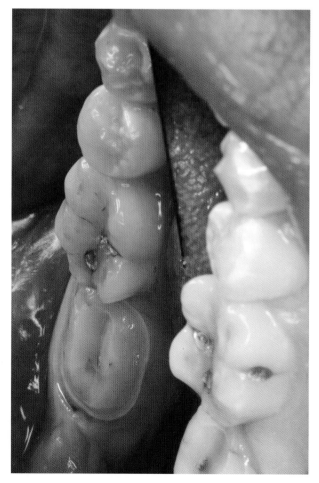

图1.10 平坦的牙齿表明，如果以抗力和固位为目标，龈下的轴壁是不可避免的。

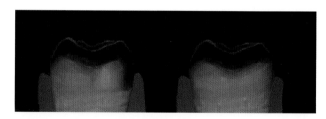

图1.11 机械固位形的预备需要产生龈下边缘；一个无须轴向预备完全粘接的修复体边缘位于龈上。

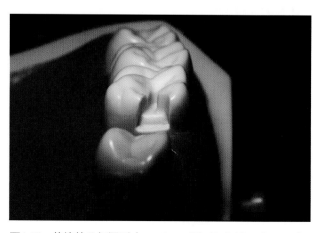

图1.12 传统的几何洞型（courtesy of Dr Boris Keselbrener）。

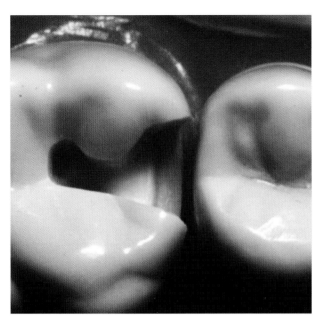

图1.13　降低洞型技术，制造龈边缘（courtesy of Dr Boris Keselbrener）。

为了获得与邻牙分离的龈间隙，牙医被教导要将直接修复体箱状洞型的龈壁以及间接修复体的邻面牙龈边缘降低（图1.13）。这一技术与粘接修复技术完全背离，因为它造成了龈下边缘，并导致了釉质边缘的丧失，这两种情况都会引起不利的后果（图1.14）。后续章节会详细讲解利用"颈部边缘提升"等技术取代将边缘降低置于龈下的方法。

出于美学需求采用龈下边缘

通常认为采用龈下边缘的必要性是单纯出于美学因素考虑的（图1.15）。当采用金属烤瓷全冠或其他不透明的材料（包括全锆冠或分层氧化锆冠）时，采用龈下边缘是为了隐藏妨碍美观的修复体边缘。在需要改变牙体颜色时也采用这一方法，例如在牙齿变色的病例中，需要仅通过修复体来改变颜色（图1.16）。尽管目前有很多高度透明的修复材料能够协调边缘区域的颜色，但是不透明材料仍然最为流行（图1.17）。由于美学原因采用龈下边缘大部分是出于习惯，甚至会用于一些并不需要的区域（图1.18）。透明修复材料的正确应用使得龈下边缘不再必需，后续章节会陆续说明。

龈下龋坏或已存在的龈下修复体

目前修复体采用龈下边缘唯一站得住脚的原因是龋坏或原有的修复体已经位于龈下。但是，龈下龋坏或原有的修复材料通常也仅仅局限于牙齿的某一个或某几个区域（图1.19～图1.21）。如果仅仅只是牙齿的一小部分位于龈下，处理这一部分通常很简单，同时也不会危害修复体的最终质量或预后。然而，目前大家普遍认为全部采用龈下边缘是很常规的。如果牙齿的一部分已经位于龈下，可能

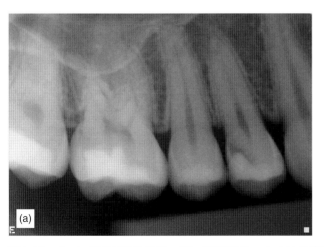
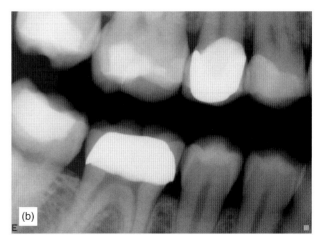

图1.14　（a）既往X线片显示，第一前磨牙的一个小的Ⅱ类洞，于2010年由复合材料直接充填。（b）2015年，发现该患者在同一颗第一前磨牙上进行了龈下全冠修复（第二前磨牙上的直接充填物为5年前笔者制作）。

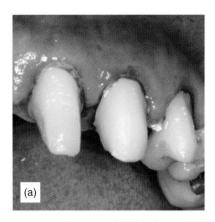
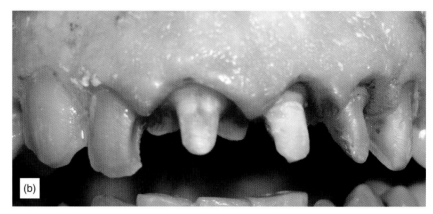

图1.15 （a，b）采用传统龈下边缘的全冠预备。

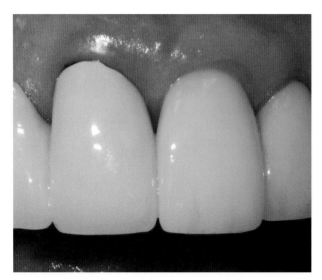

图1.16 显而易见，将黑色的边缘埋于龈下有多么失败。它们迟早会再度出现，显露出不对称的牙龈。

很容易就认为"好吧，既然已经位于龈下了，就把全部的边缘都置于龈下吧"，尽管这是不合理的，也似乎成为一种常见的方法。此外，当配合使用高倍放大镜且精细操作时，会使得龈下边缘的深度比最初想象的浅一些（图1.21）。再次强调，"已经位于龈下"的偏见和后续激进、粗心的龈下预备会使问题更加糟糕。龈上边缘的第1项原则很好地限制了龈下边缘的使用，后续章节中会继续论述。

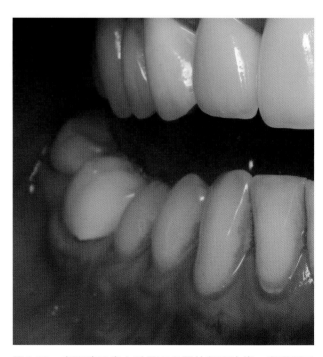

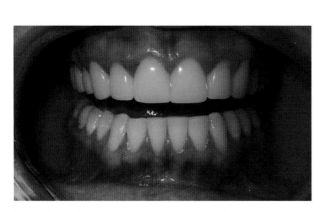

图1.17 一位近期行贴面修复的23岁患者，显示出不必要的龈下边缘的危害以及持续的轻度牙周炎。

图1.18 在远端牙齿上采用不必要的龈下边缘，出现明显的炎症。

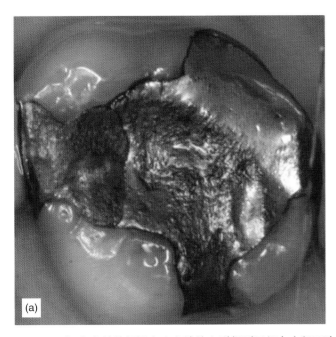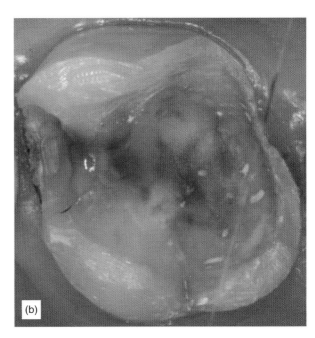

图1.19 （a）大块的银汞合金充填使人联想到已经存在龈下边缘。（b）去除大部分银汞后，显示大部分边缘位于龈上。

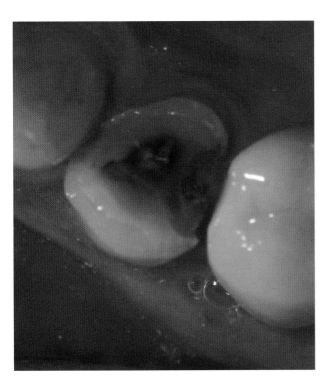

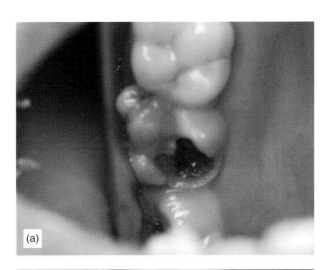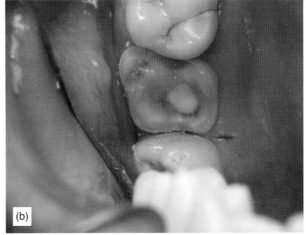

图1.20 一个常见的情形：牙齿仅有一部分缺损位于龈下，其余部分位于龈上。

图1.21 （a）一颗龋坏严重的牙齿，可能会有大部分龈下边缘。（b）当小心去净龋坏后，边缘明显位于龈上。

一个错误观念

第5个原因是一个观念：认为如果将龈边缘置于龈下，牙齿的状况会更好，且再次龋坏的可能性小。很多患者及一小部分口腔专业人士都持有这一错误观念，要清楚地知道这一错误的观念并非基于科学数据。并没有文献能够证明继发龋减少，反而有很多证据显示致病菌水平、炎症及菌斑堆积是明显增加的[25]。

熟悉并不等同于简单，质量高。后续章节概述了为何传统的机械固位修复技术和龈下边缘不再"常规"、不再必要、预期不会更好、也不简单，以及该技术对患者健康更不利的原因。

龈下边缘的机械固位修复技术难度更大

和传统观念相背，具有龈下边缘的传统机械固位修复技术比现代的龈上修复技术要困难很多。例如，全冠预备起始于一个复杂的过程，要求精确的内聚角度，需要将边缘预备至龈下。当采用无创伤的正确方法操作时，第一步要求平龈预备，然后放置排龈线，来暴露龈下的牙体组织。接下来将牙齿边缘预备（磨削）置于龈下，全程要保持合适的聚合度。在这一复杂的过程之后，需要放置第二根排龈线来取出龈边缘的模型。这一过程难度也很大。事实上，这是牙科工作中最难也是最不容易成功的步骤。国内的技工室都可以通过他们收到的不精确

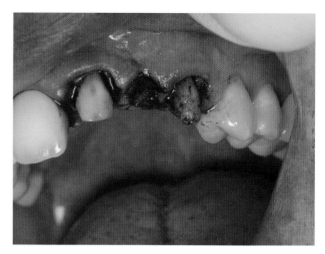

图1.22　去除原有的桥体后，很容易看到深的龈下边缘使组织管理变得多么困难。

印模数量来证实这一点（图1.22，图1.23）[26]。

粘固过程同样很困难。将预备至龈下的临时冠去除后，牙龈炎症和出血非常常见（图1.24）。这通常是由不理想的临时冠和患者较差的口腔卫生引起的。牙龈出血，粘接时止血就非常困难。此外，牙龈增生覆盖到部分预备基牙的上方也很常见，如果不进行暴力排龈，修复体将无法就位（图1.25）。采用龈下边缘时，去除粘接剂很难，远期效果不确定，未去除的多余粘固剂会造成长期的牙周损伤（图1.26）。

龈下边缘直接修复时也很困难。当使用树脂复合材料及粘接剂时，龈下边缘预备有很多缺点，因为一旦在龈下操作，出血和隔湿是很难控制的。当边缘位于龈下时，放置成型片和楔子更加困难，精

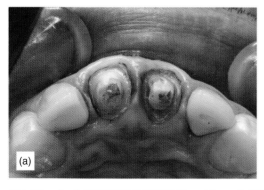
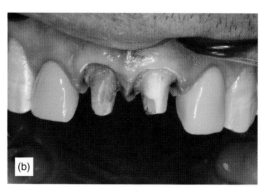
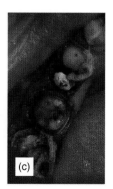

图1.23　（a）排龈后预备龈下边缘。（b，c）尽管经过仔细地排龈，组织仍然发白而不健康。

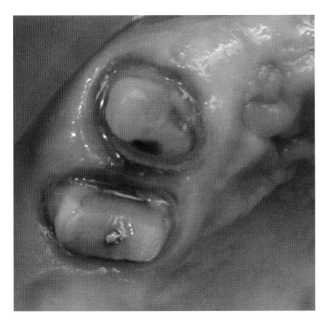

图1.24 去除临时修复体后的牙龈。

修及抛光也变得更加复杂（图1.27，图1.28）。

龈下边缘的修复体更不健康

如前所述，龈下边缘的不利影响通常不被关注。传统机械固位修复技术采用的多种技术和方案均会造成龈下边缘。这些技术的结果是什么？龈下边缘无疑是导致龈下菌斑堆积的一个因素。Waerhaug指出，在针对拔除的牙齿的研究中，10个具有龈下边缘的修复体中，9个被菌斑覆盖。结论是"采用龈下边缘的修复体与破坏性牙周病的病

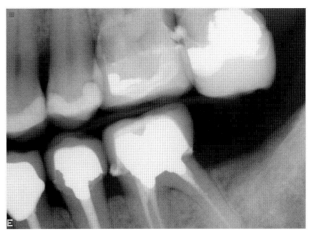

图1.26 残留粘接剂的深边缘全冠。

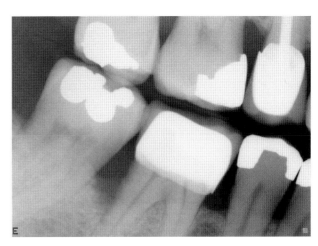

图1.27 上颌第一磨牙龈下Ⅱ类洞型较差的边缘，以及下颌磨牙不良的冠边缘，导致了较差的牙周状况。

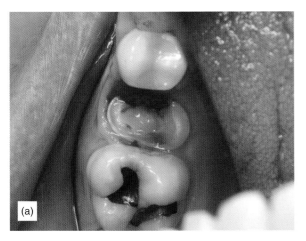

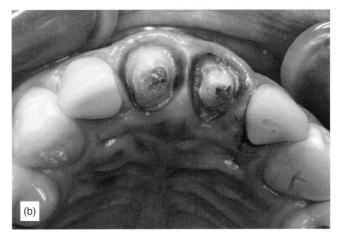

图1.25 （a）牙龈增生至预备基牙的上方。（b）去除临时冠后，可以看到牙龈增生至预备基牙上方。

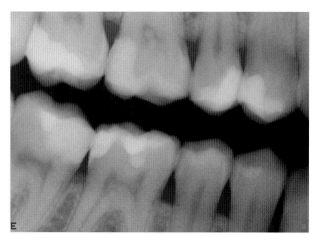

图1.28 Ⅱ类充填体上多个深在的边缘，可见悬突、龈下边缘、开放边缘及残余的粘接材料。深的龈下边缘很难进行修整和完成。

因密切相关"（图1.29）[27]。当然，边缘适应性越差，菌斑堆积越多。不良的边缘导致了笔者称之为的"永久性牙结石"。永久性牙结石是黏附细菌和食物的悬突，对牙龈健康具有破坏性作用（图1.30）。当多余的粘接剂隐藏于龈下时，就不易被发现和清除。在另一项人类研究中，Müller表示边缘的位置（龈上、平龈或龈下）显著影响牙周健康[28]。在一项临床研究中，Larato发现无修复体的牙齿和具有龈下边缘冠修复的牙齿之间，其牙周袋深度存在约1mm的差异[29]。临床经验也表明，

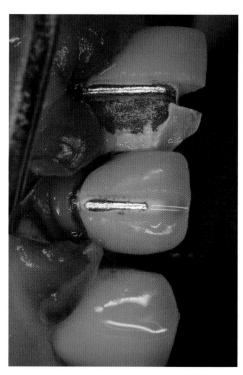

图1.30 严重的牙龈炎症显示不密合的边缘以及残渣和牙结石的堆积。

龈下边缘对牙周健康带来严重危害（图1.31，图1.32）。并且，制备龈下边缘采用的排龈等技术也可能对牙周健康有害[30-31]，尤其操作不正确或暴力排龈（图1.33）。

还有，修复体边缘位于龈下越深，牙体切削越多。正如Shillingburg所述，"根向缩减效应"意味着龈边缘越靠近根尖，牙体预备就越靠近牙髓，因为牙体预备的锥度必须保持（图1.34）[14]。

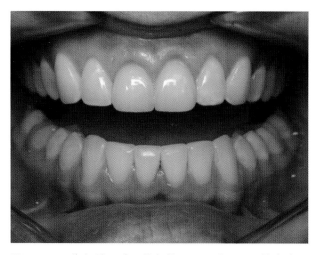

图1.29 一位行前牙贴面修复的牙医，贴面周围的炎症和其余部位健康的牙龈。

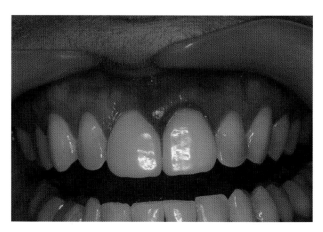

图1.31 由深龈下边缘导致的严重炎症。

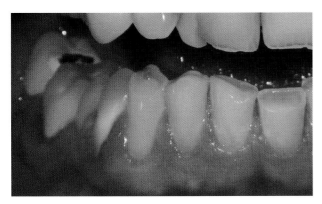

图1.32　无修复体牙齿边缘健康的牙周状况。

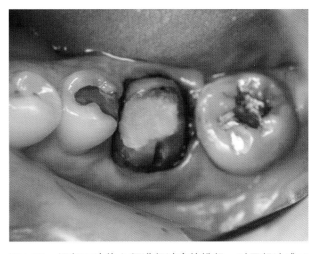

图1.33　深龈下边缘必须进行过度的排龈，对牙龈造成了很大的刺激。

轴向的磨切和其他机械特征对牙髓健康的影响也可想而知。

龈下边缘的机械固位修复体并不美观

值得一提的是，采用龈下边缘的结果常常适得其反。过去，将修复体边缘置于龈下是因为想将不透明的冠边缘隐藏起来，通常用于PFM，以及目前常见的氧化锆和IPS e-Max®修复体。当利用修复材料改变牙齿颜色时也常采用龈下边缘，例如发暗的牙齿及根管治疗后的牙齿变色。然而，这项技术通常难以奏效（图1.35）。首先，短期内，不透明材料是不自然且毫无吸引力；典型的"Chiclet"冠通常是不美观的（图1.36，图1.37）。牙齿具有天然的透光性，但当它们被不透明修复材料覆盖，就显得很不自然。其中一个效应就是不透明修复体阻隔了整颗牙齿的光线，使牙齿颈部变暗。牙齿内部缺乏光线使其变暗或更灰，因此修复体的融合变得难以预测。这是牙冠边缘令人不悦的灰色龈缘产生的首要原因（图1.38）。不健康的红色牙龈绝不美观。

长期来看，年龄和牙周状况导致牙龈退缩，而龈下边缘所导致的不健康牙周状况加剧了这一过程。当不可见的边缘变得可见时，通常会导致修复体被过早拆除或替换（图1.38，图1.39）。透明修复材料的正确使用可以解决这类问题，这将在后续章节中讨论。

图1.34　根向缩减效应。

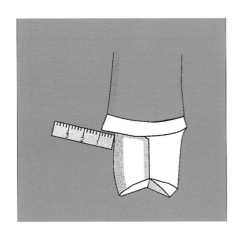
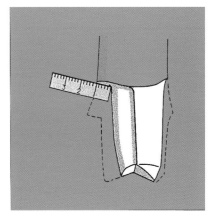

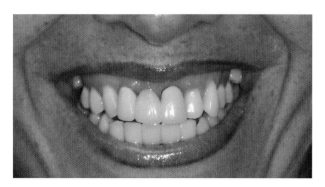

图1.35　经根管治疗后颜色变深的牙齿进行不透明冠修复，影响美观。

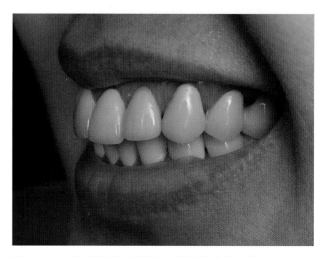

图1.37　患者对于牙冠周围灰色的龈缘非常不满。

龈下边缘的机械固位修复体预期更差、更不耐用

因为全冠、传统修复流程和原则已经有很多年的历史，很容易让人们相信该修复方式更好、更长久。很公平地说，如果是由一位大师来操作，任何一种方式都能有很好的效果。然而，一些步骤和原则容易重复，而另外一些就很难复制。传统的全冠修复，例如无创的龈下边缘预备、排龈、龈下印模以及龈下粘接剂的清理和完成，是口腔领域最困难且成功率最低的过程。事实上，虽然其中一些全冠能够在牙齿维持一段健康的时间，但是这并不意味着是成功的。长期来看，渗漏、不密合边缘会损伤牙齿和牙周，牙齿不再健康，寿命变短（图1.40，图1.41）。并且，不透光性使传统的不透明材料〔烤瓷冠（PFM）和全锆冠〕的龋坏和微渗漏难以从外观和X线片上发现。

用传统修复原则预备的Ⅱ类洞和Ⅲ类洞修复体具有箱状洞型以及其他固位特征，导致形成龈下

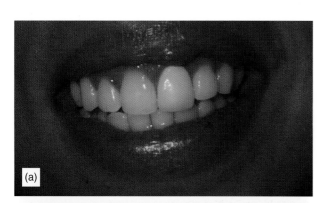

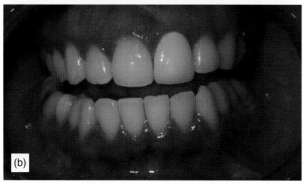

图1.36　（a）经过不透明冠修复的根管治疗后牙齿，造成灰色的边缘及"Chiclet"冠。（b）同一颗牙齿的特写；牙冠被更换3次，每次都出现这一边缘。

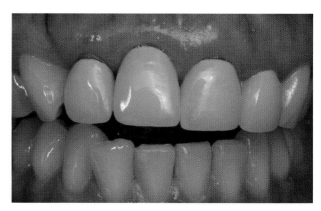

图1.38　患者抱怨龈边缘过去是可以接受的，但随着牙龈退缩，其对外形逐渐不满，想要更换牙冠。

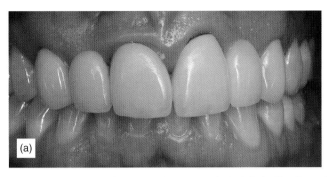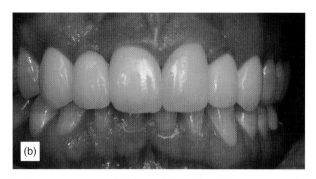

图1.39　（a）这是临床上的健康牙冠，但患者想将其更换。（b）更换牙冠后——一个非常困难的病例，数年后牙龈很可能退缩。

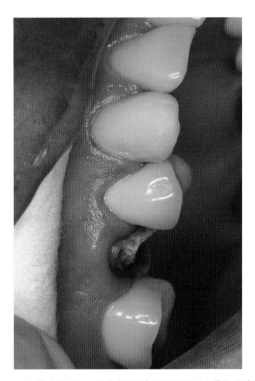

图1.40　去除全冠后，剩余的牙体组织不足以进行修复。

边缘。当边缘位于龈下越来越深时，修复的困难程度就会呈指数增加。放置材料（预处理粘接剂、充填、完成和抛光）变得极其困难。后续章节将会讨论能够减少甚至清除龈下边缘的技术。

传统的牙体预备要求轴壁、箱状洞型、肩台和其他的机械固位形，并要求磨除更多的牙体，导致更加接近牙髓，产热更多以及对牙髓造成损伤。这可能会增加全冠修复后根管治疗的需求，缩短修复体和牙齿寿命（图1.42，图1.43）[21-24]。最终的结局是术后疼痛和患者不满意，最终修复体的预期和寿命降低。短暂的美学过程增加了牙髓反应和牙髓坏死的可能性，增加了牙周损伤，限制了自我修复的能力，或者不能及时更换新的修复体。基于这些缺点，尽管传统修复体可能在口内维持很多年，远超其健康的阶段，但是传统全冠修复很难被认为是

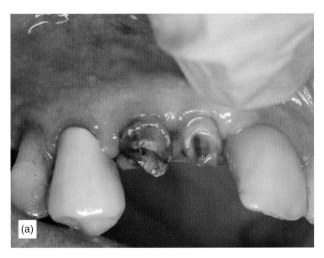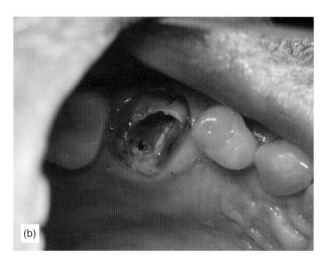

图1.41　（a，b）冠修复失败后需要拔除牙根。

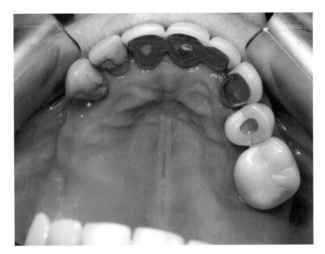

图1.42 牙冠上有很多小洞显示，过度预备导致的无法预料的常见牙髓损伤的后果。

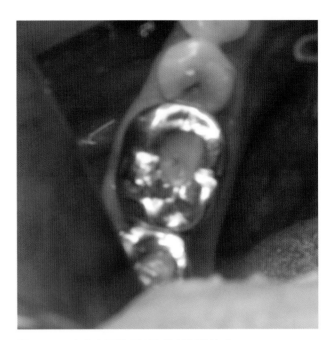

图1.43 2个黄金冠殆面开孔进行根管治疗。

成功的，其预期或寿命并不高。

　　第2章探讨龈上微创粘接修复技术替代采用龈下边缘的传统机械固位修复技术的优点。

参考文献

[1] Ruiz JL, Christensen GJ. Myths vs. realities: State of the art indirect posterior restorations. *J Cosmetic Dent*, 2011; 27(3): 63–72.

[2] Christensen GJ. Are tooth colored onlays viable alternatives to crowns? *Clinicians Report*, 2012; 5(1): 1, 3.

[3] Christensen GJ. The case for onlays versus tooth-colored crowns. *J Am Dental Assoc*, 2012; 143(10): 1141–1144.

[4] Ruiz JL, Kurtz R. Are full-coverage crowns overutilized? Supragingival partial-coverage designs as a first option. *Dent Today*, 2014; 33(5): 122, 124–125.

[5] Ruiz JL. Anterior and posterior partial-coverage indirect restorations using supragingival dentistry techniques. *J Mass Dent Soc*, 2012; 61(2): 16–19.

[6] White DJ. Dental calculus: Recent insights into occurrence, formation, prevention, removal and oral health effects of supragingival and subgingival deposits. *Eur J Oral Sci*, 1997; 105(5 Pt 2): 508–522.

[7] Satheesh K, MacNeill SR, Rapley JW, Cobb CM. The CEJ: a biofilm and calculus trap. *Compend Contin Educ Dent*, 2011; 32(2): 30–40.

[8] Reitemeier B, Hänsel K, Walter MH, Kastner C, Toutenburg H. Effect of posterior crown margin placement on gingival health. *J Prosthet Dent*, 2002; 87(2): 167–172.

[9] Sorensen SE, Larsen IB. Gingival and alveolar bone reaction to marginal fit of subgingival crown margins. *Eur J Oral Sci*, 1986; 94(2): 109–114.

[10] Lareto D. Effects of cervical margins on gingiva. *J Calif Dent Assoc*, 1969; 45; 19–22.

[11] Feng J, Aboyoussef H, Weiner S, Singh S, Jandinski J. The effect of gingival retraction procedures on periodontal indices and crevicular fluid cytokine levels: a pilot study. *J Prosthodont*, 2006; 15(2): 108–112.

[12] Ruiz JL, Christensen GJ. Rationale for the utilization of bonded nonmetal onlays as an alternative to PFM crowns. *Dent Today*, 2006; 25(9): 80–83.

[13] Black GV. *The Technical Procedures in Filling Teeth*. Chicago: HO Shepard Co. Printers; 1899, pp. 20–21.

[14] Shillingburg HT, Hobo S, Whitsett LD, Jacobi R, Brackett SE (eds). Principles of tooth preparations, in *Fundamentals of Fixed Prosthodontics*, 3rd ed. Quintessence Books; 1997, pp. 119–135.

[15] Potts RG, Shillingburg HT Jr, Duncanson MG Jr. Retention and resistance of preparations for cast restorations. *J Prosthet Dent*, 2004; 92(3): 207–212.

[16] 16 Shillingburg HT Jr. Conservative preparations for cast restorations. *Dent Clin North Am*, 1976; 20(2): 259–271.

[17] Woolsey GD, Matich JA. The effect of axial grooves on the resistance form of cast restorations. *J Am Dent Assoc*, 1978; 97(6): 978–980.

[18] AlFouzan, AF, Tashkandi EA. Volumetric measurements of removed tooth structure associated with various preparation designs. *Int J Prosthodont*, 2013; 26(6):

545–548.

[19] Edelhoff D, Sorensen JA. Tooth structure removal associated with various preparation designs for posterior teeth. *Int J Periodontics Restorative Dent*, 2002; 22(3): 241–249.

[20] Zollner A, Gaengler P. Pulp reactions to different preparation techniques on teeth exhibiting periodontal disease. *J Oral Rehabil*, 2000; 27(2): 93–102.

[21] Thomas MS, Kundabala M. Pulp hyperthermia during tooth preparation: The effect of rotatory instruments, laser, ultrasonic devices and airborne particle abrasion. *J Calif Dent Assoc*, 2012; 40(9): 721–731.

[22] Davis GR, Tayeb RA, Seymour KG, Cherukara GP. Quantification of residual dentine thickness following crown preparation. *J Dent*, 2012; 40(7): 571–576.

[23] Dahl BL. Dentine/pulp reactions to full crown preparation procedures. *J Oral Rehabil*, 1977; 4(3): 247–254.

[24] Langeland K, Langeland LK. Pulp reactions to cavity and crown preparation. *Aust Dent J*, 1970; 5(4): 261–276.

[25] Padbury A, Eber R, Wang HL. Interactions between the gingiva and the margin of restorations. *J Clin Periodontol*, 2003; 30(5): 379–385.

[26] Christensen GJ. The state of fixed prosthodontic impressions: room for improvement. *J Am Dent Assoc*, 2005; 136(3): 343–346.

[27] Waerhaug J. Presence or absence of plaque on subgingival restorations. *Scand J Dent Res*, 1975; 83(1): 193–201.

[28] Müller HP. The effect of artificial crown margins at the gingival margin on the periodontal conditions in a group of periodontally supervised patients treated with fixed bridges. *J Clin Periodontol*, 1986; 13(2): 97–102.

[29] Larato DC. Effects of artificial crown margin extension and tooth brushing frequency on gingival pocket depth. *J Prosthet Dent*, 1975; 34(6): 640–643.

[30] 30 Polat NT, Ozdemir AK, Turgut M. Effects of gingival retraction materials on gingival blood flow. *Int J Prosthodont*, 2007; 20(1): 57–62.

[31] Fazekas A, Csempesz F, Csabai Z, Vág J. Effects of presoaked retraction cords on the microcirculation of the human gingival margin. *Oper Dent*, 2002; 27(4): 343–348.

第2章

更健康的原则：龈上微创粘接修复的优势

The Healthier Paradigm: Supragingival Minimally Invasive Adhesive Dentistry – The Benefits

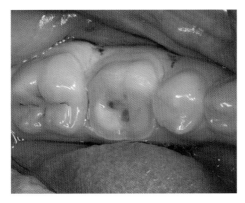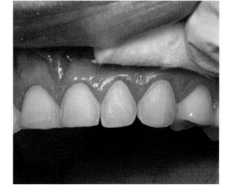

龈上边缘使得预备、印模以及粘接更容易、更快，预期更好。

导读

　　龈下边缘是可以避免的。然而，大部分临床工作者会说："如果可以的话，我也会把边缘放置于龈上。"前一章我们解释了为什么在传统机械固位修复中龈下边缘是常见的。龈上微创粘接技术是许多现代修复技术的集合，得益于粘接技术的发展，是一种有意地避免全冠修复或其他任何一种可能造成不必要龈下边缘的修复方法。龈上微创粘接技术力图将修复体边缘置于龈上，尽可能保留更多的牙体组织，使其成为一种更健康的修复方式。利用这些技术，当龋坏位于龈下或已经存在龈下边缘时，同样也限制修复缺损。

　　龈上微创粘接修复技术有很多优势。当有意将修复体边缘位于龈上变成常规时，与常规修复比较

差别就在于系统的修复手段、多种的专业技术，以及绝对意义上的龈上微创修复技术。事实上，对于临床医生来说，龈上边缘使得口腔修复技术变得更容易，对患者来说也更健康、更美观，并且远期效果更好（图2.1，图2.2）。

　　患者的美学需求使新型牙色材料的使用增多。粘接剂改变了传统的修复规则，使得牙医能够提供微创的美学修复技术，在过去这是不可能的[1-5]。当粘接技术刚刚出现时，对口腔专业提出了挑战。粘接修复似乎预期差、并发症多，例如术后敏感和修复体破裂，限制了其应用。由于对粘接技术缺乏了解和信任，导致这些新型牙色材料很少被合理应用。由于没有使用保存牙齿的粘接技术，使用传统机械固位的修复技术往往会造成大量牙体组织破坏，最后适得其反。

　　随着时间的推移，新材料的出现，修复和粘接

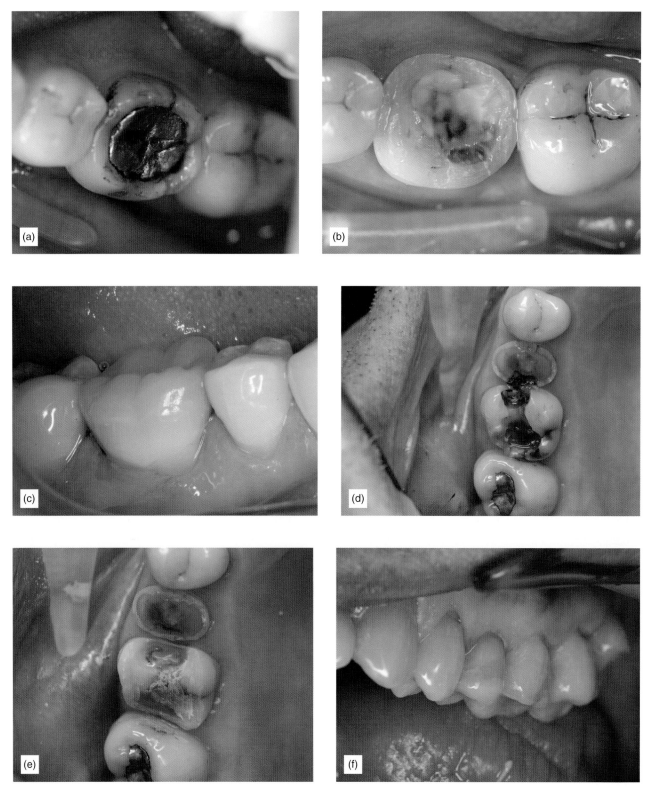

图2.1 （a）缺损牙齿需要进行间接修复。（b）远离牙龈进行高嵌体预备，牙体组织磨除量非常少。（c）完成高嵌体周围健康的牙龈组织。（d）严重损坏的牙齿。（e）预备后，绝对少的牙体去除量。（f）粘接修复体。

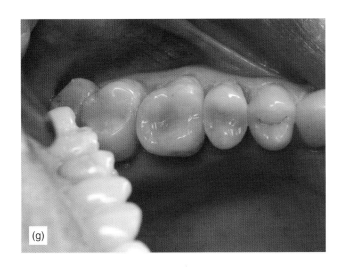

图2.1（续）　（g）𬌯面观。

技术提高，以及对它们潜在优势的挖掘，特别是龈上边缘的应用[6-9]，使得修复体能够发挥它们所有的潜能[10-12]。粘接技术能够保留健康的牙体组织，并且，由于余留的牙本质厚度与将来的牙齿活力相关[13]，粘接修复体能够保存牙齿的活力（图2.3）。

必须强调的是，尽管部分覆盖粘接修复体，如高嵌体和贴面，已经被应用，但是应用范围仍然严重不足。该领域绝大多数人认为部分覆盖粘接修复体是全冠的有限替代物，仅仅在满足一系列条件时才适用（图2.4，图2.5）[14-18]。将修复体边缘置于龈上只能凭运气，只有在条件允许时才建议选择使用。在一些难以完成的病例中，更倾向于选择全覆盖修复。到目前为止，并没有专门的规范或技术来限制龈下边缘。而龈上微创粘接修复则不同，随着对粘接修复理解的深入，以及修复体置于健康牙周组织上更大的益处，使得龈上边缘成为首选。除了在已经全冠预备的牙齿上二次修复，直接和间接的微创部分覆盖修复成为每一个病例可供选择的修复方法。

尽管人们可能会认为由于传统机械固位修复术拥有更长的历史，因此可预期性更高，操作更简便、更健康，但在后续章节我们将论证龈上微创粘接修复技术事实上是一种对患者和牙医都更为有利的修复方式。后续章节将详细讨论龈上修复的原则和技术，以及获得龈上边缘的方法。

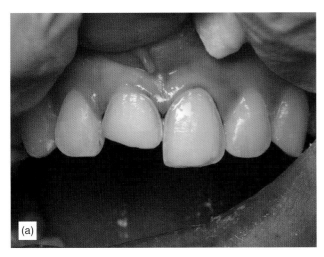

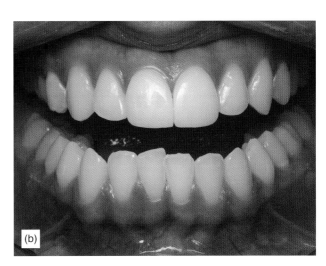

图2.2　（a）对折裂的牙齿和相邻的中切牙进行龈上贴面预备。（b）在完成的贴面周围健康未受影响的牙龈组织。

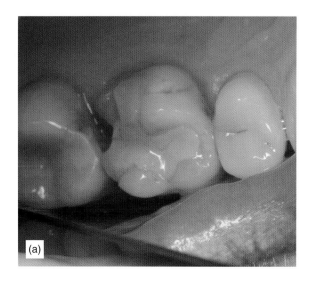

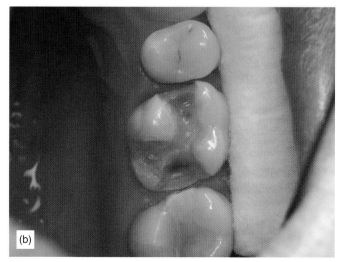

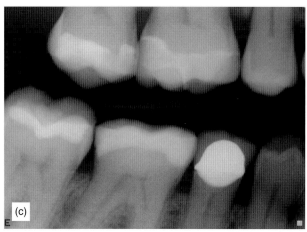

图2.3 （a）类似这样的牙齿情况可能已经进行了冠修复。（b）在龈上微创预备后。（c）该牙齿修复后11年。

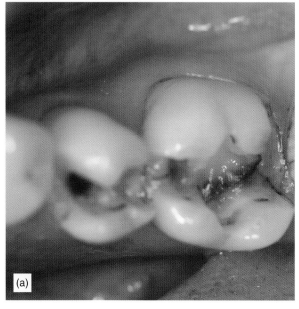

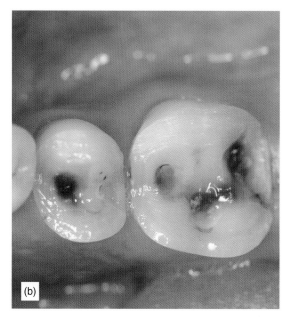

图2.4 （a）大面积缺损的牙齿通常推荐全冠修复。（b）龈上高嵌体预备。

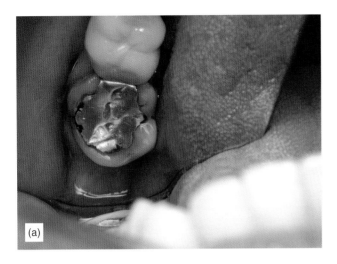
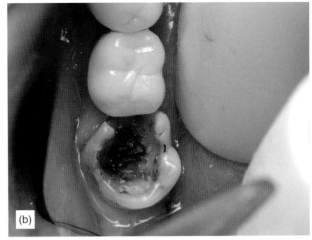
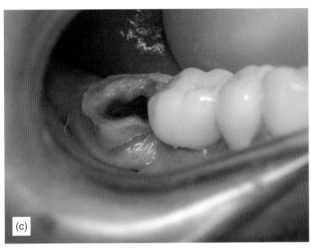
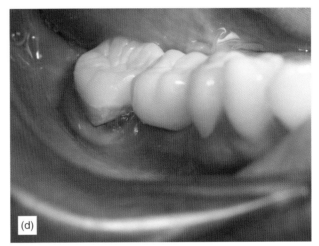

图2.5　严重损坏的牙齿。（a）银汞充填。（b）银汞去除后，如果轴向预备，牙齿的边缘必须终止于较深的龈下。（c）在第二磨牙，龈上预备容易隔离。（d）完成粘接固位修复体。

龈上微创粘接修复术更简单

人们可能会认为传统修复技术，例如全冠，比部分覆盖粘接修复体更加简单。但是事实正好相反：将边缘置于龈上是使粘接修复变得简单的关键。

龈上粘接修复体的牙体预备更为简单。粘接固位具有可预期性，不需要任何固位形或抗力形，因此大大简化了预备过程，也不需要精确的机械固位形，如预备正确的轴面聚合度、精确的箱状洞型、肩台以及预备补偿（图2.6），甚至非常难的无创

龈下边缘预备也不再必需了，以上这些都使得龈上粘接修复体预备和传统全冠预备相比更为简单且更易被正确掌握（图2.7）[19-20]。恰当的预备使得当修复体边缘位于龈上时，粘接更为容易，同时采用龈上的方法能够保证在粘接时避免被污染的风险。

龈下边缘的印模制取也是牙医操作过程中的一个很大的问题（图2.8）[21-23]。由于龈下边缘也很难通过数字化扫描再现，而龈上边缘更有利于数字化印模（图2.9）。龈上修复技术使得取模变得简单，因此使得每一个步骤都更准确。

当边缘位于龈上时，边缘清晰可见，更容易制作临时冠。临时粘接很容易在洁净未污染的牙

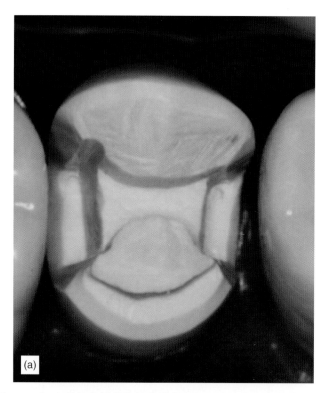
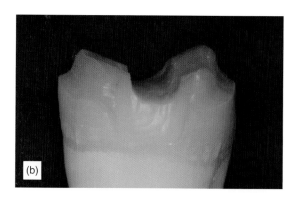
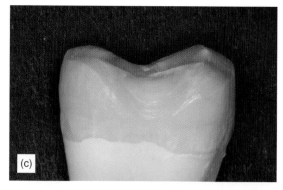

图2.6 （a）传统机械固位的高嵌体预备，为了固位需要精确的角度和洞型。（b）机械固位的高嵌体需要更多的牙齿磨除量。（c）粘接固位高嵌体更简单，更有利于保存牙体组织。

齿上完成，去除临时粘接材料也会更容易，预期更好，在永久粘接时能够保持更健康的牙龈（图2.10）。

最终的粘接也会更稳定，无压力。当使用精确的龈上印模时，人为的误差会更小，修复体也就更加密合。龈上的临时修复体能获得健康的牙周组织，也无须担心组织炎症，不可控制的出血或最终粘接时的排龈（图2.11，图2.12），冠边缘远离龈缘，因此粘接更洁净、更简单并更易成功，多余的粘接材料更易被发现，也更易被清除。由于修复体边缘很容易触及，边缘完成更简单，效果也更好（图2.13），无论直接和间接修复都是如此。

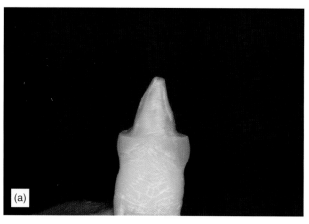
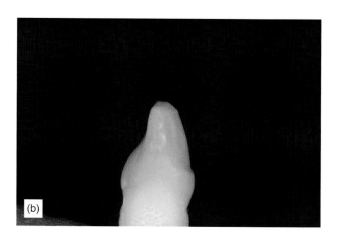

图2.7 比较（a）冠预备和（b）贴面预备。

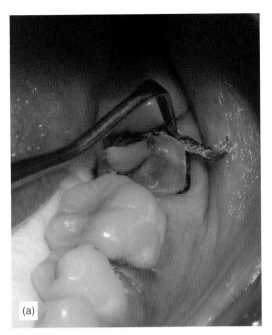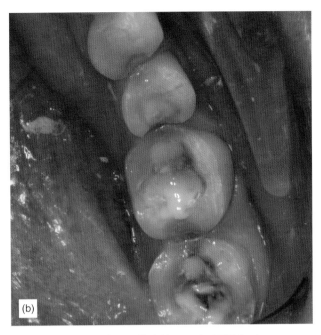

图2.8　（a）冠取模需要双线排龈。（b）龈上边缘取模更容易，不需要排龈线，即使在涉及不止1颗牙齿时。

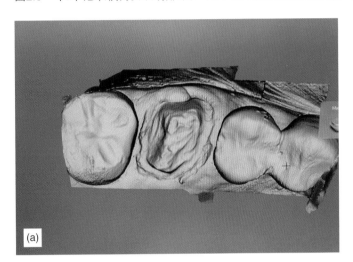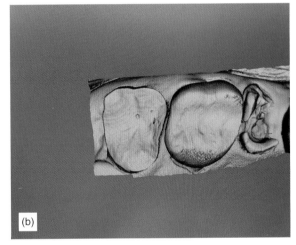

图2.9　（a）同样数字化印模龈下边缘很难获得，使用加聚型硅橡胶材料有时几乎不可能获得数字化印模（courtesy of Dr Renee Kurtz）。（b）龈上边缘数字化印模很容易获得（courtesy of Dr Renee Kurtz）。

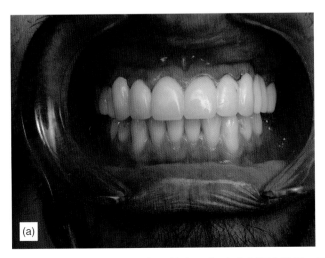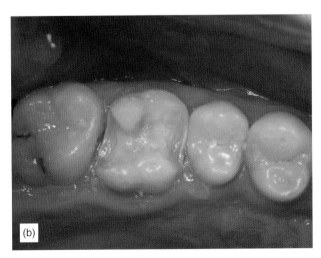

图2.10　（a）临时冠，牙龈不健康。（b）临时冠去除后，牙龈恢复健康。

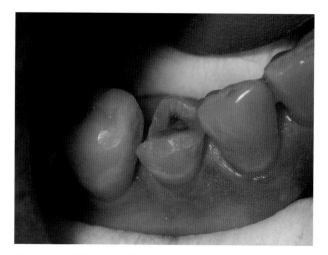

图2.11 高嵌体龈上边缘预备很容易隔离和粘接。

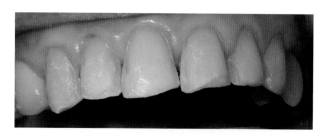

图2.12 贴面龈上边缘预备很容易隔离和粘接。

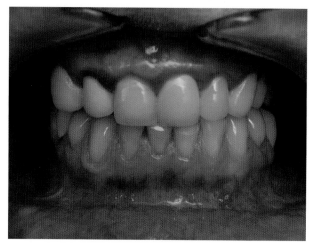

图2.13 牙冠周围的炎性牙龈。

龈上微创粘接技术更加健康

对患者来说，不危害或不侵犯到牙周组织是龈上修复体更健康的主要原因之一。烤瓷冠（PFM）

周围的牙龈组织常常是不健康的，而龈上修复体却不会影响牙周组织健康（图2.14）。值得注意的是，龈下边缘和较差的牙周组织之间有直接的相关性[24-26]。如果龈下牙体预备和过度的排龈没有损伤到牙龈，牙龈退缩的概率很小，龈上修复技术消除了这些问题（图2.15）。甚至在临床医生没办法获得完美的边缘密合和光滑度的情况下，当边缘位于龈上时，不密合的边缘也不会对牙周组织有破坏性的伤害。存在缺陷的龈上边缘容易被患者触及，便于清洁和维护；由于它在X线片和直视是可见的，临床医生在随访过程中也更易发现并修复缺陷。以上这些都为患者提供了质量更高、更健康的口腔修复方式。

牙髓健康是龈上粘接修复体的另一个主要优点。首先，由于是粘接固位，免除了机械固位，从而避免了数毫米健康牙体不必要的磨除，避免了牙髓的过度产热和损伤（图2.16）。因为龈上粘接修复体不需要轴面磨除或任何其他机械固位形，牙体预备时远离牙髓。很明显在牙体预备过程中，接近牙髓时会引起牙髓温度升高和牙髓改变[27-30]。在全冠预备中远离神经可以避免大量的根管治疗[31]。

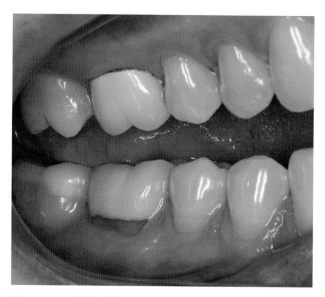

图2.14 下颌第二磨牙高嵌体周围健康的牙周组织和上颌龈下冠边缘对比。

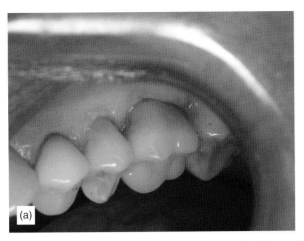
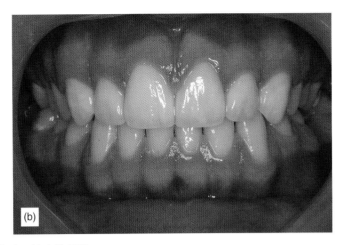

图2.15　（a）龈上边缘高嵌体健康的牙龈。（b）龈上边缘贴面健康的牙龈。

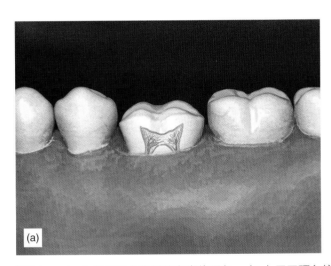
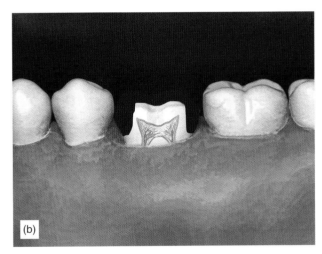

图2.16　（a）仅仅咬合降低的高嵌体预备。（b）牙冠预备接近牙髓。

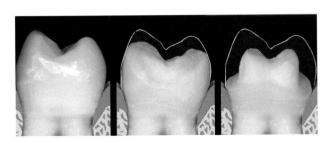

图2.17　标准的牙体预备比较：无预备，高嵌体，冠。

龈上微创粘接修复技术更加美观

和传统方法将修复体边缘隐藏于龈下不同，龈上修复能带来更可预期的美学效果。正确使用透明修复材料能够使得边缘更加协调，这是龈上修复技术的5项原则之一。透明度是口腔美学的一个重要方面。牙齿有天然的透明度，如果正确使用透明材料，修复体能够更接近天然牙、更美观自然。不透明修复体则有相反的作用（图2.18，图2.19）。透明性能够使牙齿和修复体更加协调，这是因为光能够透过修复体进入牙齿。釉质和牙本质的作用类似于传导光线的光纤。当光线照射到牙冠时，能够通

最后，通过龈上微创粘接修复技术来保存天然、健康的牙体组织，其价值被强调得还不够[7]。天然、健康的釉质和牙本质的力量永远比任何修复材料都要大（图2.17）。

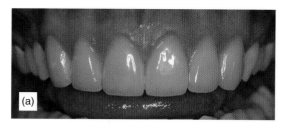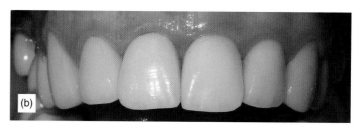

图2.18 （a）半透明模拟天然牙的贴面。（b）不透明不逼真的前牙冠。

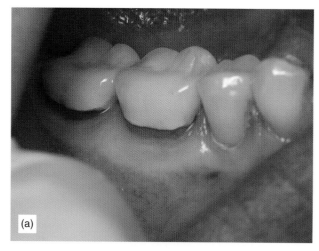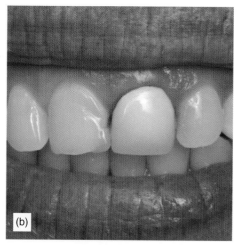

图2.19 （a）与不透明磨牙冠相比，半透明高嵌体增加了美学特性。（b）不透明不逼真的前牙冠。

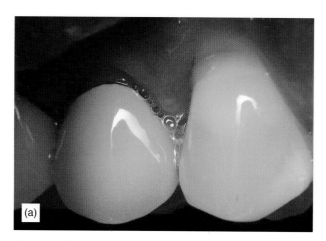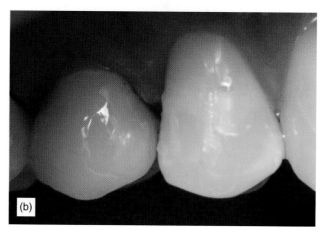

图2.20 （a）行不透明冠修复后观察到牙根颜色很暗。（b）不透明冠和半透明冠修复后比较，有明显的差别。

过牙冠传导穿越牙根[32]。相反，当光线不能穿透牙齿，牙根会变暗、发灰（图2.20）。

PFM、全锆冠、分层氧化锆冠、二硅酸锂、复合树脂、长石质瓷的透明度排列为从完全不透明至非常透明[33]。对透明材料的恰当使用是龈上修复的一个关键。当使用透明材料时，修复体边缘能够与牙齿融合，制造出一种"隐形眼镜"效应，确保边缘能够协调一致。在美学区域，修复体透明度很高，其边缘几乎消失不见（图2.21）[34]。在选择修复体和粘接材料时正确使用透明材料，能够允许将边缘略微置于龈上，哪怕是位于美学区域，而在美观要求不太高的部位可以使用龈上边缘。恰当使用

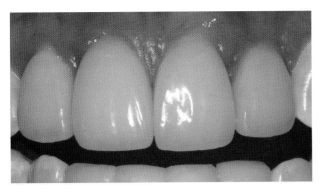

图2.21 使用透明的瓷修复，修复体边缘能够融合，几乎达到无法探查的水平，类似于"隐形眼镜"效应。

正确的材料能够在后牙区和前牙区都取得美观的效果，这将在后续章节进行阐述。

牙龈美学也是构建协调美学的一部分。龈上修复体能够获得更美观的健康牙龈。龈下边缘经常导致轻度其至重度的牙龈炎症，这非常不美观（图2.22）。

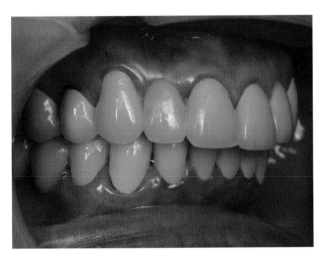

图2.22 牙龈不好，即使外形非常好的全瓷修复体一样不好看。

龈上边缘能够获得完美不受影响、健康的牙龈，这会对最终的美学效果增色不少。

龈上微创粘接修复技术可预期性更高，更持久

评估一个修复体，牙齿和周围组织真正的耐用性需要考虑很多因素，龈上修复技术可以使修复体更简单、更健康以及更美观，同时该技术也能使修复体预期更好、更耐用。

部分覆盖粘接高嵌体和贴面耐用性的文献很多是关于使用寿命的研究，研究发现特别是当使用了正确的技术时，粘接高嵌体和贴面修复效果很好。在其他研究中，Ruiz和Christensen[35]展示了部分覆盖微创修复体卓越的耐用性[36-40]。以笔者的观点和经验，当使用龈上微创技术时，修复体与周围组织的耐久性和健康优于传统的修复技术（图2.23）。咬合是涉及修复体使用寿命的重要考量因素[41-42]，因此，本书也提到了这方面的内容，咬合也是一个防止敏感和有害牙髓反应的重要因素。

采用龈下边缘不透明修复体时美学修复效果差，寿命短是真正的问题[21]，因为很多位于美学区域的修复体被更换并不是因为临床失败，而是因为在牙龈退缩之后，原本不可见的边缘暴露，修复体必须被拆除。通过采用合适的透明材料和龈上修复技术，能够完全避免这一问题，延长美学区修复体的寿命（图2.24）。

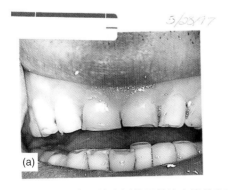

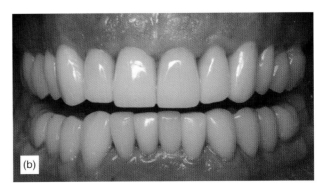

图2.23 （a）在严重磨损的病例使用粘接高嵌体和贴面修复。（b）修复后16年以上。

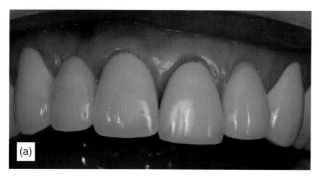
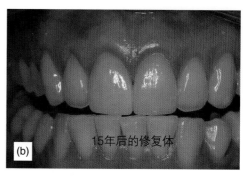

15年后的修复体

图2.24 （a）这名患者不喜欢灰色边缘，要求更换牙冠。（b）贴面修复15年后，虽然边缘可见，但是患者仍对美学效果满意。

患者的满意度是可预期成功的一部分。患者并不愿意看到自己的牙齿被磨成一个小结节。当给患者介绍微创修复过程时，他们会感到安心和欣慰。而同样在告知这种技术不侵犯龈沟，保证牙龈健康时，也能获得他们积极的回应。

可修补性显著延长了粘接修复体的寿命。修复材料，如瓷和复合材料，可以较好地在口内再次修补[43]，而不是替换它们（图2.25）。在大部分病例中，修补能够延长一个修复体的使用寿命。

采用龈下边缘和不透明材料的传统修复技术将继发龋和边缘渗漏隐藏起来，长期会造成不可修复的损伤。采用非金属透明修复材料，能够使洞缘区

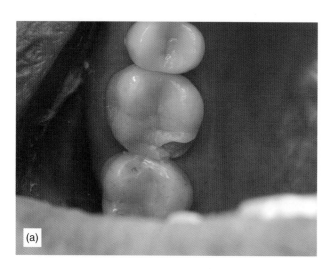
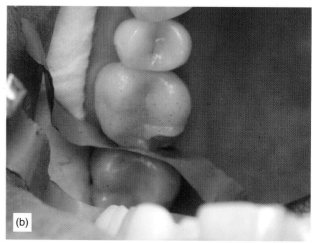
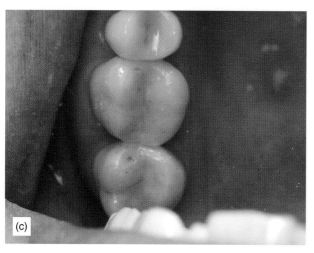

图2.25 （a）10年后全瓷高嵌体远舌尖折裂。（b）瓷修复。（c）这样修复将满足患者许多年使用。

域更加协调，不仅可以获得更好的美学效果，也可以将边缘置于龈上。非金属修复体无论采用何种修复方式，当发生继发龋或边缘渗漏时，通过X线片很容易发现和识别，可以进行早期干预。能够更易发现早期龋坏，修复或拆除修复体，避免不必要的根管治疗、广泛的继发龋，甚至是牙齿丧失，这些都再一次证明龈上修复体是患者更健康的修复选择。

就耐用性而言，不仅要考虑修复体，也要考虑周围组织的耐用性，这是很重要的。更重要的是：是修复体的寿命，还是牙齿的寿命，抑或是二者都兼顾？当然，患者和牙医希望两者都能使用越久越好。毫无疑问，大部分情况下，牙齿自身的寿命更加重要，这也是最终的目标。当考虑到修复体和周围组织的健康时，龈上微创粘接修复体是最好的选择。

参考文献

[1] Buonocore MG. A simple method of increasing the adhesion of acrylic filling materials to enamel surfaces. *J Dent Res*, 1955; 34(6): 849–853.

[2] Fusayama T, Nakamura M, Kurosaki N, Iwaku M. Non-pressure adhesion of a new adhesive restorative resin. *J Dent Res*, 1979; 58(4): 1364–1370.

[3] Bertolotti RL. Total etch: The rational dentin bonding protocol. *J Esthet Dent*, 1991; 3(1): 1–6.

[4] Calamia JR. The etched porcelain veneer technique. *N Y State Dent J*, 1988; 54(7): 48–50.

[5] Bertolotti RL. Adhesion to porcelain and metal. *Dent Clin North Am*, 2007; 51(2): 433–51, ix-x.

[6] Ruiz JL. Simplifying the cementation of porcelain onlays. *Dent Today*, 2004; 23(3): 76–79.

[7] Ruiz JL. Supragingival dentistry using metal-free restorations. *Dent Today*, 2008; 27: 104–109.

[8] Ruiz JL. Anterior and posterior partial-coverage indirect restorations using supragingival dentistry techniques. *J Mass Dent Soc*, 2012; 61(2): 16–19.

[9] Ruiz JL, Kurtz R. Are full crowns over utilized? Supragingival partial-coverage designs as a first option. *Dent Today*, 2014; 33(5): 124–125.

[10] Magne P, Douglas WH. Rationalization of esthetic restorative dentistry based on biomimetics. *J Esthet Dent*, 1999; 11(1): 5–15.

[11] Kramer N, Frankenberger R. Clinical performance of bonded leucite-reinforced glass ceramic inlays and onlays after 8 years. *Dent Mater*, 2005; 21: 267–271.

[12] Posselt A, Kerschbaum T. Longevity of 2328 chairside CEREC inlays and onlays. *Int J Comput Dent*, 200; 6(3): 231–248.

[13] Zollner A, Gaengler P. Pulp reactions to different preparation techniques on teeth exhibiting periodontal disease. *J Oral Rehabil*, 2000; 27(2): 93–102.

[14] Bakeman EM, Kois JC. Posterior, all-porcelain, adhesively retained restorations. *Inside Dentistry*, 2009; 5(5): 20–30.

[15] Kois DE, Chaiyabutr Y, Kois JC. Comparison of load fatigue performance of posterior ceramic onlay restorations under different preparation designs. *Compend Contin Educ Dent*, 2012; 33 (Spec No 2): 2–9.

[16] Meyer A Jr, Cardoso LC, Araujo E, Baratieri LN. Ceramic inlays and onlays: clinical procedures for predictable results. *J Esthet Restor Dent*, 2003; 15(6): 338–352.

[17] Barghi N, Berry TG. Clinical evaluation of etched porcelain onlays: A 4-year report. *Compend Contin Educ Dent*, 2002; 23(7): 657–674.

[18] Heymann, HO, Swift EJ, Ritter AV. Indirect tooth color restorations, in *Sturdevant's Art and Science of Operative Dentistry*, 6th ed. Elsevier Mosby, 2013, pp. 280–295.

[19] Christensen GJ. Are tooth color onlays viable alternatives to crowns? *Clin Rep*, 2012; 5(1): 1,3.

[20] Ruiz JL, Christensen GJ. Myths vs. realities. State of the art indirect posterior restorations. *J Cosmetic Dent*, 2011; 27(3): 63–72.

[21] Christensen GJ. Porcelain fused to metal vs nonmetal crowns. *J Am Dent Assoc*, 1999; 130(3): 409–411.

[22] Christensen GJ. The state of fixed prosthodontic impressions: room for improvement. *J Am Dent Assoc*, 2005; 136: 343–346.

[23] Feng J, Aboyoussef H, Weiner S, Singh S, Jandinski J. The effect of gingival retraction procedures on periodontal indices and crevicular fluid cytokine levels: a pilot study. *J Prosthodont*, 2006; 15(2): 108–112.

[24] Larato DC. Effect of cervical margins on gingiva. *J Calif Dent Assoc*, 1969; 45: 19–22.

[25] Silness J. Periodontal conditions in patients treated with dental bridges. *J Periodontal Res*, 1970; 5: 6–68.

[26] Williams DF, Smith DC. *Biocompatibility of Dental Materials*. Boca Raton, FL: CRC Press; 1982.

[27] Thomas MS, Kundabala M. Pulp hyperthermia during tooth preparation: The effect of rotary instruments, laser, ultrasonic devices and airborne particle abrasion. *J Calif Dent Assoc*, 2012; 40(9): 721–731.

[28] Davis GR, Tayeb RA, Seymour KG, Cherukara GP. Quantification of residual dentine thickness following crown preparation. *J Dent*, 2012; 40(7): 571–576.

[29] Langeland K, Langeland LK. Pulp reactions to cavity and crown preparation. *Aust Dent J*, 1970; 5(4): 261–276.

[30] Dahl BL. Dentine/pulp reactions to full crown preparation procedures. *Oral Rehabil*, 1977; 4(3): 247–254.

[31] Valderhaug J, Jokstad A, Ambjørnsen E, Norheim PW. Assessment of the periapical and clinical status of crowned teeth over 25 years. *J Dent*, 1997; 25: 97–105.

[32] Hickel R, Brüshaver K, Ilie N. Repair of restorations: criteria for decision making and clinical recommendations. *Dent Mater*, 2013; 29(1): 28–50.

[33] Barizon KT, Bergeron C, Vargas MA, Qian F, Cobb DS, Gratton DG, Geraldeli S. Ceramic materials for porcelain veneers: Part II. Effect of material, shade, and thickness on translucency. *J Prosthet Dent*, 2014; 112(4): 864–870.

[34] Magne P, Belser U. *Bonded Porcelain Restorations in the Anterior Dentition*. Chicago, IL: Quintessence Publishing; 2002, 168–169.

[35] Ruiz JL, Christensen GJ, Sameni A, Vargas L. Clinical performance of bonded ceramic and resin-based composite inlays and onlays using a self-etch bonding system; a 51-month report. *Inside Dentistry*, 2007; 3(5): 62–65.

[36] Gresnigt M, Ozcan M. Esthetic rehabilitation of anterior teeth with porcelain laminates and sectional veneers. *J Can Dent Assoc*, 2011; 77: b143.

[37] Van Dijken JW, Hasselrot L. A prospective 15-year evaluation of extensive denti-enamel-bonded pressed ceramic coverage. *Dent Mater*, 2010; 26(9): 929–939.

[38] Land MF, Hopp CD. Survival rates of all-ceramic systems differ by clinical indication and fabrication method. *J Evid Based Dent Pract*, 2010; 10(1): 37–38.

[39] Gurel G. Clinical performance of porcelain laminate veneers: outcomes of the aesthetic pre-evaluative temporary (APT) technique. *Int J Periodont Restorative Dent*, 2012; 32(6): 625–635.

[40] Gurel, G. Influence of enamel preservation on failure rates of porcelain laminate veneers. *Int J Restorative Dent*, 2013; 33(1): 31–39.

[41] Ruiz JL. Occlusal disease: restorative consequences and patient education. *Dent Today*, 2007; 26(9): 90–95.

[42] Ruiz JL. Achieving longevity in esthetics by proper diagnosis and management of occlusal disease. *Contemp Esthet*, 2007; 11(6): 24–27.

[43] Christensen GJ. Porcelain fused to metal vs nonmetal crowns. *J Am Dent Assoc*, 1999; 130(3): 409–411.

第3章

龈上修复的方法和适应证：避免龈下边缘

The Supragingival Protocol and Indications: Preventing Subgingival Margins

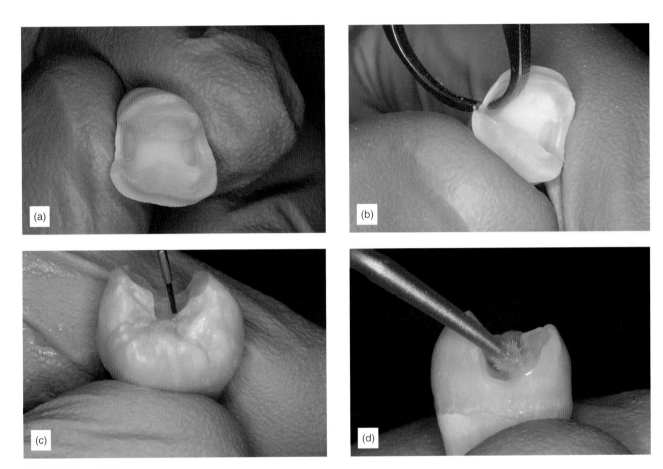

釉质边缘保存的研究。

导读

缺损牙齿的修复方法有两种：直接法和间接法。直接修复体适用于牙齿缺损中等时，牙齿的结构并未受到严重损害，能够通过即刻固化修复材料直接完全修复，例如汞合金或复合树脂（图

3.1）。而间接修复体用来修复损伤较严重、结构脆弱的牙齿。部分或全覆盖修复体能够加固牙齿，材料通常需要在技工室加工制作，近年来使用计算机辅助和制作也可以在椅旁完成。粘接修复术的高速发展改变了传统的修复规则[1-2]，使得什么时候牙齿真正过于脆弱不能使用直接修复技术，和什么时候牙尖过于薄弱需要进行覆盖修复的界限变得模

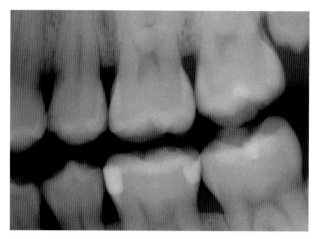

图3.1　X线片显示牙齿需要进行直接充填。

糊（图3.2）。已经证实粘接树脂能够强化牙体组织[3-4]。如第1章所述，传统的直接和间接修复体的操作中需要机械固位，导致造成龈下边缘，时常引起牙周并发症。采用龈上微创技术也能够制作直接和间接修复体。

通过使用率和文献均可证明全冠是迄今为止最流行的间接修复体[5]，并且仍然被认为是对薄弱和破坏严重的牙齿较理想的治疗方法。粘接固位的部分覆盖贴面和高嵌体使用得很少，只有在达到特定标准的时候才使用[6-10]。龈上修复技术是思维模式的转变，因为其有一个独特和刻意为之的目标，即应用一切可利用的技术和临床技巧来保证修复体边缘位于龈上，并且在修复过程中尽可能少地去除

健康的牙体组织[11]。并且，不同于传统修复方法，部分覆盖龈上粘接修复体并不局限于简单的病例。研究和实验表明，甚至损坏严重的牙齿也能够通过龈上微创部分覆盖修复体来成功修复（图3.3，图3.4）。

龈上修复的5项原则

龈上修复技术使牙医能够避免产生不必要的龈下边缘。当龋坏或原有的修复体已经位于龈下时，则可以发挥粘接固位透明修复材料的优势，利用该技术来修复和隔离损伤，避免对牙齿或牙周造成进一步的损害[12]。

传统上最终龈边缘的位置是修复体机械需求、美学需求和陈旧修复原则的一个衍生物，最终龈下边缘也因此被认为是常规和必要的，打破这一思维模式需要新的规则。修复体的边缘位置已经不再是凭运气，而是有意识的，遵循多个原则尽可能维持龈上边缘，甚至必要时去修复龈下边缘。实施龈上修复方法解决了所有传统上需要采用龈下边缘的问题，并且在龈上修复5项原则中也对怎样减小或清除预备传统全冠的方法进行了总结。这5项原则能够帮助在直接和间接修复技术中避免或最大限度地减少龈下修复体边缘（详情见拉页，表3.1）。

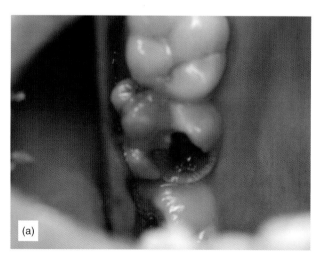
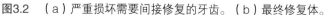
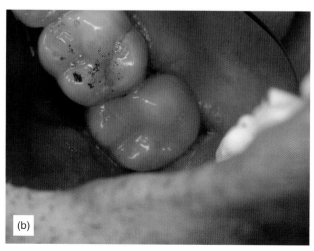

图3.2　（a）严重损坏需要间接修复的牙齿。（b）最终修复体。

图3.3　（a）严重损坏的牙齿。
（b）修复后。

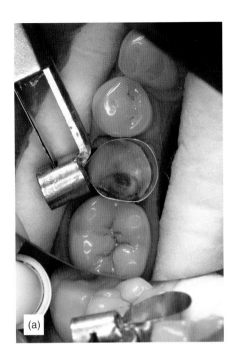
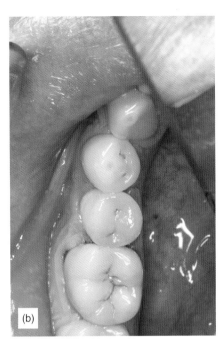

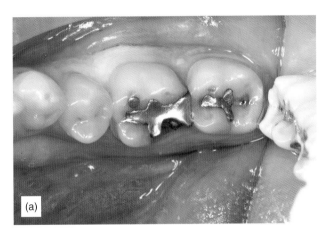
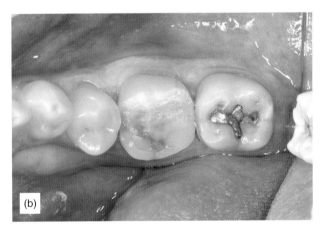

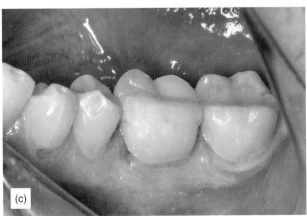

图3.4　（a）损坏严重，且有龈上修复体的牙齿。（b）牙
体预备，包括边缘提升；可以看到粘接将会非常简单且可预
测。（c）最终结果。

表3.1 龈上修复的5项原则
（1）仔细去除旧修复体或接近牙龈的龋齿（图3.5~图3.9）。 （2）不需要箱状或不必要的固位形（图3.10~图3.18，表3.2和表3.3）。 （3）保存釉质和加强粘接（图3.19~图3.24，表3.4）。 （4）边缘提升（图3.25~图3.27，表3.5）。 （5）正确使用透光性（图3.28~图3.32）。

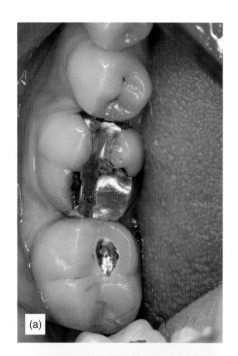
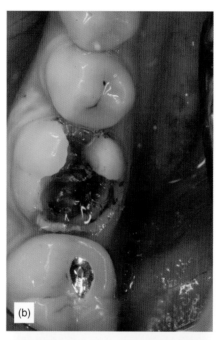
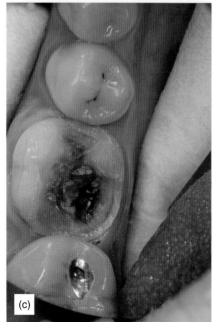
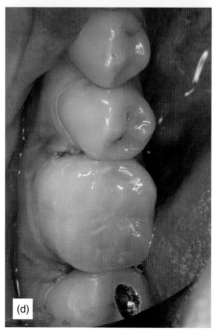

图3.5 （a）一大块银汞充填龋坏。（b）牙齿的舌面明显位于龈下很深，不能够进行粘接修复。（c）通过仔细操作，边缘仅位于龈下1mm，能够进行粘接修复。（d）最终的龈上修复体。

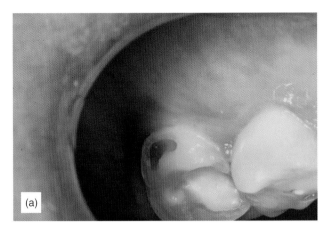

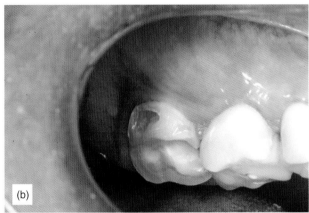

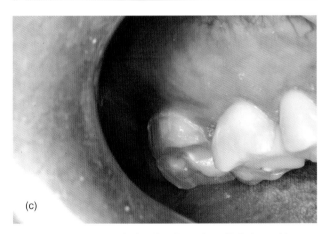

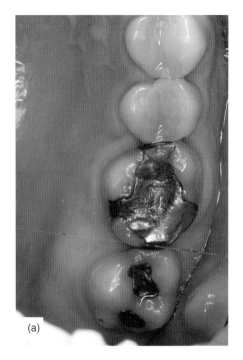

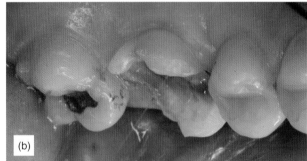

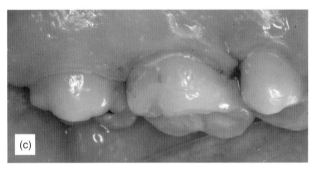

图3.6 （a）靠近龈缘的颈部龋坏，很可能会发展到龈下。去除脱矿的釉质后，用龋指示剂给牙齿染色。（b）在去除感染的牙本质后，保留了健康的位于龈上的釉质壁。（c）小心去除颈部龋坏（第1项原则），保留牙釉质（第3项原则），使得后续的修复更加简单和健康。

图3.7 （a）深在的龈下边缘。（b）去净龋坏。（c）最终的龈上修复体。

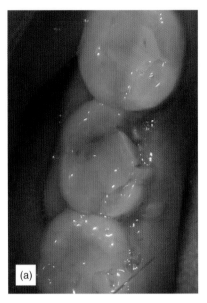 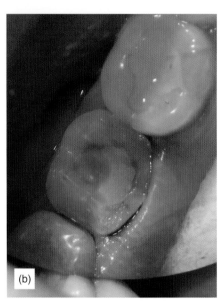 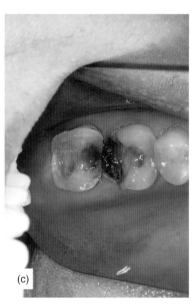

图3.8 （a）明显位于龈下的边缘。（b）通过仔细操作，边缘略位于龈下（0.5mm），能够很容易进行操作。（c）位于龈下超过1.5~2mm的边缘，可能会出现完全不同的结果，使得后续所有的修复步骤都困难很多，尤其是粘接过程。

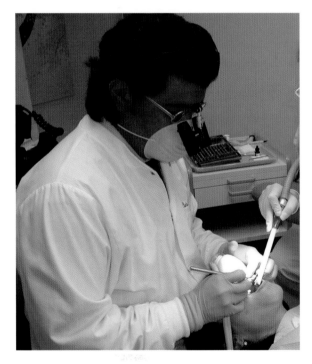

图3.9 采用高倍放大（3.5倍或更多）可以获得更好的视野和牙齿保护。

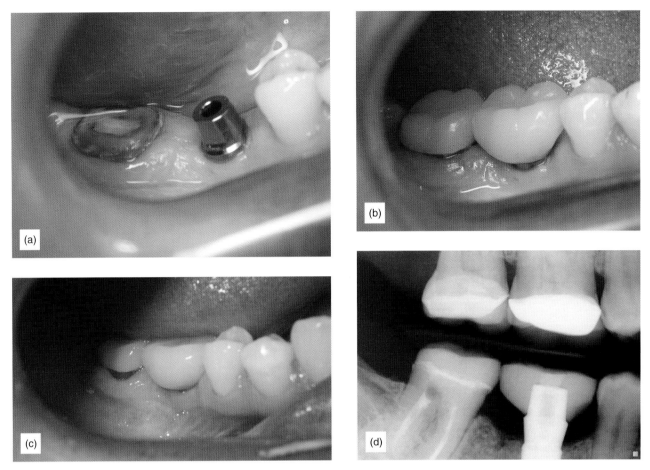

图3.10 （a）行冠修复的第二磨牙折断，平龈。（b）无任何固位形的全冠进行粘接。（c）术后6年。（d）术后6年的X线片。

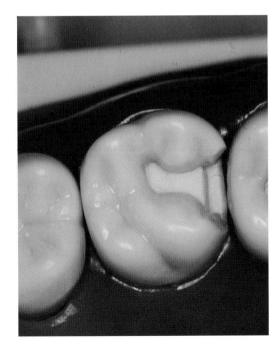

图3.11 传统的高嵌体预备显示了过度的机械固位形（courtesy of Dr Boris Keselbrener）。

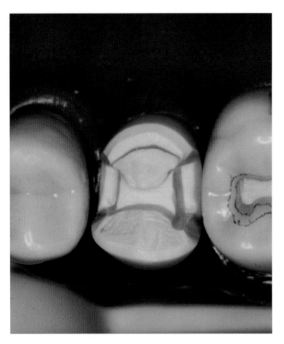

图3.12　具有龈下边缘的箱状洞型。

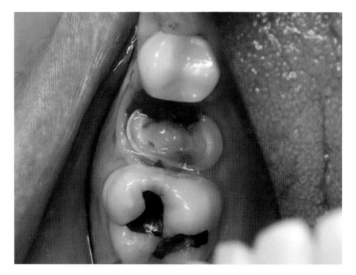

图3.13　箱状洞型及出血的龈缘。

表3.2　能够替代直接修复体邻面箱状洞型的技术（slot预备）

（1）如果没有之前预备的箱状洞型，一定不要切削成传统的箱状洞型。

（2）已经存在龋坏时，在边缘嵴上采用保存技术。避免传统的扩大造成一个箱状的形态（图3.17a）。

（3）小心去除龋坏，忽略倒凹形成，使用龋指示剂（图3.17b）。

（4）不要试图通过降低龈壁来开辟龈间隙。洞型的边缘和邻牙接触是可以接受的。

（5）利用楔子来进行分离，以便安放成型片，哪怕洞型边缘与邻牙接触（图3.17c）。

颈边缘分离技术

（1）在临床操作中，当牙齿与邻牙接触时，放置一个薄的片段成型片是很困难的。如果不能够放置成型片，应采用"颈边缘分离技术"而不是降低龈边缘。

（2）使用安全面金属条、抛光条（例如Jiffy® Diamond Strip, Ultradent）或"蚊式"车针（例如Brasseler 8392-016 diamond bur），及保护楔子（例如 WedgeGuard®, Triodent）来获得邻面（颈部）分离。只需要创造出足够的空间让成型片通过就可以（图3.17d）。要注意当牙齿仍与邻牙紧密接触时不要试图进行龈方的分离。

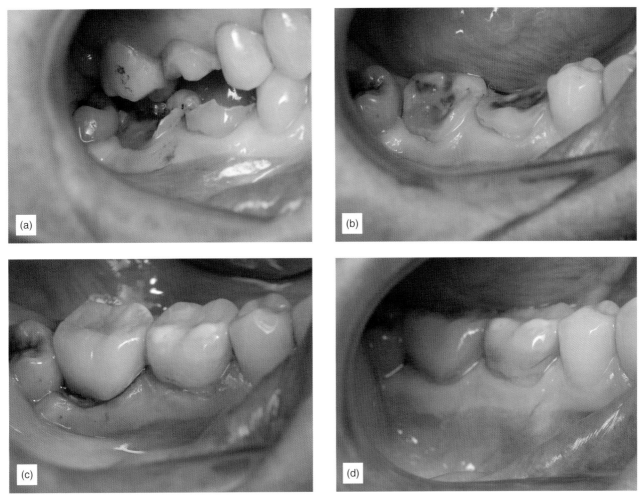

图3.14 （a）经过根管治疗/桩核/全冠加冠延长术的非常虚弱的患者的牙齿。（b）经过微创的预备，保留了尽可能多的牙齿和釉质边缘。（c）粘接后。（d）术后1年。

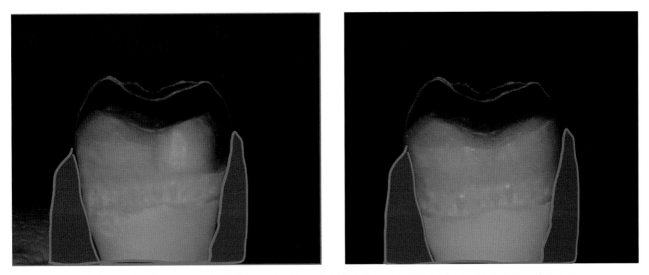

图3.15 降低咬合后，有时龈上的牙体组织不足以进行轴面的磨削来获得固位形和抗力形。这会迫使边缘位于龈下。

表3.3 能够替代间接修复体邻面箱状洞型的技术（图3.18）	
（1）如果没有之前预备的箱状洞型，一定不要切削成传统箱状洞型（图3.18a）。 （2）采用U形的移动对边缘嵴进行2~3mm的降𬌗（降低咬合）。有时需要将边缘嵴降低3mm以上，使其位于接触点下方，但应位于龈上。应使用安全楔。 （3）如果已经存在箱状洞型，应使其内部的线角变得圆钝。 （4）不要试图通过降低龈壁来开辟龈间隙。	**颈边缘分离技术** （1）使用安全面金属条、抛光条（例如Jiffy® Diamond Strip）或"蚊式"车针（例如Brassler 8392-016）来进行颈部分离，以便获得清晰的印模和简便的模型工作。 （2）注意当牙齿仍与邻牙紧密接触时，不要试图进行分离，因为分离会非常困难，可能会造成平坦的、不自然的长接触，给间接修复带来困难（图3.18f）。再次强调，将边缘嵴略降至接触点以下是很重要的。

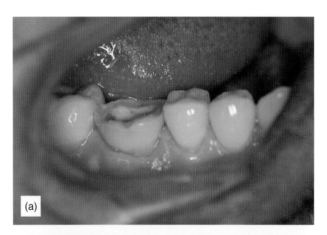

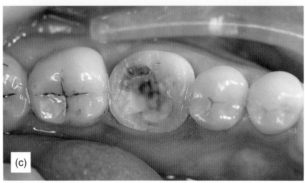

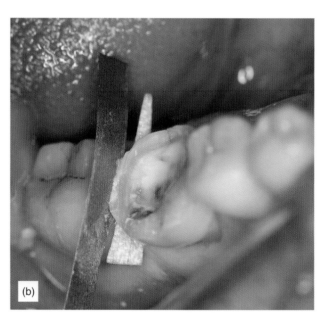

图3.16 （a）降低咬合后，洞型边缘仍然与邻牙有接触。（b）通过"颈边缘分离技术"获得分离，使得修复体边缘保持在龈上。（c）具有清晰的邻面边缘的最终修复体。

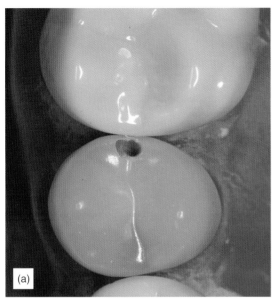
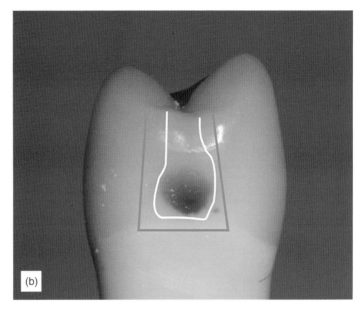
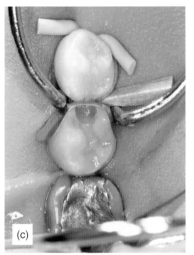
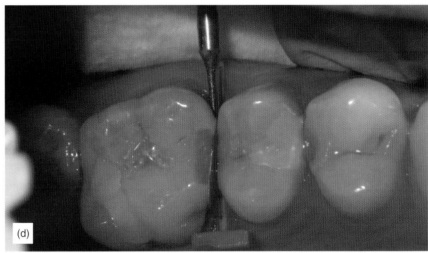

图3.17 （a）龋洞的𬌗面入口较小。（b）邻面观显示预备中存在倒凹。（c）显示放置楔子来使成型片密合。（d）利用楔子的保护，采用"蚊式"车针来获得轻微的分离，来放置成型片。

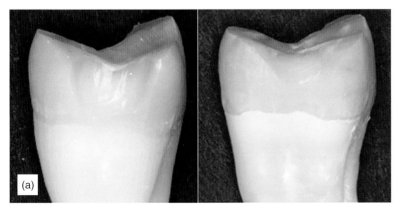

图3.18 （a）采用U形而不是箱状洞型对邻面进行降𬌗。

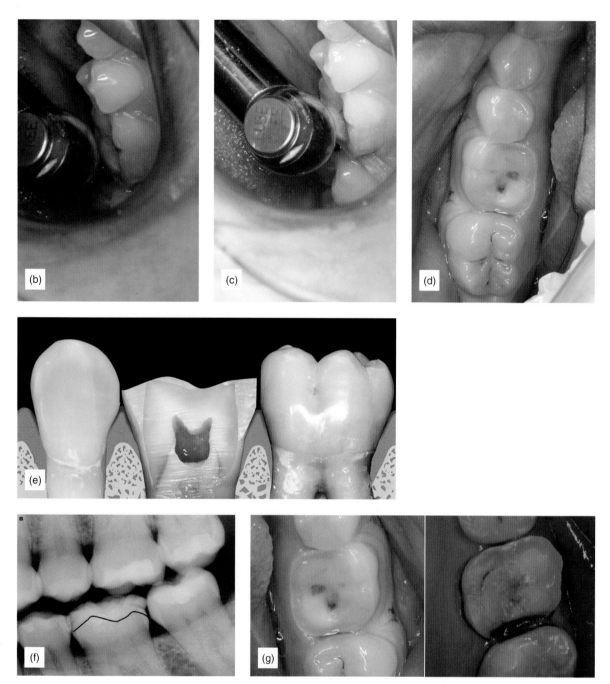

图3.18（续）　（b）使用降验车针进行U形的运动。（c）利用楔子，制造出安全的龈方间隙，以便进行清晰的印模和灌注模型。（d）最终获得的龈上预备和分离。（e）必须注意将边缘嵴降至接触点以下，但应位于龈上。中央的磨除是正确的，能够保证理想的边缘分离。远中的分离不足。（f）X线片显示了一个边缘分离的不恰当的例子；黑色的线显示了边缘应该处在的位置。（g）比较一下，采用箱状洞型和边缘分离技术的邻面间隙预备在粘接时所带来的不同。

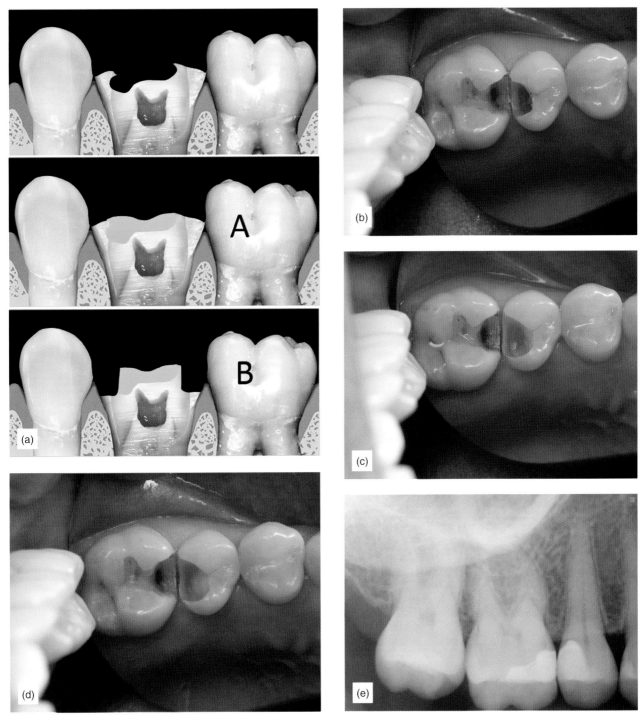

图3.19　结果比较：（a）损坏严重，存在无基釉的牙齿，经过龈上的方法（A）或通过传统的全冠预备方法（B）。（b）前磨牙深龋；釉质健康但牙本质中有很深的龋坏。（c）牙本质龋坏，而龈上存在健康的牙釉质。（d）去净龋坏，进行间接盖髓。（e）最终的X线片显示龈上的釉质水平和牙本质水平的差异；位于龈上的釉质使得修复更加简单。

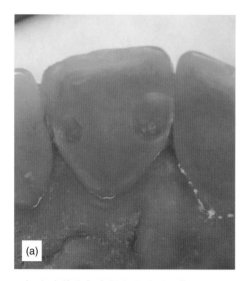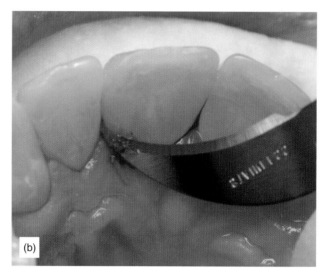

图3.20 （a）直接修复病例中的釉质保存。（b）龈上边缘能够更容易地清理复合物，并修复完成。

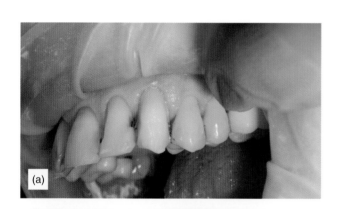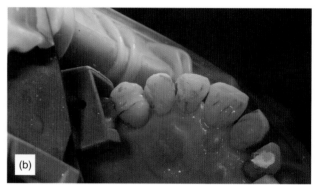

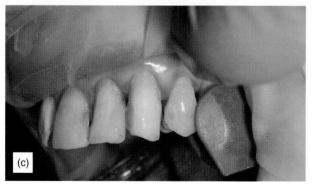

图3.21 （a）经过最初的贴面预备，龋坏看起来位于龈下。（b）大面积龋坏的舌面观，通过釉质保存技术去除龋坏。（c）预备完成，复合材料修复后；牙齿看起来很自然。

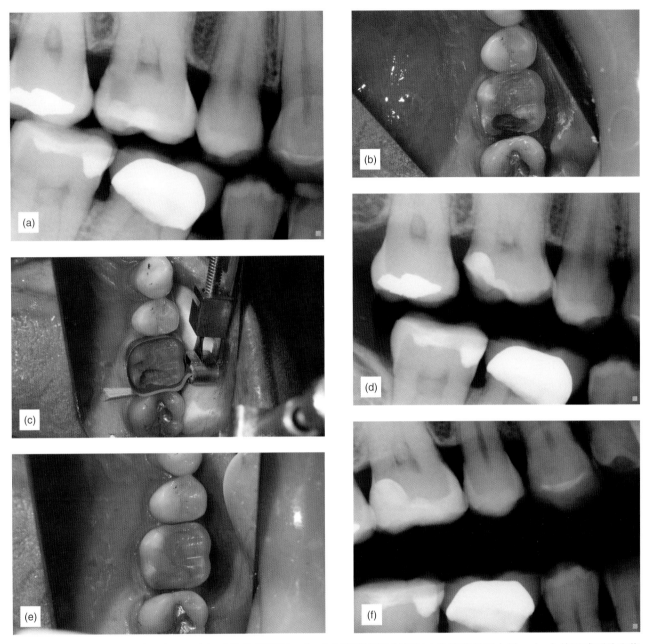

图3.22 （a）损害严重的牙齿，远中洞边缘位于龈下。（b）利用龋指示剂仔细去除感染的牙本质。（c）使用成型片和楔子与邻牙分离并止血的修复过程。（d）X线片显示釉质的修复和塑形。（e）保存釉质和修复之后的临床观察。（f）最终X线片确认良好的边缘封闭。

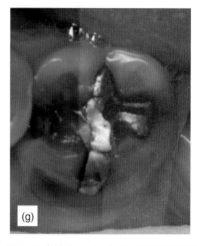 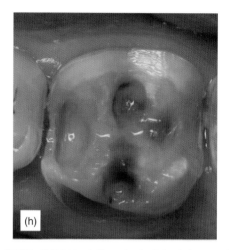 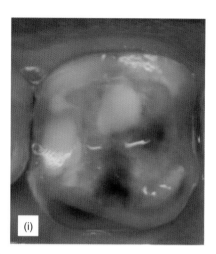

图3.22（续）　（g）临床显示传统技术所造成的龈下边缘。（h）降低咬合后通过龋指示剂来去除感染的牙本质。（i）通过粘接复合材料来修复釉质；自此，修复过程可以很容易完成，且具有龈上边缘。

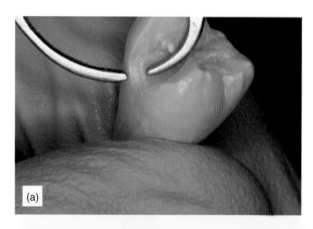

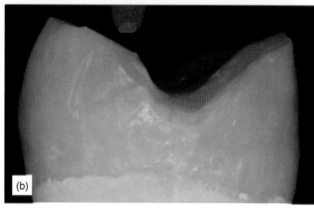

图3.23　（a）釉质保存研究中的牙体预备（1mm厚的釉质）。（b）釉质保存研究中无污染的边缘的特写。

表3.4　直接和间接修复过程中保存釉质的临床步骤	
（1）利用龋指示剂，小心去除颈部龋坏（图3.24a）。 （2）保存所有健康的釉质，包括无基釉，使得洞型边缘保持在龈上（图3.24b）。 （3）去除龋坏后，利用所选择的隔离系统隔离牙齿；避免唾液接触牙齿。 （4）必要时，仔细放置成型片和楔子。 （5）用磷酸选择性地酸蚀釉质10秒，使用酸蚀剂（例如SureEtch® Gel，Danville，图3.24c）。 （6）应用自酸蚀粘接系统［例如Clearfil™ SE Protect，Kuraray（可乐丽菲露自酸蚀保护底漆）］，采用	正确的步骤和固化方法（图3.24d）。详细的粘接方法见第4章。 （7）单独在牙本质上放置一薄层的流动复合材料，来减少对无基釉的聚合应力，之后进行分层充填（图3.24e）。关于分层充填的解释见第10章。 （8a）对于间接修复体，放置第二层修复材料于釉质水平，固化，完成预备和印模（图3.24f）。 （8b）对于直接修复体，分层充填洞型并完成修复（关于详细的增量充填，见第10章）。

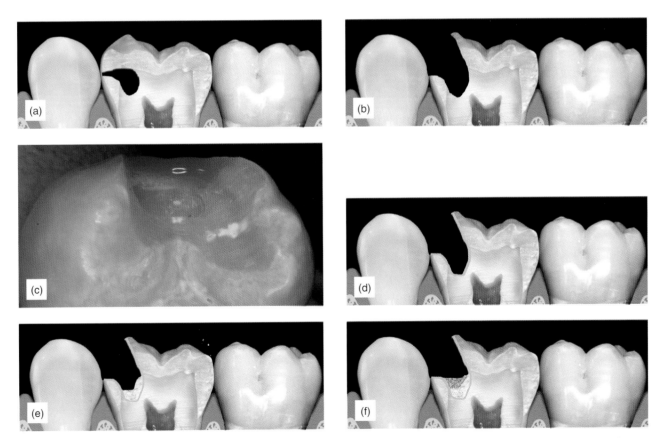

图3.24　（a）进入釉质后龋坏范围通常会扩大。（b）无牙本质支持的龈上釉质。（c）釉质酸蚀10秒（SureEtch® Gel，Danville）。（d）正确使用粘接剂系统。（e）仅仅在釉质上对龋洞正确地增量充填，第一层使用流动的复合材料，来减小材料的收缩对薄弱釉质的影响。（f）修复体的第二层充填；最终的充填或预备取决于是直接修复体还是间接修复体。

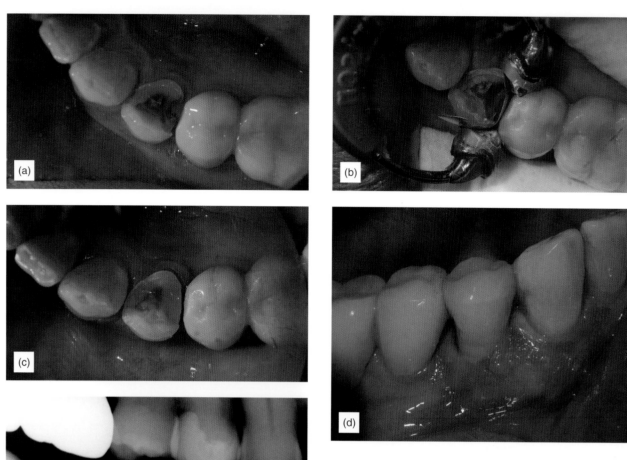

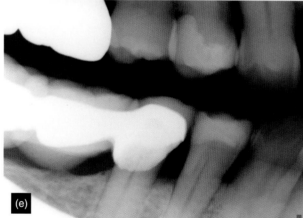

图3.25 （a）位于龈下极深的边缘。（b）正确使用成型片进行分离。（c）边缘提升之后。（d）最终修复体。（e）最终的X线片。

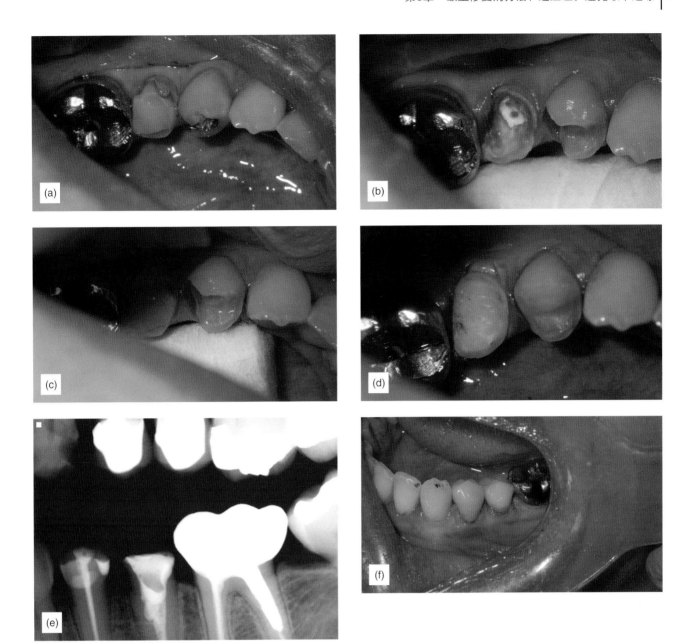

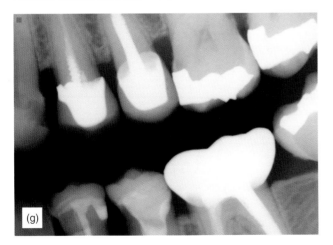

图3.26 （a）患者被告知第二前磨牙的预后较差。（b）可以看到两颗牙齿的损坏程度。（c）对于龈下边缘的特殊展示，在位于龈下如此深的情况下，如果进行间接修复体的粘接将会有很多困难。（d）边缘提升后。（e）X线片确认提升边缘的良好封闭。（f）进行充填之后。（g）术后2年的X线片。

表3.5 边缘提升的临床步骤

（1）小心去除龋坏和原有充填材料，利用龋指示剂来避免不必要的去除未感染的牙本质（图3.27a）。

（2）去除龋坏后，利用所选择的隔离系统隔离牙齿。

（3）放置成型片和楔子。

（4）利用自酸蚀粘接系统和光固化（图3.27b）。

（5）在龈壁上放置一薄层的流动复合材料，避免接触到釉质轴壁，随后进行分层固化（图3.27c，d）。记

住在进行下一步之前间隔2分钟，以降低聚合力。

（6）进行第二层充填，这时充填材料要接触到轴壁和龈壁。使用修复性复合树脂充填至龈上1~2mm，进行分层固化（图3.27e）。

（7）利用X线片确认获得良好的封闭。

（8）进行最终的修复，完成预备，取终印模。

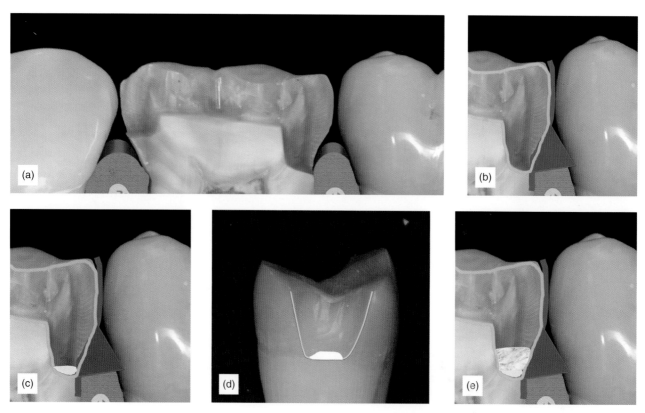

图3.27 （a）远中边缘的龋坏或原有修复体的边缘位于龈下很深，因此颈缘可能位于牙本质上或位于牙骨质上。（b）放置成型片和楔子，进行正确的粘接。（c）流动材料抬高龈壁，确保获得适当的聚合力。（d）远中面观，显示充填物与牙本质的龈边缘接触，而与釉质壁无接触，避免了不希望的聚合物收缩。（e）第二层充填采用修复材料达到位于龈上1~2mm。

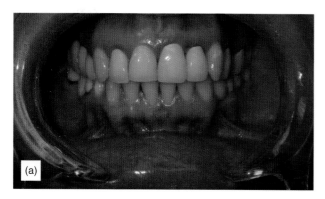
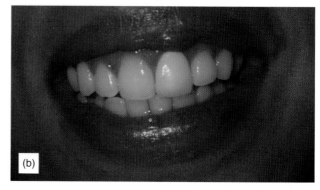

图3.28 （a）前牙全冠及其龈下边缘。（b）极度不美观的不透明烤瓷冠。

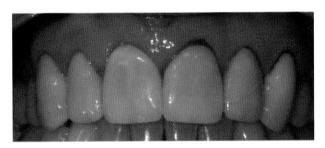

图3.29　不透明修复体。

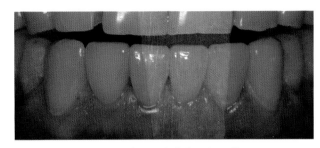

图3.30　6个下前牙的贴面，边缘位于龈上约1mm。

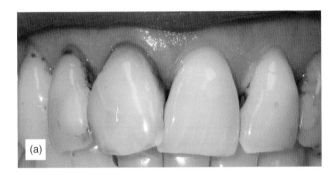

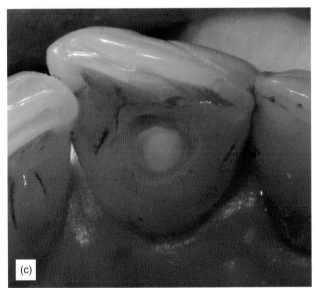

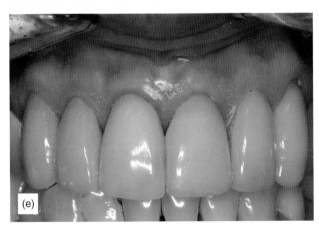

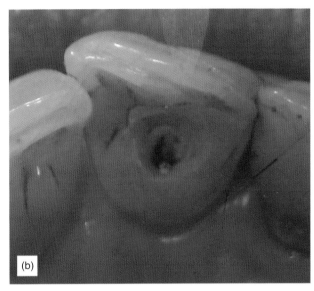

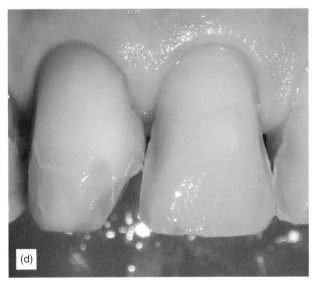

图3.31　（a）内漂白前牙齿较暗。（b）打开根管入口，去除牙髓和粘接剂碎片。（c）一个周期的内漂白后的舌面观。（d）贴面预备过程，可以看到这个病例现在容易很多。（e）最终修复体。

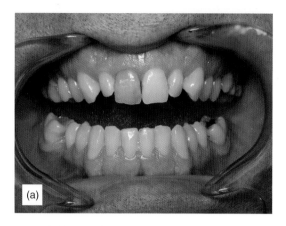
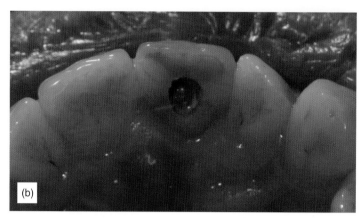
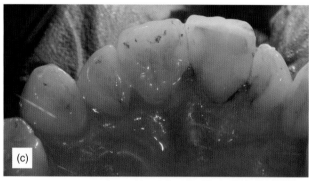
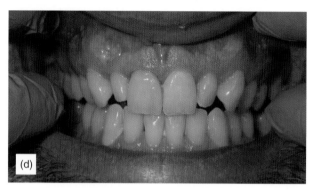

图3.32 （a）极度发黑的中切牙。（b）内漂白前的舌面观。（c）内漂白和开髓洞口充填后的舌面观。（d）采用龈上边缘的最终贴面修复体。

参考文献

[1] Hosoda H, Fusayama T. A tooth substance saving restorative technique. *Int Dent J*, 1984; 34(1): 1–12.

[2] Bertolotti RL. Laboratory laminate veneers. *Oral Health*. 1989; 79(3): 11–16.

[3] Santos MJMC, Bezerra RB. Fracture resistance of maxillary premolars restored with direct and indirect adhesive techniques. *J Can Dent Assoc*, 2005; 71(8): 585–590.

[4] Shor A, Nicholls JI, Phillips KM, Libman WJ. Fatigue load of teeth restored with bonded direct composite and indirect ceramic inlays in MOD class II cavity preparations. *Int J Prosthodont*, 2003; 16(1): 64–69.

[5] Christensen GJ. Are tooth color onlays viable alternatives to crowns? *Clin Rep*, 2012; 5(1): 1,3.

[6] Bakeman EM, Kois JC. Posterior, all porcelain, adhesively retained restorations. *Inside Dentistry*, 2009; 5(5): 20–30.

[7] Kois DE, Chaiyabutr Y, Kois JC. Comparison of load fatigue performance of posterior ceramic onlay restorations under different preparation designs. *Compend Contin Educ Dent*, 2012 ; 33(Spec No 2): 2–9.

[8] Meyer A Jr, Cardoso LC, Araujo E, Baratieri LN. Ceramic inlays and onlays: clinical procedures for predictable results. *J Esthet Restor Dent*, 2003; 15(6): 338–352.

[9] Barghi N, Berry TG. Clinical evaluation of etched porcelain onlays, a 4 year report. *Compend Contin Educ Dent*, 2002; 23(7): 657–674.

[10] Heymann, HO, Swift EJ, Ritter AV. Indirect tooth color restorations, in *Sturdevant's Art and Science of Operative Dentistry*, 6th ed. Elsevier Mosby, 2013, pp. 280–295.

[11] Ruiz JL. Supragingival dentistry using metal-free restorations. *Dent Today*, 2008; 27: 104–109.

[12] Ruiz JL. Simplifying the cementation of porcelain onlays. *Dent Today*, 2004; 23(3): 76–79.

[13] Alleman DS, Magne P. A systematic approach to deep caries removal end points: The peripheral seal concept in adhesive dentistry. *Quintessence Int*, 2012; 43(3): 197–208.

[14] Black GV. *The Technical Procedures in Filling Teeth*. Chicago: HO Shepard Co. Printers; 1899, pp. 20–21.

[15] Denehy GE, Torney DL. Internal enamel reinforcement through micromechanical bonding. *J Prosthet Dent*, 1976; 36(2): 171–175.

[16] Hilton TJ, Broome JC. Direct posterior esthetic restorations, in *Summitt's Fundamentals of Operative Dentistry: A Contemporary Approach*, 4th ed. Chicago, IL: Quintessence Publishing, pp. 279–323.

[17] Black GV. *Operative Dentistry*. Chicago, IL: Medico-Dental Publishing Company, 1908, p. 115.

[18] Tredwin CJ, Stokes A, Moles DR. Influence of flowable liner and margin location on microleakage of conventional and packable class ii resin composite. *Oper Dent*, 2005; 30(1): 32–38.

[19] Ayad MF, Maghrabi AA, García-Godoy F. Resin composite polyethylene fiber reinforcement: effect on fracture resistance of weakened marginal ridges. *Am J Dent*, 2010; 23(3): 133–136.

[20] Mirzaei M, Ghavam M, Rostamzadeh T. Reinforcement of unsupported enamel by restorative materials and dentin bonding agents: an in vitro study. *J Dent (Tehran)*, 2010; 7(2): 84–88.

[21] Eidelman E. Composite resin support of undermined enamel in amalgam restorations. *Pediatr Dent*, 1999; 21(2): 118–120.

[22] Ruiz JL, Finger WJ. Enamel margin preservation and repair technique. *J Dent Res*, 2016: 95(Spec Iss 5): abstract 2370749.

[23] Lindquist TJ, Connolly J. In vitro microleakage of luting cements and crown foundation material. *J Prosthet Dent*, 2001; 85(3): 292–298.

[24] Padbury A Jr. Interactions between gingiva and the margin of restorations. *J Clin Periodontol*, 2003; 30(5): 379–385.

[25] Dietschi D, Olsburgh S, Krejci I, Davidson C. In vitro evaluation of marginal and internal adaptation after occlusal stressing of indirect class ii composite restoration with different resinous bases. *Eur J Oral Sci*, 2003; 111: 73–80.

[26] Frankenberger R. Effect of proximal box elevation with resin composite on marginal quality of ceramic inlays in vitro. *Clin Oral Invest*, 2013; 17(1): 177–183.

[27] Roggendorf MJ, Krämer N, Dippold C, Vosen VE, Naumann M, Jablonski-Momeni A, Frankenberger R. Effect of proximal box elevation with resin composite on marginal quality of resin composite inlays in vitro. *J Dent*, 2012; 40(12): 1068–1073.

[28] Ferracane JL. Developing a more complete understanding of stresses produced in dental composites during polymerization. *Dent Mater*, 2005; 21(1): 36–42.

[29] Braga RR, Hilton TJ, Ferracane JL. Contraction stress of flowable composite materials and their efficacy as stress-relieving layers. *J Am Dent Assoc*, 2003; 134(6): 721–728.

[30] Chu FC, Chow TW, Chai J. Contrast ratios and masking ability of three types of ceramic veneers. *J Prosthet Dent*, 2007; 98(5): 359–364.

[31] Azer SS, Rosenstiel SF, Seghi RR, Johnston WM. Effect of substrate shades on the color of ceramic laminate veneers. *J Prosthet Dent*, 2011; 106(3): 179–183.

[32] Barizon KT, Bergeron C, Vargas MA, Qian F, Cobb DS, Gratton DG, Geraldeli S. Ceramic materials for porcelain veneers: Part II. Effect of material, shade, and thickness on translucency. *J Prosthet Dent*, 2014; 112(4): 864–870.

[33] Johnston WM. Review of translucency determinations and applications to dental materials. *J Esthet Restor Dent*, 2014; 26(4): 217–223.

[34] Kim DH, Park SH. Evaluation of resin composite translucency by two different methods. *Oper Dent*, 2013; 38(3): E1–15.

[35] de Azevedo Cubas GB, Camacho GB, Demarco FF, Pereira-Cenci T. The effect of luting agents and ceramic thickness on the color variation of different ceramics against a chromatic background. *Eur J Dent*, 2011; 5(3): 245–252.

第4章

我们是否能够信任牙科粘接剂和粘接修复？

Should We Trust in Dental Adhesives and Adhesive Dentistry?

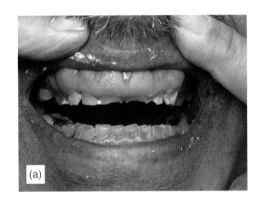

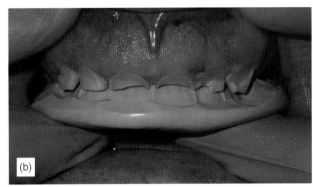

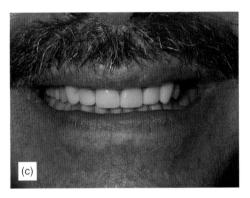

（a）重度磨耗的牙齿。（b）利用模型来重建牙列，只利用粘接剂来固位直接复合材料修复体。（c）术后2年。

导读

在现代牙科学中，粘接技术扮演了不可或缺的角色。多亏了粘接修复技术的先驱们，克服了很多障碍帮助专业人员普及了这项技术[1-3]。当牙医完全信任粘接技术后，机械固位的要求如固位形和抗力形就被取消了，因此能够保留更多健康的牙体组织。保存牙齿不仅仅对于牙体组织健康有益，出于对粘接剂和粘接固位透明修复体的信任，临床医生不再需要传统机械固位形（例如轴壁、箱状洞型和肩领），可以将修复体的边缘置于龈上，维持牙周健康。然而，目前对于粘接剂真正能够代替机械固位形和抗力形仍然缺乏信心，这使得仅依靠粘接剂固位的部分覆盖修复体不能被广泛应用。牙齿被磨除的量超过了应去除龋坏的范围，为了获得传统的机械固位常常磨除活髓牙的正常结构（图4.1～图4.3）。

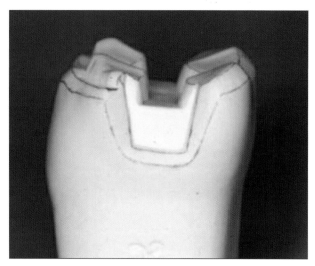

图4.1 抗力形和固位形所必需的几何机械特征，需要磨除大量健康的牙齿（courtesy of Dr Boris Keselbrener）。

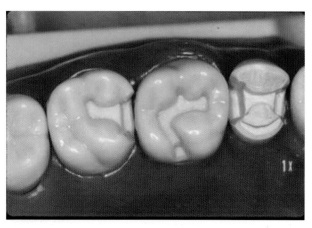

图4.2 传统的邻面箱状洞型，需要磨除大量健康牙体来获得形态。

信任是粘接成功的关键

龈上微创修复是基于对粘接和粘接技术的信任，对牙科粘接剂的不信任应当从粘接技术的进步和其他行业对粘接的信任角度来重新考虑。在现代飞机、新式汽车甚至建筑结构中，粘接技术逐渐代替了传统的连接技术，如焊接、铆接或螺栓连接。现代工业对粘接极其信任，通过这种方式来连接重要的结构[4-5]。总的来讲，现代社会各行各业均依赖粘接。

由于不信任粘接能够完全替代修复牙科学中的抗力形和固位形，降低了牙医对龈上部分覆盖、牙齿保存修复技术的接受速度。在进行粘接修复时，出于对粘接剂的怀疑，实际上降低了粘接修复体的成功率。根深蒂固的习惯例如对固位形、抗力形和肩领的需要通常会使修复医生在计划粘接修复时也进行轴壁的预备，就会形成龈下边缘，使粘接变得困难且不可预测（图4.4，图4.5）。龈上边缘包含良好的釉质边界对于获得粘接修复的成功是很重要的[6]，因此需要一个完全基于粘接固位修复的龈上方案。特别注意尽可能保存多的釉质，以提高修复的耐用性和成功率。然而，这并不能理解成：没有一个完整的釉质边缘是粘接修复的禁忌证。在边缘的某些部分缺乏釉质边缘并不是粘接高嵌体和贴面的

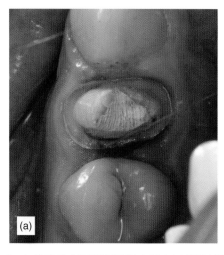 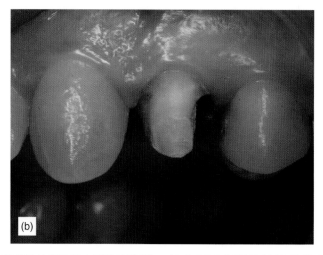

图4.3 （a）传统的全冠预备需要去除大量健康牙体来获得轴壁及抗力形和固位形。（b）颊面观显示了制备传统全冠预备抗力形所磨除的牙体的量。

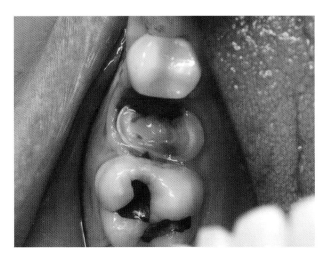

图4.4　采用龈下边缘的高嵌体预备及出血。

禁忌证，因为临床经验和现有的文献证明，某些粘接系统例如Clearfil™ SE Protect（Kuraray）粘接于牙本质可以取得釉质类似的良好效果[7-9]。

　　仅靠粘接固位的修复体，例如瓷贴面，已经显示出优于其他任何修复体的使用寿命，特别是当牙体预备后保留了大部分釉质时[10-13]。直接粘接的复合材料修复体由于具有良好的预期和成功率，快速取代了传统机械固位的银汞合金[14-15]。其他类型主要靠粘接固位的修复体，例如V类洞和后牙粘接固位的嵌体和高嵌体，也获得了成功；出现的并发症，大多是由不正确的技术操作引起的。然而，文献和临床经验中的证据表明，粘接固位自身并不是这些修复体失败的主要原因。在一项回顾性的临床评价中，Ruiz等[16]报道了在54个月的临床研究中嵌

体/高嵌体的100%成功率，57例回访中没有出现固位失败，仅有2例出现可修复的破损。虽然个人的临床经验具有局限性，但是在笔者过去24年的全职私人开业的经历中，粘接了大约10000个贴面（图4.6）和高嵌体，以及更多的、数以千计的直接复合树脂材料修复体，由于缺乏固位导致的修复体失败非常少，只局限于个别的病例。文献中的证据表明，对于粘接修复体，失败通常是与修复材料折裂和边缘渗漏有关，这两个问题都与修复材料、不恰当的咬合调整、龈下边缘并发症、隔离不当以及不适当的技术有关，但与缺乏粘接固位无关[8,17-19]。

釉质粘接

　　如前所述，釉质粘接被认为是理想的粘接界面，因为其可靠且耐用。事实上，自从1955年Michael Buonocore提出了具有15～20MPa粘接力的釉质酸蚀技术后，50年来并未有太多变化[1]。唯一真正的改变在于酸蚀时间。最初采用85%酸的酸蚀时间是1分钟，而目前采用35%～37%的磷酸只需对釉质酸蚀20～25秒。目前已知37%的酸比85%的酸作用更强。即使用自酸蚀粘接系统，选择性酸蚀也能够加强粘接[20]和密封[21]，这些对于长期的成功均很重要（图4.7，图4.8）。由于釉质是预期性最高的粘接结构，当釉质得到保存时，粘接修复体的成功率大幅提高，这也是龈上修复技术中5项原则之一。

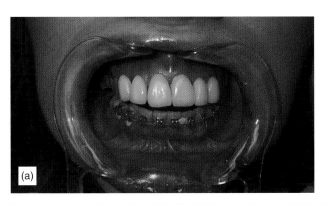

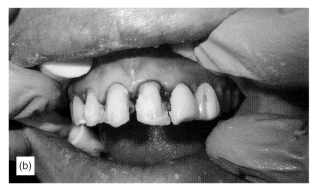

图4.5　（a）由于贴面修复后的微渗漏导致了该患者严重的敏感症状。（b）龈下预备很深，无法完全隔离，在粘接时很容易被污染。

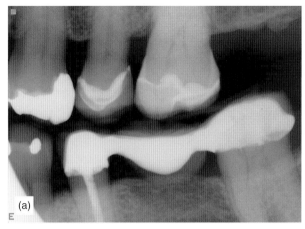
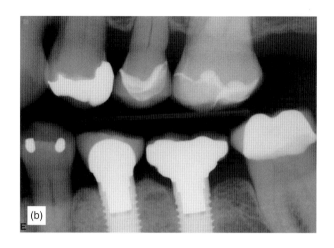

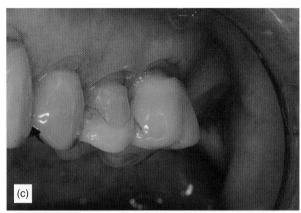

图4.6 （a）2000年完成的重度磨牙症患者的VenusCeram高嵌体X线片。（b）同一患者，15年后，失去了桥基牙LL前磨牙，被种植体取代。（c）15年后对于13和14高嵌体的回访显示，没有发生继发龋，且功能恢复良好。

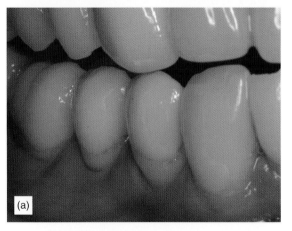
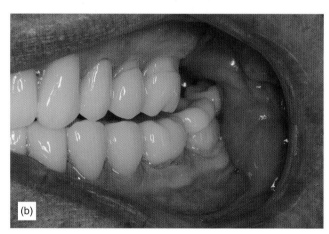

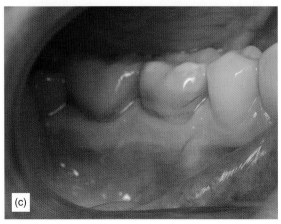

图4.7 （a）术后5年，通过可乐丽菲露LinerBond 2V粘接的高嵌体，未进行选择性的釉质酸蚀，显示出传统的边缘染色。（b）另一个术后5年的，采用可乐丽菲露LinerBond 2V粘接，未进行选择性的釉质酸蚀，同样出现边缘变色。（c）术后1年，出现边缘变色，未进行选择性酸蚀。

图4.8　（a）对釉质进行10秒的选择性酸蚀。（b）用自酸蚀粘接系统进行选择性釉质酸蚀，术后7年，未出现边缘变色。

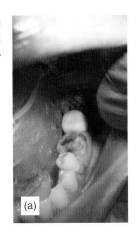

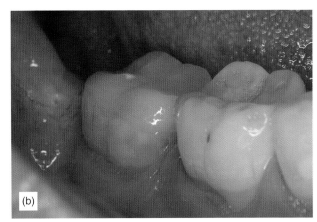

牙本质粘接

　　牙本质的粘接一度是不稳定和不可靠的，因为牙本质对于粘接来说是一个过于复杂的底物。它含有30%的有机物和20%的液体（图4.9）。直到提出了亲水性树脂渗透[22]和全酸蚀概念[2]，才进一步提高了牙本质粘接系统的粘接力，真正使得牙本质粘接成为可能[3]。为了定义临床上牙本质粘接的成功，需要考虑多种因素。可预期的粘接强度对保证临床上牙本质粘接获得成功是非常重要的，但这并不是唯一的影响因素。如果造成术后敏感使得患者修复失败，或引起了牙髓损伤，有很强的粘接力又有什么好处呢？在早期牙本质粘接的尝试中，整个牙科领域都很苦恼，因为哪怕是最小的直接复合树脂材料修复体都会引起术后疼痛和失败。我们现在知道最浅的Ⅰ类洞修复体更易对咬合力敏感。由于结构因素，这类复合树脂材料的收缩应力更高[23]（图4.10）。除了粘接强度，其他重要因素包括粘接剂不能产生术后敏感，应该有良好的边缘封闭，

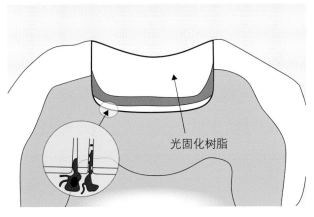

光固化树脂

图4.10　浅的复合材料和微小间隙（courtesy of Dr Ray Bertolotti）。

易用、耐用。尽管新型的粘接系统例如Clearfil SE Protect已经改善了这一情况[8]，但是牙本质粘接剂的耐用性应当是首要考虑的因素。

　　第4代至第7代粘接系统有不同的分类和名称。不考虑命名，它们可以被分为两类：酸蚀剂和粘接剂（也被称为"全酸蚀"）与自酸蚀（表4.1）。

酸蚀和粘接两组分系统（第4代和第5代）

　　统称的第4代粘接剂是第1代在结构上能够获

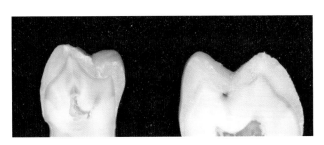

图4.9　越接近牙髓，牙本质越易发生改变。

表4.1　粘接剂"家族"

全酸蚀	自酸蚀
2瓶（4代）	2瓶（6代）
1瓶（5代）	1瓶（7代）

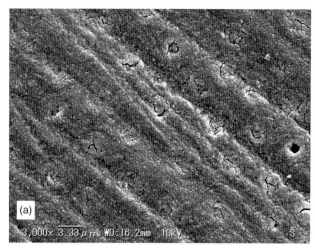

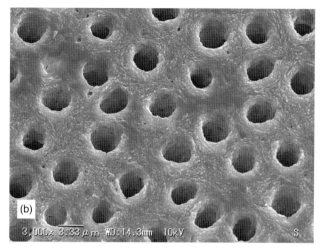

图4.11 （a）酸蚀前的牙本质表面有玷污层覆盖牙本质小管。（b）扫描电镜显示酸蚀后暴露的小管（courtesy of Dr Masafumi Kanehira）。

得良好牙本质粘接的粘接系统，由两组分组成。该系统在1979年由Fusayama首次提出，1982年Nakabayashi也介绍了这一粘接系统。第4代粘接系统有着悠久的成功历史。

第4代粘接系统使用约37%磷酸或等价酸来酸蚀牙本质和釉质。釉质和牙本质的矿物结构均被溶解。接着用水冲洗釉质和牙本质，将溶解的矿物质冲走，留下酸蚀过的釉质，以及具有蛋白质纤维和开放暴露小管的牙本质（图4.11）。在脱矿牙本质和暴露的小管上，使用亲水性树脂（例如甲基丙烯酸羟乙酯，HEMA），或底漆进行粘接。树脂渗透入小管中，产生树脂钉突，并浸润脱矿牙本质以产生混合层（图4.12）。这一机械/化学粘接非常强。

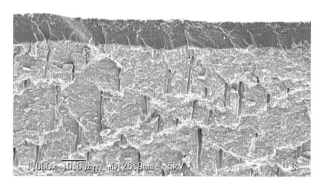

图4.12 扫描电镜示自酸蚀单体和粘接系统的混合层（courtesy of Dr Masafumi Kanehira）。

接着使用第三种成分来加强，一种疏水性树脂轻微充填，使整个复合物更厚，降低溶解性。

第5代粘接系统合为一瓶之内，在单种组分中包含了单体和粘接剂。有些人质疑将单体和粘接剂混合的优点。这些粘接系统存在一些问题，例如长时间储存的稳定性和渗透性（图4.13）[24-25]。

全酸蚀粘接系统的第一个问题在于其技术敏感性很高，或难以使用。并发症之一是牙本质很容易酸蚀过度。研究表明对牙本质超过15秒的酸蚀会"使牙本质脱矿过深，超过了树脂单体所能渗透的范围"[26]，这将会遗留一层未被树脂充填的脱矿牙本质，可能会使粘接变弱，因为脱矿而未被浸润的一层牙本质很可能因为基质金属蛋白酶（MMPs）的作用而随时间降解[27]。

全酸蚀粘接系统的第二个问题在于湿度敏感性。当矿物质从牙本质被去除，薄弱的牙本质由水或湿度来支持（图4.14）[28]。当磷酸被冲洗掉后，牙本质很容易被过度干燥，使得纤维塌陷。塌陷的纤维很难再次伸展[29]。需要用其他的材料来复原塌陷的纤维，但是这一过程增加了临床步骤。湿粘接技术克服了这些问题，取得了一定的成功，但仍存在一些严重的缺陷[30]。过度的潮湿或水分是不必要的，因为亲水性甲基丙烯酸羟乙酯（HEMA）只在

图4.13　透射电镜示渗出物（courtesy of Dr Franklyn Tay）。

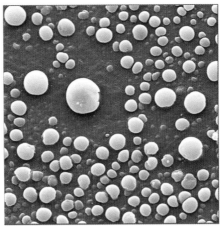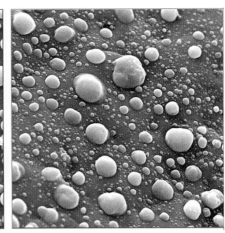

略潮湿的环境中起作用。过多则会产生反作用，尤其是挥发不充分时，余留的水分和溶剂远期会降低粘接剂的寿命[31]。全酸蚀过程中小的错误也会造成术后敏感和粘接薄弱。

　　全酸蚀系统已被证实能够有效粘接，这类系统也能够获得成功。一些临床医生已经特别擅长使用全酸蚀，成功率很高。全酸蚀技术的复杂性可能会对一些经验不足的临床医生非常困难，会产生不成功、令人气馁的结果[32]。报告显示术后敏感增多，表4.2显示了一项2003年的调查结果[33]。文献很清楚显示术后敏感困扰着整个行业[34]。从现实主义临床的视角来看，术后敏感是舒适牙科治疗最大的敌人之一。

表4.2　自酸蚀系统和全酸蚀系统术后敏感

术后敏感	自酸蚀（%）	全酸蚀（%）
没有	24	12
严重	4	17

来源：Christensen G. Self-etch primer (SEP) adhesives update. *CRA Newsletter*, 2003; 27(11/12): 1–5.

　　基于以上原因，已开发了牙本质粘接系统的一个全新的种类，能够满足理想的粘接系统的要求，即自酸蚀粘接系统。

自酸蚀系统（第6代和第7代）

　　自酸蚀粘接系统最初由两种组分组成，被称为第6代系统。第一种组分"单体"是一种酸性树脂，替代了磷酸来作为牙本质酸蚀剂。当单体作用于牙本质时，玷污层被溶解，形成一个混合层，单体与玷污的树脂混合使其加强。牙本质小管没有机会开放。不需要在使用单体后用水冲洗。使用酸性树脂作为酸蚀剂和底漆的好处在于，与全酸蚀系统不同，不会存在使酸蚀的范围超过树脂单体的可能性，因为它们是一体且同步的。栓塞的牙本质小管防止牙髓的流体运动，这能够防止对于咬合力的术后敏感。牙本质自酸蚀系统的第二个重要优势在于，由于牙本质未被脱矿和冲洗，纤维坍塌和最佳

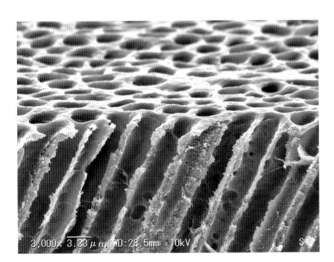

图4.14　扫面电镜示酸蚀后垂直断裂的脱水牙本质小管（courtesy of Dr Masafumi Kanehira）。

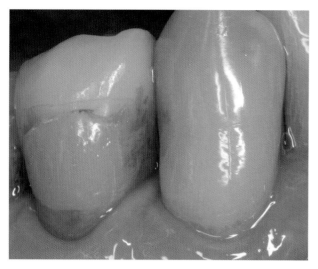

图4.15　自酸蚀系统粘接5年后，高嵌体的黄棕色边缘。

湿度的问题就不会存在。湿度无关紧要，因为不存在脱矿而无保护的纤维。Warner Finger的研究证实自酸蚀粘接系统对湿度不敏感，表明了由于这一容忍性，全酸蚀系统经常用的橡皮障不再必需，因为只有全酸蚀系统对湿度敏感[35-36]。

　　一旦底漆的溶剂被去除，则使用第二种成分，一种轻度充填的疏水性树脂。它用来加强这一层，并提高疏水性和整个结构的耐用性。无水的第二层能够防止"渗透"——牙髓的液体在混合层水分充足区域内运动[24]。

临床经验表明，一些自酸蚀系统的缺陷是不能对釉质进行理想的酸蚀，尤其是未磨切的釉质。酸蚀的成功率随选用的系统而改变。正如很多牙医所发现的那样，按照制造商所推荐的使用某些系统，产生了黄色或棕色的边缘（图4.15），以及可能在这些牙齿上发生继发龋。2004年，笔者和Warner Finger［iBond®（Heraeus Kulzer）——一种第7代粘接系统］的发明者进行了一项研究。这项研究比较了只使用iBond以及预先对釉质进行酸蚀后使用iBond的情况（图4.16）[20]。该研究结论为：在使用粘接系统前预先对釉质进行酸蚀且能够使粘接强度翻倍。选择性釉质酸蚀同样增强了边缘封闭[21,37-38]，显著地降低了继发龋的风险和令人讨厌的棕黄色边缘[39]。建议采用10秒的选择性酸蚀方法，主要集中在未磨切的釉质上（图4.17）。当选择性酸蚀釉质时，避免酸蚀牙本质是很重要的。总会有人为的错误出现，某些酸蚀剂会接触到表面的牙本质。避免酸蚀剂靠近深层牙本质的任何部位都是很重要的，但是一项研究表明，当牙本质被短时间意外酸蚀时，粘接强度无明显下降[40]。必须要小心减少牙本质的酸蚀，来避免开放牙本质小管，尤其是深层牙本质小管，以免造成咬合力引起敏感。

　　直接修复时，一个可供选择避免酸蚀牙本质和

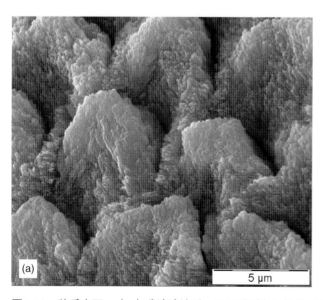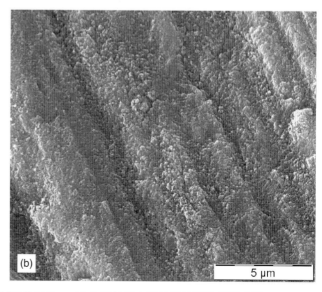

图4.16　釉质表面：（a）磷酸酸蚀后，可以看到良好的微-机械固位结构。（b）仅使用自酸蚀粘接系统后的表面。

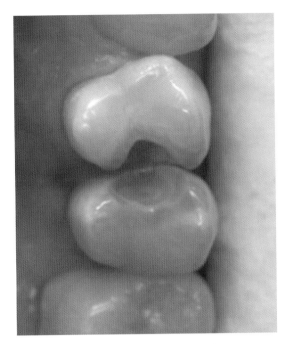

图4.17 选择性酸蚀仅集中于未磨切的釉质。

开放小管的方法是,在完成预备后,使用单体和粘接剂进行如前所述的粘接过程,接着进行正确的固化,第一层放置流动树脂并进行固化。接着用金刚砂小心地清理牙釉质以去除粘接层,酸蚀釉质,仅使用第二个成分进行粘接。在釉质上添加疏水粘接剂。除非牙本质暴露,否则无须使用单体。对于间接修复体,在牙体预备后直接封闭牙本质是一种选择,通常被称为即刻牙本质封闭。

自酸蚀系统的一大优势是提高了牙本质粘接的耐用性。研究和临床经验表明,使用全酸蚀进行的牙本质粘接会随时间减弱。研究表明,全酸蚀系统需要保留一些湿度,将引起牙本质粘接复合体远期的降解[41-43]。这可能由多种因素引起,过度酸蚀的风险和不恰当的树脂渗透,以及遗留未充填的脱矿牙本质,远期来讲都会削弱牙本质。金属蛋白酶基质(MMPs)也是原因之一,通过氯己定[44]或粘接系统,例如抗菌剂中甲基丙烯酰氧十二烷基嗅吡啶和氟释放剂来抑制MMPs[45],这些都被证明能够作为MMPs抑制剂。高质量的自酸蚀粘接系统耐用性更好[7,46]。Tagami利用可乐丽菲露自酸蚀保护底漆,一种可乐丽菲露自酸蚀粘接剂的改良版[47],证实了形成牙本质层,能够更耐用和抗酸,即"超级牙本质"(图4.18)。另一种流行的广受欢迎的粘接剂是Prelude™自酸蚀粘接剂(Danville)。这种粘接剂有自酸蚀和全酸蚀两种模式,并且可以作为双固化使用。

尽管很多专家仍然认为全酸蚀是金标准,文献和临床经验已经表明最好的自酸蚀粘接系统较全酸蚀有很多的优势,其粘接强度优于全酸蚀[48-49]。自酸蚀能够更好地降低或清除术后敏感。选择性釉质酸蚀能够获得最佳的釉质粘接和封闭。使用自酸蚀系统进行牙本质粘接也更为耐用。自酸蚀系统使用更方便,不用担心过度酸蚀或湿度控制。基于以上

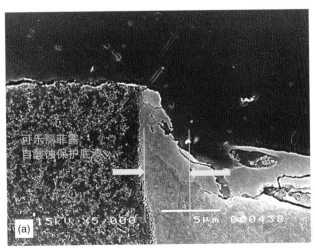

图4.18 (a,b)扫描电镜示"超级牙本质"(抗酸牙本质)(courtesy of Dr Jugi Tagami)。

原因，最好的自酸蚀系统应当被认为是临床牙科学新的金标准。

隔离和粘接牙科学

大家都很清楚，复合树脂的粘接要求完全避免污染。这一事实可能会使很多人认为在进行任何粘接过程时橡皮障是必要的[50]。临床经验（图4.19）和文献中的证据并不支持橡皮障的绝对优越性，并且表明，采用正确的技术，通过棉卷或其他具有相同效果的方法也可以达到隔离[51-52]。良好的隔离是必要的，获得良好的隔离依赖于经验、操作方式，以及运用每种隔离技术的技术水平。临床事实证明在修复过程中，仅有不到22%的临床医生使用橡皮障[53]。虽然橡皮障对于粘接修复是必要的，但同时也对很多从业者增加了额外的负担，会使很多人不愿从事粘接修复。笔者在南加利福尼亚大学任教近10年，能够证明很多用橡皮障隔离的牙齿其实并未被隔离（图4.20）。正如口腔科学中的任何流程一样，技术是重要的，但在很多病例中不能够成功使用橡皮障。使用自酸蚀系统，对湿度的容忍性更高[54]，且采用了龈上方法，采用任何一种隔离技术都更易获得适当的隔离。最后，必须强调的是，最大化的隔离是必要的。

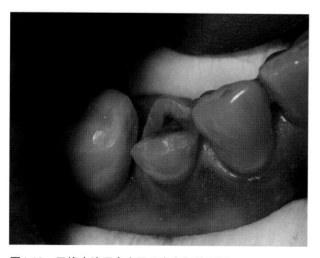

图4.19 无橡皮障隔离也显示出良好的隔湿。

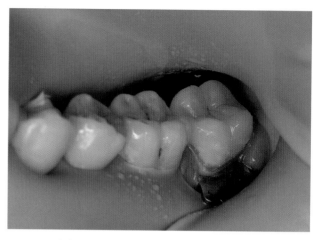

图4.20 橡皮障隔离也有漏洞。

技术的重要性

操作者对治疗的成功起主导作用。同样的材料、同样的牙齿，在不同的临床操作者手中可能获得不同的结果[55-57]。成功需要一丝不苟的技术。以下是一些自酸蚀粘接系统取得最佳粘接所需的关键步骤。

粘接步骤

步骤1

使用传统的工具正确去除感染的牙本质，使用龋指示剂来检查，避免去除未感染的能够再矿化的牙本质（图4.21a）。关于正确去龋的更多细节，见第10章。

步骤2

预备后立即隔离牙齿，避免唾液或任何污染物接触，避免不必要的污染。好的隔离是必要的。

步骤3

采用35%～37%的磷酸酸蚀剂对釉质选择性进行10秒的酸蚀，使用黏稠不垂滴的酸蚀剂（例如SureEtch® Gel，Danville），将酸蚀剂限制于釉质，主要是未经磨切的釉质，尽量避免接触牙本质。仔细认真是很重要的（图4.21b）。可能无法避免一小部分酸蚀剂接触到表层牙本质。这只会产生很微

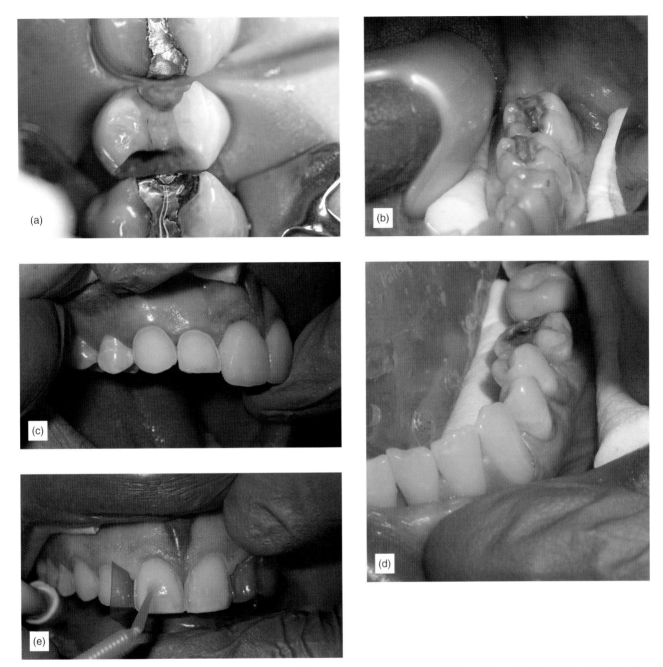

图4.21 （a）龋指示剂示深部龋洞。（b）PropGard®（Ultradent）隔离及选择性釉质酸蚀，主要集中于未磨切的釉质。（c）酸蚀并干燥后的贴面预备体显示出无光泽的外表。（d）后牙高嵌体粘接示干燥的釉质（灰白的）。（e）涂布牙本质单体20～25秒。

小的后果，除非达到了牙本质深层（接近牙髓），这是很不利的。如果发生了这类接触，立即用水冲洗，重新对釉质进行更精确的酸蚀。如果深层牙本质被酸蚀，牙本质小管会开放。为了减少这一情况中术后敏感的可能性，使用GLUMA®（Kulzer GmbH）或Microprime™ G（Danville）对牙本质进行40秒的脱敏。这能够降低不适感。

另外一种更费时但能保证不会意外酸蚀牙本质的方法，是对釉质和牙本质都使用自酸蚀粘接剂并固化。在牙本质上选择性地放置一层流动复合材料、固化，接着釉质边缘用磷酸进行酸蚀、冲洗及干燥（或保持潮湿，取决于粘接剂），接着再次使用粘接剂。使用可乐丽菲露时，单体和粘接剂都要再次使用。如果使用Prelude自酸蚀粘接剂，仅仅涂布粘接剂（#2）并固化。

步骤4

冲洗并干燥酸蚀剂。由于牙本质未被酸蚀，无须担心牙本质塌陷，因此能够通过气-水枪进行安全的干燥。在自酸蚀系统中干燥是有利的。釉质应当看起来呈灰白色，牙本质不应有光泽，但是要避免干燥牙齿（图4.21c，d）。

步骤5

使用高质量的两组分自酸蚀系统，例如可乐丽菲露自酸蚀粘接剂或可乐丽菲露自酸蚀保护底漆，或Prelude自酸蚀粘接剂。也可使用新型的单组分自酸蚀粘接系统，但是研究表明两组分优于单组分。

步骤5a

使用小毛刷自由地涂布粘接剂至牙本质和釉质上，在牙本质上涂抹牙本质单体20～25秒（图4.21e）。

步骤6

去除底漆中的溶剂是一个重要问题。底漆中超过90%都是溶剂，任何遗留于牙齿的溶剂都会对粘接的成功率和寿命起反作用。溶剂能够被气流蒸发——唯一能够确保溶剂完全蒸发的方法是通过视觉确认。气流能够移动液态的单体，液体的流动也会随着溶剂的蒸发降低，直到停止流动，且溶剂完全蒸发。溶剂的不完全干燥会造成显著的渗漏，这是使用这些系统的最常见错误之一。它是不会被过度干燥的。必须要注意气流的来源；空气必须是无污染和干燥的。应在牙齿旁边放置高速率的吸引器，将气体冲掉的溶剂蒸发掉。

步骤7

步骤7a

使用两组分系统（第6代），例如可乐丽菲露

自酸蚀保护底漆时，涂布第二组分时应将其变薄。使用第二层后，这一"粘接"层应当被变薄，以防止厚层的透射性。一种有效的方法是干燥一个毛刷，然后吸走多余的粘接层。制造商的建议是空气将其吹薄，但并不如吸走有效。Prelude自酸蚀粘接剂的第二层也需要空气来吹。它不需要变薄，因为已经非常薄了，但是我们需要蒸发掉一些溶剂（溶剂的存在是为了使材料变薄）。

步骤7b

对于间接修复体，将第二组分，即疏水粘接剂，与双固化催化剂混合。仅使用一薄层。

步骤8

步骤8a

进行一个完整循环的固化。不正确的固化是粘接修复体失败的一个重要原因。对于直接修复过程，粘接系统需要在此时固化。

步骤8b

对于间接过程，粘接剂暂不固化，而是和水门汀同时固化[57]。如果使用Prelude自酸蚀粘接剂，这一层很薄，能够被固化而不必担心影响修复体的密合。间接修复体粘接的细节将在第9章详述。

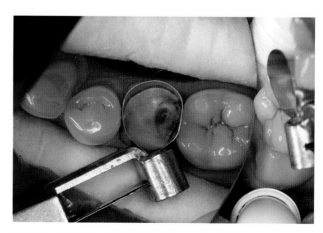

图4.22 深龋洞，需要进行重建及牙本质封闭。

为间接修复进行深层牙本质封闭以及重塑

上述的传统粘接技术已经取得了几十年的成功，但是对于一些龋坏很深、距牙髓不到2mm的间接修复病例，牙髓的保护是很必要的（图4.22）。传统上，树脂加强型玻璃离子垫底已经成功用于深层牙本质的直接修复[58]，对于非常深层的间接修复体，"即刻牙本质封闭"也显示出良好的效果。这一方法还有其他优势，例如加强对新鲜牙本质的粘接，保护牙髓及降低术后敏感[59-61]。在一个或多个折裂牙尖有必要进行加强的病例中，或是对于严重损坏的牙齿，牙髓治疗后需要加强的牙齿，或颈部边缘位于牙本质上的牙齿，直接牙本质封闭能够提高成功率。最实际的方法是在重建牙齿的同时封闭深层牙本质，加固损坏的牙尖，修复大的倒凹，提高深的龈下洞型的边缘，或其他需要加固的地方。

封闭牙本质并不是每一个病例都必需的，因为存在一些需要考虑的缺点。它很费时，且使临时修复复杂化。因此，深部的牙本质封闭和重建应当仅限于损坏严重的牙齿。如文献中所述，临床经验以及使用传统方法进行牙体预备和印模的长期历史表明，不封闭牙本质远期也可获得成功和可预期的结果（图4.23）。重要的是要记得，当牙本质未被封闭，为了获得良好的粘接，需要在粘接前彻底清洁牙本质和釉质。使用口内喷砂功能获得良好的效果。对印模前和粘接技术的正确选择将在第6章和第7章详细讨论。

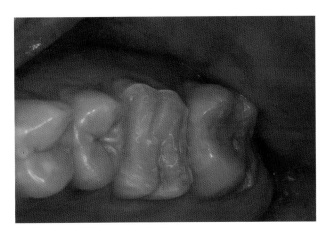

图4.23　无须牙本质封闭的部位进行常规预备。

深层牙本质封闭和加固技术

步骤1

正确清理感染牙本质，利用传统的工具，并且用化学龋指示剂检查，避免去除未感染、能够再次矿化的牙本质。

步骤2

牙体预备后，立即隔离牙齿，防止唾液或任何污染物接触牙齿，以避免污染。完全隔离是很必要的。

步骤3

如果需要保存釉质边缘或对釉质牙尖进行加固，则在此时使用磷酸对釉质进行10秒的选择性酸蚀。如果无须对釉质进行加固，则进行步骤5。保留新鲜的釉质来粘接最终修复体是更好的。

步骤4

如前所述，冲洗吹干酸蚀剂。如果无须加固釉质，则进行步骤5。

步骤5

自由选择粘接系统，使用小毛刷涂布至牙本质（以及釉质，如果釉质需要加固），在牙本质上涂抹牙本质单体20~25秒。

步骤6

如前所述，去除溶剂。

步骤7

如果使用两组分系统（第6代）材料，仅使用一薄层的第二组分，使用干燥的毛刷将多余部分从牙齿上吸走。

步骤8

如前所述，固化。

步骤9

涂布不超过1mm的薄层的，高充填、高阻射的流动材料。

步骤10

如果牙齿损坏过大或磨削过多，或需要提升边缘，需要通过修复复合材料进行重建，并固化。这一技术的细节见第3章。

步骤11

使用氧化抑制剂来进行最终的固化。众所周知，在有氧存在的情况下，树脂基的复合材料无法固化。放置一层甘油基的凝胶，能够阻隔氧气，保证整合复合物的良好固化。

步骤12

修整预备体，去除釉质上的任何复合物或粘接材料，使用高质量的印模材料取终印模，或进行数字化印模。

总结

好的粘接系统+好的技术=成功

粘接剂改变了修复牙科学。这很大程度归功于粘接修复技术的先驱们，并且每天都在向前发展。今天，我们具备了成功所需的粘接剂和技术。上面的公式对本章进行了总结，其所包含的每个因素也已被明确定义。全酸蚀和自酸蚀系统已经被证实是成功的，它们是口腔医生克服了对人体组织进行粘接的并发症的结果。目前，在临床上自酸蚀系统比全酸蚀系统更受欢迎。如果没有临床工作者们采用正确的技术，最好的粘接系统也什么都不是。成功被定义为稳固的粘接，无术后敏感，良好的封闭，便于使用，以及耐用。当我们把优秀的粘接系统和细致的技术相结合，便会获得这些成功要素。

参考文献

[1] Buonocore MG. A simple method of increasing the adhesion of acrylic filling materials to enamel surfaces. *J Dent Res*, 1955; 34(6): 849–853.

[2] Fusayama T, Nakamura M, Kurosaki N, Iwaku M. Non-pressure adhesion of a new adhesive restorative resin. *J Dent Res*, 1979; 58(4): 1364–1370.

[3] Bertolotti RL. Total etch: The rational dentin bonding protocol. *J Esthet Dent*, 1991; 3(1): 1–6.

[4] Adhesives and Sealants: Transportation. Adhesives. org. http://www.adhesives.org/adhesives-sealants/market-overview-applications/transportation(accessed November 2016).

[5] Structural Bonding of Aircraft Airframes and Components, 3M, 2016. http://solutions.3m.com/wps/portal/3M/en_EU/AerospaceSolutions/Home/Applications/StructuralBondingAircraftComponents (accessed November 2016).

[6] Uludag B, Yucedag E, Sahin V. Microleakage of inlay ceramic systems luted with self-adhesive resin cements. *J Adhes Dent*, 2014; 16(6): 523–529.

[7] Donmez N, Belli S, Pashley DH, Tay FR. Ultrastructural correlates of in vivo/in vitro bond degradation in self-etch adhesives. *J Dent Res*, 2005; 84(4): 355–359.

[8] Kramer N, Frankenberger R. Clinical performance of bonded leucite-reinforced glass ceramic inlays and onlays after 8 years. *Dent Mater*, 2005; 21: 267–271.

[9] Lacy AM, Wada C, Du W, Watanabe L. In vitro microleakage at the gingival margin of porcelain and resin veneers. *J Prosthet Dent*, 1992; 67(1): 7–10.

[10] Gurel, G. Influence of enamel preservation on failure rates of porcelain laminate veneers. *Int J Restor Dent*, 2013; 33(1): 31–39.

[11] Burke, J. Survival rates for porcelain laminate veneers with special reference to the effect of preparation in dentin: a literature review. *J Esthet Restor Dent*, 2012; 24(4): 257–265.

[12] Gurel, G. Clinical performance of porcelain laminate veneers: outcomes of the aesthetic pre-evaluative temporary (APT) technique. *Int J Periodont Restor Dent*, 2012; 32(6): 625–635.

[13] Gresnigt, M. Esthetic rehabilitation of anterior teeth with porcelain laminates and sectional veneers. *J Can Dent Assoc*, 2011; 77: b143.

[14] Opdam NJ, Bronkhorst EM, Roeters JM, Loomans BA. A retrospective clinical study on longevity of posterior composite and amalgam restorations. *Dent Mater*, 2007; 23(1): 2–8.

[15] Gaengler P, Hoyer I Montag R, Gaebler P. Micromorphological evaluation of posterior composites: A 10 year report. *J Oral Rehab*, 2004; 31(10): 991–1000.

[16] Ruiz JL, Christensen GJ, Sameni A, Vargas L. Clinical performance of bonded ceramic and resin based composite inlays and onlays using self-etch bonding system: a 51-month report. *Inside Dent*, 2007; 3(5): 62–65.

[17] Beier, US. Clinical long-term evaluation and failure characteristics of 1,335 all-ceramic restorations. *Int J*

Prosthodont, 2012; 25(1): 70–78.

[18] Fasbinder DJ. Clinical performance of chairside CAD/CAM restorations. *J Am Dent Assoc*, 2006; 137; 25s–31s.

[19] Barghi N, Barry TG. Clinical evaluation of etched porcelain onlays: a 4-year report. *Compend Contin Educ Dent*, 2002; 23(7): 657–664.

[20] Finger W, Endo T, Ruiz JL. Conventional and self-etching adhesive effects on retention of luting resins. *J Dent Res*, 2005; 84(A): Abstract 2672.

[21] Perdigão J, Dutra-Corrêa M, Anauate-Netto C, Castilhos N, Carmo AR, Lewgoy HR, Amore R, Cordeiro HJ. Two-year clinical evaluation of self-etch adhesives in posterior restorations. *J Adhes Dent*, 11(2): 129–159.

[22] Nakabayashi N, Kojima K, Masuhara E. The promotion of adhesion by the infiltration of monomers into tooth substrates. *J Biomed Mater Res*, 1982; 16(3): 265–273.

[23] Yoshikawa T, Burrow MF, Tagami J. The effects of bonding system and light curing method on reducing stress of different C-factor cavities. *J Adhes Dent*, 2001; 3(2): 177–183.

[24] Tay FR, Frankenberger R, Krejci I, Bouillaguet S, Pashley DH, Carvalho RM, Lai CN. Single-bottle adhesives behave as permeable membranes after polymerization. I. In vivo evidence. *J Dent*, 2004; 32(8): 611–621.

[25] Sauro S, Watson TF, Tay FR, Chersoni S, Breschi L, Bernardi F, Prati C. Water uptake of bonding systems applied on root dentin surfaces: a SEM and confocal microscopic study. *Dent Mater*, 2006; 22(7): 671–680.

[26] Abu-Hanna A, Gordan VV, Mjor I. The effect of variation in etching times on dentin bonding. *Gen Dent*, 2004; 52(1): 28–33.

[27] Brackett MG, Li N, Brackett WW, Sword RJ, Qi YP, Niu LN, Pucci CR, Dib A, Pashley DH, Tay FR. The critical barrier to progress in dentine bonding with the etch-and-rinse technique. *J Dent*, 2011; 39(3): 238–248.

[28] Carvalho RM, Yoshiyama M, Pashley EL, Pashley DM. In vitro study on the dimensional change of human dentin after demineralization. *Arch Oral Biol*, 1996; 41(4): 369–377.

[29] Carvalho RM, Mendonça JS, Santiago SL, Silveira RR, Garcia FC, Tay FR, Pashley DH. Effect of HEMA/Solvent combination on bond strength to dentin. *J Dent Res*, 2003; 82(8): 597–601.

[30] Kanca J III. Improving bond strength through acid etching of dentin and bonding to wet dentin surfaces. *J Am Dent Assoc*, 1992; 123(9): 35–43.

[31] Tay F, Pashley D. Water treeing—a potential mechanism for degradation of dentin adhesives. *Am J Dent*, 2003; 16: 6–12.

[32] Perdigão J, Geraldeli S, Hodges JS. Total etch versus self etch adhesives, effects on postoperative sensitivity. *J Am Dent Assoc*, 2003; 134(12): 1621–1629.

[33] Christensen G. Self-etch primer (SEP) adhesives update. *CRA Newsletter*, 2003; 27(11/12): 1–5.

[34] Berkowitz G, Horowitz A et al. Postoperative hypersensitivity in class I resin-based composite restorations in general practice: Interim Results. *Compend Contin Educ Dent*, 2009; 30(6): 356–363.

[35] Werner JF, Tani C. Effect of relative humidity on bond strength of self-etching adhesives to dentin. *J Adhes Dent*, 2002; 4(4): 277–282.

[36] Armstrong SR, Vargas MA, Chung I, Pashley DH, Campbell JA, Laffoon JE, Quin F. Resin–dentin interfacial ultrastructure and microtensile dentin bond strength after five-year water storage. *Operative Dent*, 2004; 29(6); 705–712.

[37] Peumans M, De Munck J, Van Landuyt K, Lambrechts P, Van Meerbeek B. Five-year clinical effectiveness of a two-step self-etching adhesive. *J Adhes Dent*, 2007; 9(1): 7–10.

[38] Perdigao J, Monteiro P II, Gomes G. Enamel sealing ability of self-etch adhesives. American Association of Dental Research, 37th Annual Meeting and Exhibition, Dallas, Texas. Abstract no. 0360.

[39] Fabianelli A, Kugel G, Ferrari M. Efficacy of self-etching primer on sealing margins of class II restorations. *Am J Dent*, 2003; 16(1): 37–41.

[40] Ruiz JL, Kobashigawa A. Bond strength of SE adhesives with phosphoric acid etching. *J Dent Res*, 2007; 87(A): Abstract 0827.

[41] Burrow MF, Harada N, Kitasako Y, Nikaido T, Tagami J. Seven-year dentin bond strength of a total- and self-etch system. *Eur J Oral Sci*, 2005; 113(3): 265–270.

[42] Yamauti M, Hashimoto M, Sano H, Ohno H, Carvalho RM, Kaga M, Tagami J, Oguchi H, Kubota M. Degradation of resin-dentin bonds using NaOCl storage. *Dent Mater*, 2003; 19(5): 399–405.

[43] Braem M. Microshear fatigue testing of tooth adhesives interface. *J Adhes Dent*, 2001; 9(Suppl 2): 249–253.

[44] Breschi L, Mazzoni A, Nato F, Carrilho M, Visintini E, Tjäderhane L, Ruggeri A Jr, Tay FR, Dorigo Ede S, Pashley DH. Chlorhexidine stabilizes the adhesive interface: a 2-year in vitro study. *Dent Mater*, 2010; 26(4): 320–325.

[45] Pashley DH, Tay FR, Imazato S. How to increase the durability of resin-dentin bonds. *Compend Contin Educ Dent*, 2011; 32(7): 60–66.

[46] Waldyasekera K, Nikaido T, Weerasinghe DS, Ichinose S, Tagami J. Reinforcement of dentin in self-etch adhesive technology: a new concept. *J Dent*, 2009; 37: 604–609.

[47] Imazato S, Kinomoto Y, Tarumi H, Torii M, Russell RR, McCabe JF. Incorporation of antibacterial monomer MDPB into dentin primer. *J Dent Res*, 1997;76(3): 768–772.

[48] Cura C, Saraçoglu A, Cötert HS. Effect of different bonding agents on sheer bond strengths of composite-bonded porcelain to enamel. *J Prosthet Dent*, 2003: 89(4): 394–399.

[49] Türkun LS. The clinical performance of one and two step self-etch adhesive systems at one year. *J Am Dent Assoc*, 2005; 136(5): 656–664.

[50] Magne P, Belser U. Try-in and adhesive luting procedures, in *Bonded Porcelain Restorations in the Anterior Dentition: A Biomimetic Approach*. Chicago: Quintessence Publishing, 2002, pp. 335–370.

[51] Reich S, Wichmann M, Rinne H, Shortall A. Clinical performance of large all ceramic CA-CAM generated restorations. *J Am Dent Assoc*, 2004; 135(5): 605–612.

[52] Thordrup M, Isidor F, Horsted-Bindslev P. A 5 year

study of direct and indirect resin composite and ceramic inlays. *Quintessence Int*, 2001; 32(3): 199–205.

[53] Christensen GJ. Real world moisture control, to dam or not to dam. *Clin Rep*, 2015; 8(5): 1, 3.

[54] Peumans M, Kanumilli P. Clinical effectiveness of contemporary adhesives: a systematic review of current clinical trials. *Dent Mater*, 2005; 21(9): 864–881.

[55] Sensi LG, Lopes GC, Monteiro S Jr, Baratieri LN. Dentin bond strength of self-etching primers/adhesives. *Oper Dent*, 2005; 30(1): 63–68.

[56] Soderholm KJ, Soares F. Shear bond strength of one etch-and-rinse and five self-etching dental adhesives when used by six operators. *Acta Odontol Scand*, 2008; 66(4): 243–249.

[57] Ruiz JL, Powers J, Yapp R. Bond Strength of Resin Cements to Dentin. *J Dent Res*, 2008; 87(A): abstract no. 1816.

[58] Ruiz JL, Mitra S. Using cavity liners with direct posterior composite restorations. *Compend Contin Educ Dent*, 2006; 27(6): 347–351.

[59] Magne P. Immediate dentin sealing; a fundamental procedure for indirect bonded restorations. *J Esthet Restor Dent*, 2005; 17(3): 144–155.

[60] Cohen RG, Razzano MV. Immediate dentin sealing using an antibacterial self-etching bonding system. *Pract Proceed Aesthet Dent*, 2006; 18(9): 561–565.

[61] Magne P, So WS, Cascione D. Immediate dentin sealing supports delayed restoration placement. *J Prosthet Dent*, 2007; 98(3): 165–174.

第二部分
龈上微创后牙间接修复体：替代全冠

Supragingival Minimally Invasive Indirect Posterior Restorations: A Replacement for Full Crowns

第5章

龈上微创粘接高嵌体：替代全冠

Supragingival Minimally Invasive Bonded Onlays: The Replacement for Full Crowns

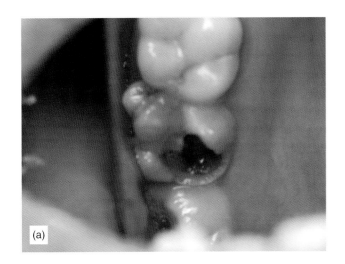
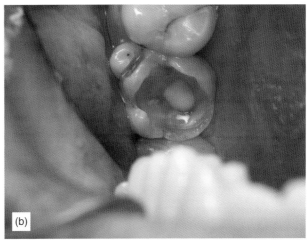
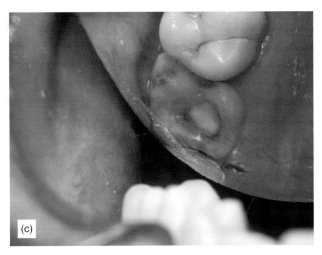
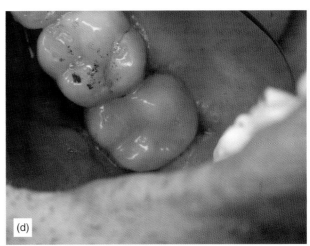

采用龈上粘接高嵌体修复严重损坏的牙齿。

粘接高嵌体的适应证

　　龈上微创粘接高嵌体的适应证很简单：任何需要进行全冠修复的情况都需要进一步鉴别，同时牙齿还未进行全冠预备。采用龈上边缘，保存牙体组织，能够使修复体更加健康。然而，这违背了常规的观点和传统上对于粘接高嵌体的建议。粘接高嵌体过去仅用于满足严格条件的简单病例，例如足够可利用的牙体组织（图5.1）、可接受的牙齿

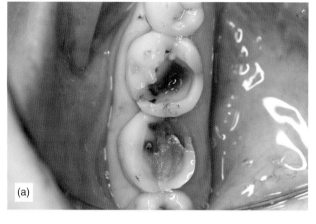

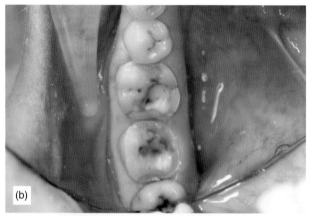

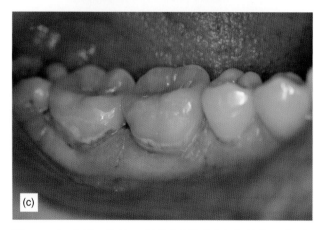

图5.1 （a）第一和第二磨牙严重的牙体组织缺失。（b）粘接高嵌体预备，无机械固位形。（c）术后外观。

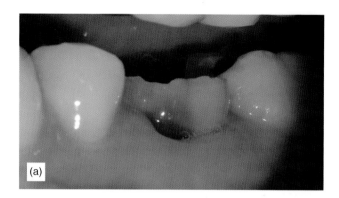

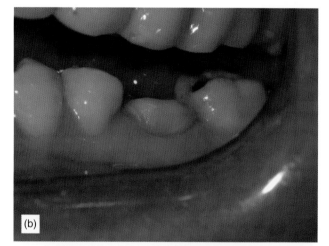

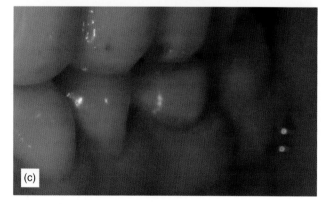

图5.2 （a）内部变色的磨牙。（b）内漂白后。（c）高嵌体修复完成。

颜色（图5.2）、在牙弓中理想的位置（图5.3）、已存在的龈上边缘（图5.4）以及理想的咬合（图5.5）[1-5]。当不满足这些条件时，则适用于传统的全冠。因为这些严格的建议，95%以上需要间接修复的牙齿都进行了全冠预备也就不足为奇了[6]。

间接修复应当仅用于损坏严重及脆弱的牙齿。

损坏较轻的牙齿可以直接进行复合树脂修复。直接复合树脂能够很好地满足患者需求。它能保存牙体组织，患者的花费更低，有良好的耐用性（图5.6）[7]。并且，临床经验和研究表明，直接复合材料的效果能够和间接嵌体一样[8]，甚至更好。因此，损坏较轻的牙齿不推荐使用间接嵌体修复。只有当牙齿损坏

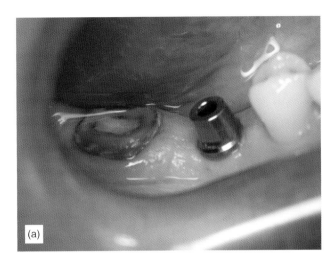
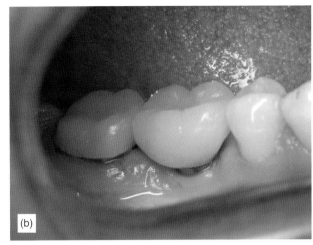
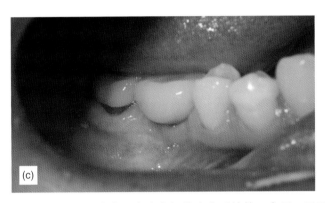
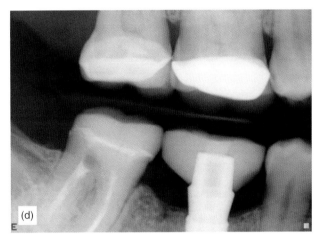

图5.3　（a）一位磨牙症患者根管治疗后的第二磨牙，无牙冠结构剩余。（b）粘接e-Max高嵌体后。（c）术后5年。（d）术后5年的X线片。

严重，剩余牙体组织非常脆弱、失去一个或多个牙尖或有折裂的情况时，间接高嵌体才是比直接复合树脂修复更好的选择。尽管能够通过直接修复技术修复这样的牙齿，但徒手重建一颗牙齿的殆面形态会更困难且耗时，且结果通常不够理想。另外采用高模量、更牢固的修复材料，例如瓷，来构建咬合面，的确能够增强抗折裂能力。过大的复合材料，例如过大的银汞，其耐用性和长远预期更差[9-11]。根管治疗后的后牙应该采用全殆面覆盖[12]，但是应使用龈上微创高嵌体，这能够保存更多已受到损害的牙体组织（图5.7）[13]。

临床经验及文献表明，余留牙体的量、龋坏范围、原有修复材料、是否有折裂及其他情况决定了修复的结果可能不同。基于这些原因，应考虑调整

修复方案，不同类型的预备以及修复方式结果不同[14]。需要进行间接修复的后牙可以分为3个主要类型：

- 在活髓牙齿上进行简单的部分或全覆盖修复。
- 在活髓牙齿上需要合并重建的复杂部分或全咬合覆盖修复。
- 根管治疗后的牙齿或纵折牙齿的复杂全覆盖修复。

在活髓牙齿上进行简单的部分或全覆盖修复

在一个或多个牙尖被破坏、折断或缺失，必须行高嵌体修复（图5.8）的病例中，不适宜采用直接修复体。简单病例应具有理想、自然的牙齿颜色，余留牙体组织充足，尤其是釉质边缘，最终

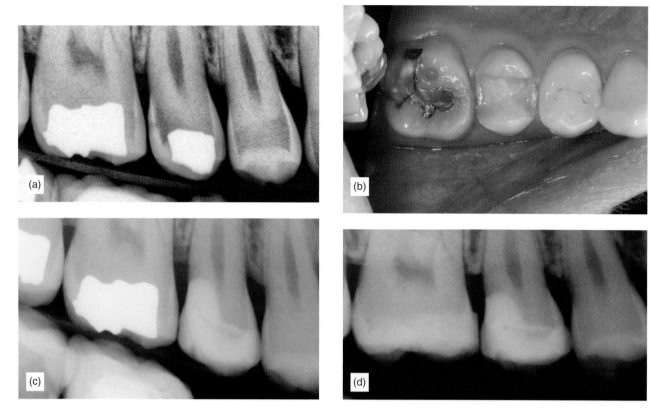

图5.4 （a）具有较深的龈下龋坏的牙齿，通过高嵌体治疗。（b）完成边缘提升及釉质保存。（c）术后即刻拍摄X线片。（d）术后3年X线片。

预备体距牙髓超过2mm，且边缘位于龈上。采用龈上步骤能够使边缘保持在龈上，无须进行牙本质封闭或重建，这是大多数专家建议使用粘接高嵌体的病例。然而目前，这些病例通常进行全冠修复（图5.9）[15]。全口重建也适用于简单的高嵌体修复。这种情况的患者很多都有严重的殆面磨耗，尽管一些专家认为严重的殆面磨耗是粘接高嵌体的禁忌证[2]，并且将这些患者进行全口的全冠修复，但仍有大量的经验表明，粘接高嵌体能够也在这些患者中取得良好的效果（图5.10）。

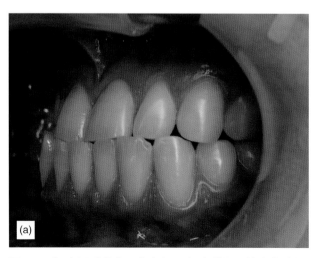
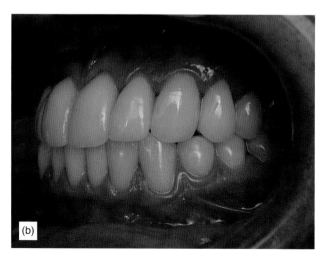

图5.5 （a）严重的磨牙症患者。（b）使用压铸陶瓷对全口牙弓进行2mm的垂直向咬合抬高。

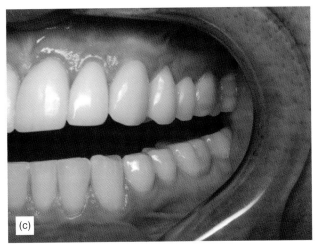

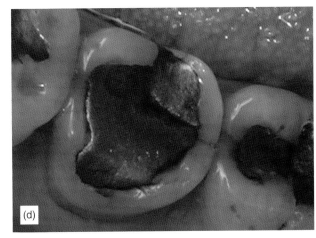

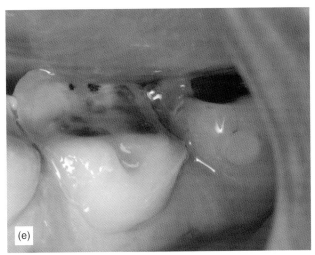

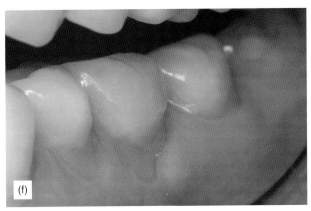

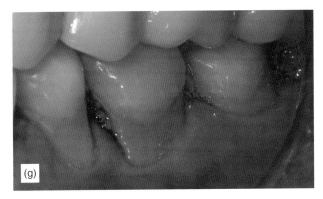

图5.5（续）　（c）术后10年，所有后牙高嵌体仍具有功能。（d）第二位严重磨牙症者。（e）高嵌体预备。（f）修复体粘接。（g）术后8年。

在活髓牙齿上需要合并重建的复杂部分或全咬合覆盖修复

损坏严重的牙齿需要进行牙本质封闭以及某种类型的重建，例如龋坏非常接近牙髓、大的倒凹及一个或多个需要加固的脆弱牙尖，及龋坏较深位于颈部边缘区域的病例，这时必须采用釉质边缘保存技术或边缘提升技术（图5.11，图5.12）。由于这些牙齿是活髓，颜色通常不是问题。过去这些病例

建议进行冠修复，然而，随着粘接技术和材料的进步，通过采用龈上技术，这些病例能够通过部分覆盖龈上修复体成功修复。

根管治疗后的牙齿或纵折牙齿的复杂全覆盖修复

纵折的牙齿，隐裂综合征及根管治疗后的牙齿能够且应该进行部分覆盖高嵌体修复[16]。文献研究发现，这样修复失败的风险增加[17-18]，修复这些牙齿应对牙体预备进行调整。它们可能需要重建或

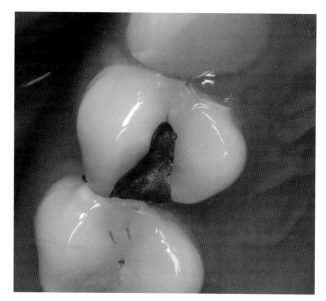

图5.6　直接复合材料修复，无须间接嵌体。

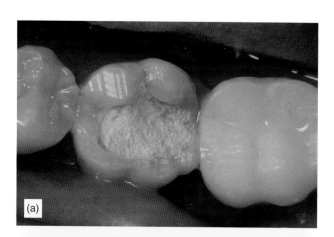

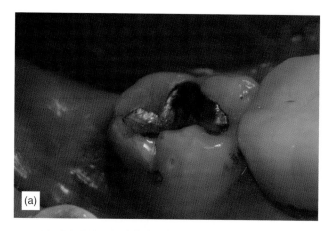

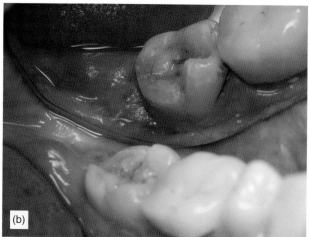

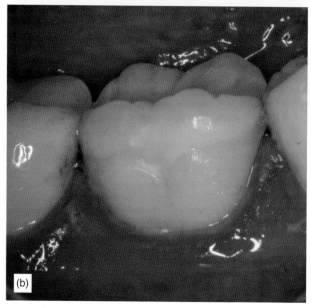

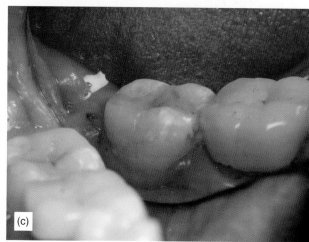

图5.8　（a）折断的远中颊尖。（b）龈上预备。（c）完成的修复体。

图5.7　有折裂倾向的脆弱牙齿：（a）仅有牙齿的外围余留。（b）全覆盖高嵌体修复后。

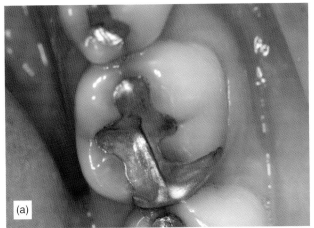

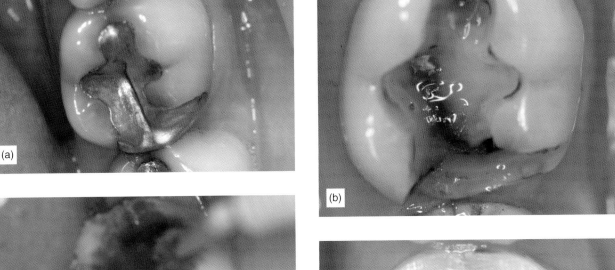

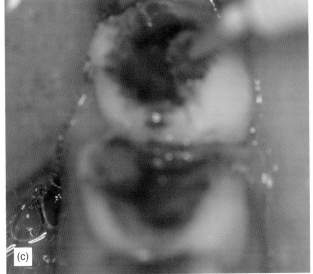

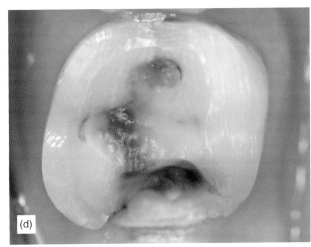

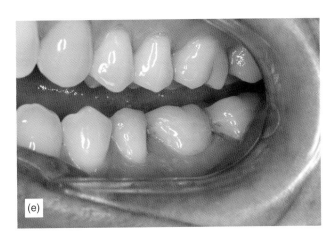

图5.9 （a）适宜高嵌体修复的牙齿。（b）去除银汞后。（c）龋指示剂。（d）预备完成。（e）修复完成。

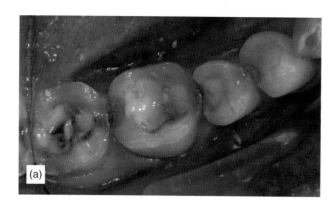

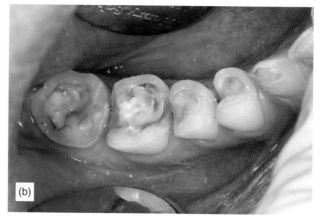

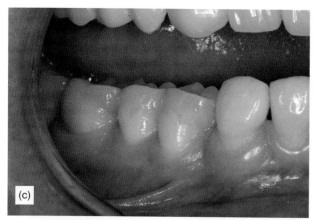

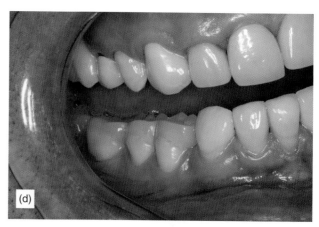

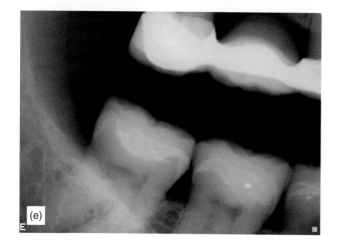

图5.10 （a）下半口通过高嵌体及贴面修复。（b）高嵌体预备。（c）修复完成。（d）修复后3年。（e）X线片示术后8年。

"边缘提升"。根据在牙弓中的位置和预期的咬合，可能需要采用更牢固的修复材料，例如氧化锆（图5.13，图5.14）。为了确保修复材料的足够强度，需要进行轻微的降殆。对于美学要求较高的前磨牙，二硅酸锂最终的殆面厚度应至少为2.5mm，对于必须抵抗更大力量而美学要求较低的牙齿，如第二磨牙，氧化锆最终的殆面厚度应为2mm。

临床和有限元分析表明，修复材料厚度的升高能够降低折裂的风险[19-20]。由于牙齿失活，对其最终的遮色可能会有顾虑，因此需要采用第5项原则。过去这类牙齿是进行传统全冠修复的指征。重要的是，应当意识到，大部分情况下这些牙齿已经缺失了大量的牙体组织。为了获得机械固位，对已经非常脆弱的牙齿进一步去除大量牙体来进行轴壁预备，这是违反常理的（图5.15）。因此，龈上微创粘接高嵌体修复是最好的选择。

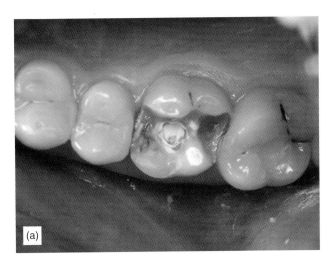

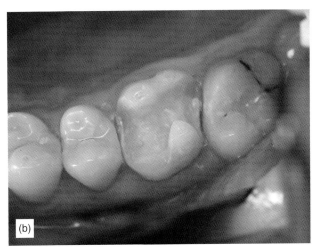

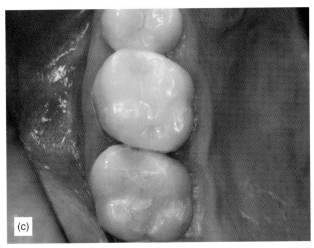

图5.11 （a）损坏严重需要进行高嵌体修复的牙齿，使用龋指示剂保留尽可能多的牙齿及龈上边缘。（b）重建及牙本质封闭后。（c）最终完成的高嵌体。

针对粘接高嵌体的修复材料选择

部分或全部覆盖龈上微创高嵌体或部分冠的材料选择是最重要的。患者的满意度及修复体的寿命都取决于这一选择。有很多修复材料用于部分覆盖高嵌体，包括黄金。Bertolotti概述了在牙齿上粘接黄金的技术[21]。目前，由于黄金不美观且昂贵已不再常规使用了。但是，对于看不见较短的牙齿如上颌第二磨牙，也是可以考虑的。黄金不会折断，因此修复体可以做得比瓷更薄，这对较短的牙齿很理想。粘接部分覆盖或全覆盖高嵌体能够由不同类型的非金属材料加工而成：技工用复合树脂，白榴石强化压制长石瓷，二硅酸锂和氧化锆。氧化锆的粘接

曾被质疑，主要因为其不能像其他大部分瓷一样被氢氟酸酸蚀。但是，采用适当的技术，氧化锆能够被很好地粘接[22-23]。氧化铝尽管目前不是一种流行材料，但也能够和氧化锆通过同样的方法粘接。

复合树脂

复合树脂能分为半直接修复高嵌体的口内复合树脂，或用于间接高嵌体和计算机辅助设计和制作（CAD/CAM）的技工用复合树脂。复合树脂高嵌体的优势在于容易加工，本身有多种颜色，美观，早期修复，价格较低，且容易修理。尽管复合树脂高嵌体时间久了可能失去光泽，看起来变得暗淡（图5.16），但其表现出良好的抗折强度，几乎与瓷类似[24]。复合树脂的缺陷在于其硬度不

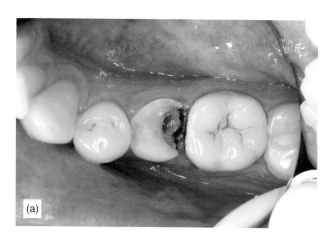
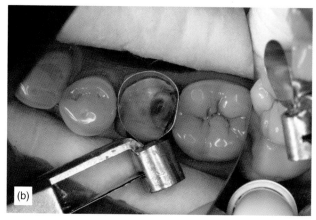
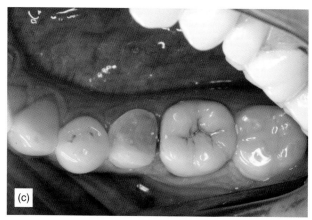
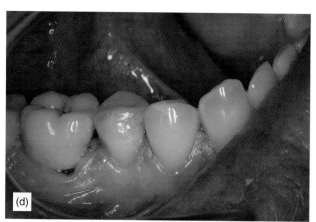

图5.12 （a）深的龈下边缘。（b）提升边缘过程。（c）重建之后。（d）完成的修复体。

足，这会增加粘接失败的风险，也可能会缩短使用寿命[21,25]。临床经验和研究表明，长期来讲复合树脂磨损较牙齿更快[26]。超薄复合树脂殆贴面尽管不易断裂，但由于复合树脂的耐磨性差，临床寿命较短（图5.17）[27]。新型的复合纳米复合树脂，如Lava™ Ultimate（3M制造，不适用于全冠，但适用于粘接高嵌体），及Z Nano，其结合了瓷和二氧化硅纳米粒子，非常坚固，但需要更长的时间来验证它们是否和传统复合树脂一样耐磨或更耐磨。

白榴石强化压制长石瓷

白榴石强化压制长石瓷能够在CAD/CAM机器内被层塑，烧结（图5.18）或研磨。白榴石强化压制长石瓷在粘接高嵌体中已取得长期的成功。采用这一材料已经制作出了数以百万计成功的修复体，文献中也显示很多极好的修复效果[28-29]。因为

该材料具有理想的透光性，所以能够提供最佳的美学效果，以及修复体边缘和牙齿最好的协调性。当粘接于坚硬的牙体组织时，具有与二硅酸锂一样强的抗压强度[6]。但是其剪切强度较低，应当十分注意咬合，避免侧向殆干扰，这可能会引起折裂（图5.19）[30-31]。但是，如果有足够的牙体组织剩余，进行正确的粘接并注意咬合，这些材料能很好地发挥作用，笔者已经制作了几千个这样的修复体，均取得了成功（图5.20）。

二硅酸锂

二硅酸锂能够通过CAD/CAM机器进行压制或研磨。由于多种原因，该材料很快成为粘接高嵌体最理想的材料。当需要优先考虑强度时[32-33]，压制的材料强度略高，且密合性更好[34]。二硅酸锂的强度能够超过500MPa，粘接强度远高于粘固强度

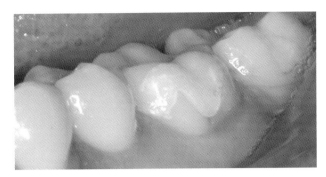

图5.13 折裂牙齿的氧化锆修复。

（机械固位为主）（图5.21）。当大部分粘接于坚硬的牙体组织如釉质时，其强度能够接近氧化锆。当粘接于低硬度结构如牙本质时，则变得比氧化锆脆弱[35]。它有两种：高透光性及低透光性。高透光性适用于大多数部分覆盖高嵌体的病例，洞型边缘位于龈缘冠方，良好的协调性尤为重要（图

5.22）。低透光性适用于需要隐藏牙齿颜色时，但其缺陷是牙齿和修复体的结合部位会非常显眼，通常需要放置在平龈或龈下（图5.23）。首先使用漂白技术修正基牙颜色，这样就能采用龈上技术。正如生活中的任何事一样，当别无选择时，也会存在例外情况，而不是选择龈下边缘。

氧化锆

氧化锆在牙科学中已取得了长期的成功[36-38]。其固有的强度是很高，超过1000MPa。它能被制作成一个薄的顶盖，而分层或压制的饰瓷能够覆盖顶盖，形成一个分层的修复体，烤瓷熔附氧化锆（PFZ），类似于旧的烤瓷熔附金属。除非非常薄，否则氧化锆是不透明的（图5.24）。氧化锆也能够整体制作，即整体氧化锆制作，而无饰瓷。该

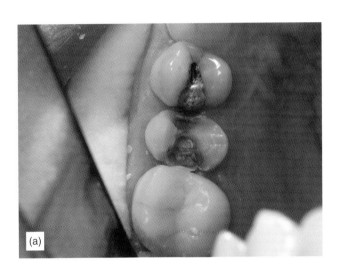
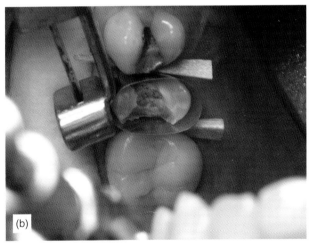
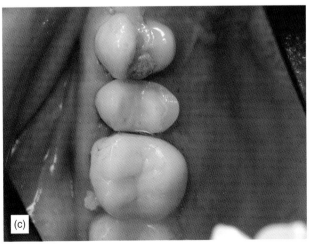

图5.14 （a）第二磨牙。（b）边缘提升及重建。（c）完成预备。

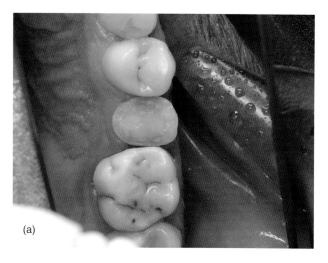

(a)

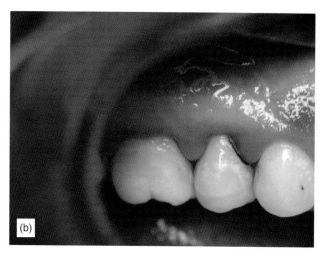

(b)

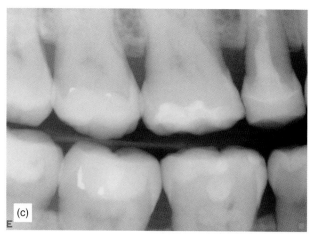

(c)

图5.15 （a）重建后的根管治疗。（b）粘接后。（c）术后7年的成功的高嵌体。

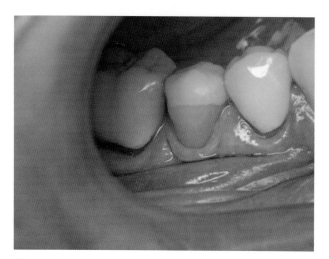

图5.16 灰暗的belleGlass复合材料高嵌体。

材料更适用于全冠和桥体结构。氧化锆高嵌体通常是整体制作的，适用于美学要求较低的病例，有较高折裂风险的牙齿，以及硬度降低的牙齿，例如根管治疗后的牙齿，特别是第一磨牙、第二磨牙。对于大多数高嵌体而言，全锆冠的选择通常更合适，因为其需要磨除的牙体组织较少。由于其透光性较差，且缺乏和牙齿的协调性，氧化锆高嵌体的预备需要将修复体边缘扩展至靠近龈缘，但是最好不要置于龈下。目前还不明确氧化锆全冠最佳的粘接方式，但采用喷砂粘接能够获得良好的效果[39]（详细的粘接技术见第9章）。

高嵌体与全冠的使用寿命比较

比较高嵌体和全冠的长期耐用性似乎是不可能的，因为不同形式和材料的全冠已经使用超过100年了，而粘接高嵌体仅仅成功应用约20年。修复材料和粘接剂的巨大进步已经能够合理预测粘接高嵌体会优于受并发症困扰而临床寿命短的

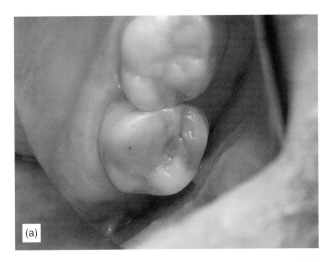

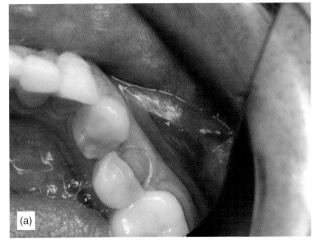

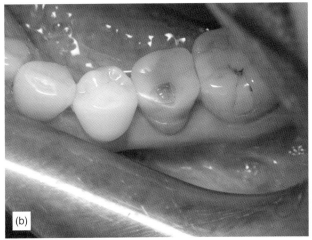

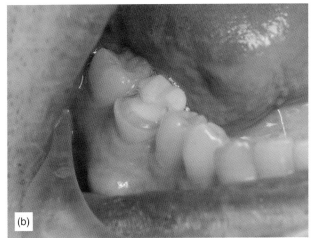

图5.17 （a）高嵌体10年后的回访，由于复合材料的过度磨耗，玻璃陶瓷高嵌体均损坏。（b）9年后的回访显示出严重的磨耗，需要更换复合材料高嵌体。

图5.19 （a）压制高嵌体大块折裂与粘接失败有关；（b）压制高嵌体的大块折裂，表现出清楚的修复体分离，显示出是由于粘接的失败。

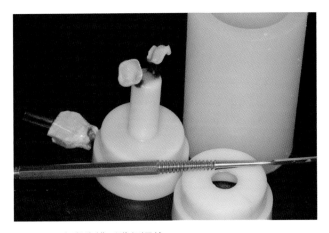

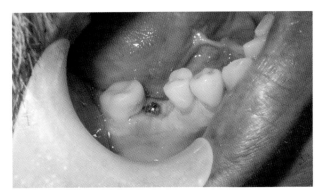

图5.18 高嵌体蜡型进行评估。

图5.20 14年的压铸陶瓷压制高嵌体，状态良好。

图5.21 使用粘接剂粘接和非粘接对比义获嘉的应力分布图。

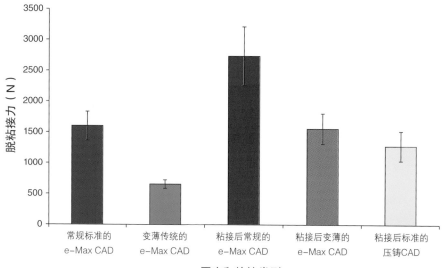

图5.22 （a）具有斜面的e-Max高嵌体预备。（b）铸件上的e-Max高嵌体显示出透明的区域。（c）高透光性的e-Max高嵌体的良好协调性。

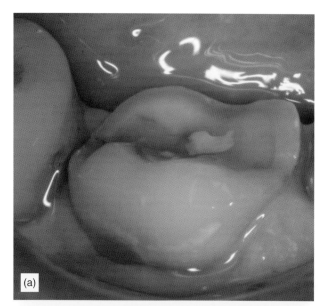

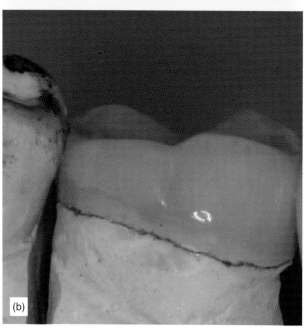

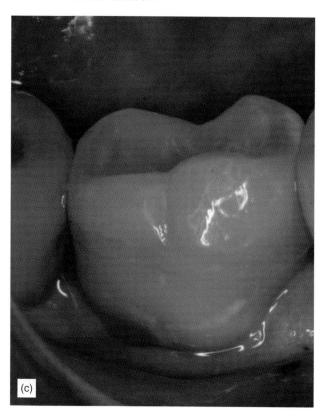

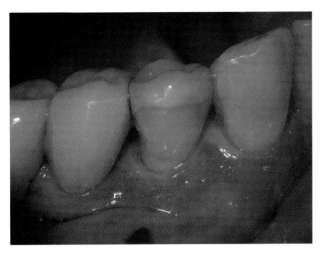

图5.23 不透明的低透光性e-Max无法获得良好的修复体
边缘协调性。

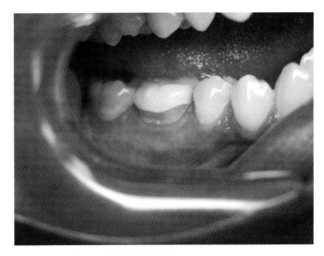

图5.24 非常丑陋的氧化锆边缘。

传统全冠[40]。黄金由于不会破裂，因此具有无法
比拟的耐用性，但对比其他任何间接修复方法而
言，正确的技术会影响其耐用性。

因此，龈上微创粘接高嵌体是目前最健康的修
复方式。采用目前的材料和技术，能够获得很长的

临床寿命。必须要强调的是，由于牙体预备过程中
牙髓受到的损伤较小，且牙周组织未受到损害，牙
齿本身的最终寿命无疑也从这一方法中受益。龈上
微创高嵌体的失败很少会是灾难性的，修理也更加
容易（图5.25）。

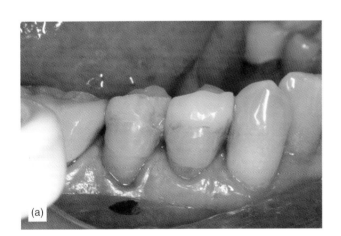

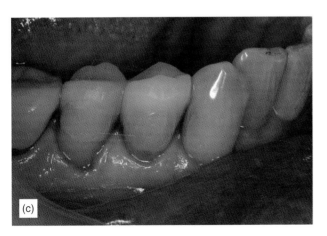

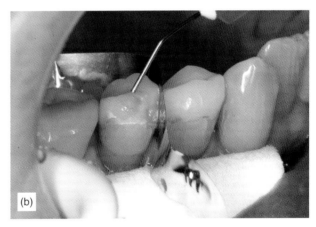

图5.25 （a）破裂的高嵌体，易于修复。（b）对瓷进行
酸蚀。（c）修复后的高嵌体。

参考文献

[1] Bakeman EM, Kois JC. Posterior, all porcelain, adhesively retained restorations. *Inside Dentistry*, 2009; 5(5): 20–30.

[2] Kois DE, Chaiyabutr Y, Kois JC. Comparison of load fatigue performance of posterior ceramic onlay restorations under different preparation designs. *Compend Contin Educ Dent*, 2012; 33(Spec No 2): 2–9.

[3] Meyer A Jr, Cardoso LC, Araujo E, Baratieri LN. Ceramic inlays and onlays: clinical procedures for predictable results. *J Esthet Restor Dent*, 2003; 15(6): 338–352.

[4] Barghi N, Berry TG. Clinical evaluation of etched porcelain onlays, a 4 year report. *Compend Contin Educ Dent*, 2002; 23(7): 657–674.

[5] Heymann H, Swift E, Ritter A. Indirect tooth color restorations, in *Sturdevant's Art and Science of Operative Dentistry*, 6th ed. Elsevier Mosby, 2013, pp. 280–295.

[6] Christensen GJ. Are tooth color onlays viable alternatives to crowns? *Clin Rep*, 2012; 5(1): 1,3.

[7] Opdam NJ, Bronkhorst EM, Roeters JM, Loomans BA. A retrospective clinical study on longevity of posterior composite and amalgam restorations. *Dent Mater*, 2007; 23(1): 2–8.

[8] Pallesen U, Qvist V. Composite resin fillings and inlays: An 11 year evaluation. *Clin Oral Invest*, 2003; 7: 71–79.

[9] Kolker J. Teeth with large amalgam restorations and crowns: Factors affecting the receipt of subsequent treatment after 10 years. *J Am Dent Assoc*, 2005; 136: 738–748.

[10] Wahl M. Prevalence of cusp fractures in teeth restored with amalgam and with resin-based composite. *J Am Dent Assoc*, 2004; 135: 1127–1132.

[11] da Rosa Rodolpho PA, Cenci MS, Donassollo TA, Loguércio AD, Demarco FF. A clinical evaluation of posterior composite restorations: 17-year findings. *J Dent*, 2006; 34(7): 427–435.

[12] Panitvisai P, Messer H. Cuspal deflection in molars in relation to endodontic and restorative procedures. *J Endod*, 1995; 21: 57–61.

[13] Linn J, Messer HH. Effect of restorative procedures on the strength of endodontically treated molars. *J Endod*, 1994; 20(10): 479–485.

[14] Land MF, Hopp CD. Survival rates of all-ceramic systems differ by clinical indication and fabrication method. *J Evid Based Dent Pract*, 2010; 10(1): 37–38.

[15] Christensen GJ. Are tooth-colored onlays viable alternatives to crowns? *Clin Rep* 2012; 5(1): 1, 3.

[16] Ozyoney G, Yan Koğlu F, Tağtekin D, Hayran O. The efficacy of glass-ceramic onlays in the restoration of morphologically compromised and endodontically treated molars. *Int J Prosthodont*, 2013; 26(3): 230–234.

[17] Dietschi D, Duc O, Krejci I, Sadan A. Biomechanical considerations for the restoration of endodontically treated teeth: A systematic review of the literature, Part II (Evaluation of fatigue behavior, interfaces, and in vivo studies). *Quintessence Int*, 2008; 39(2): 117–129.

[18] van Dijken JW, Hasselrot L. A prospective 15-year evaluation of extensive dentin-enamel-bonded pressed ceramic coverages. *Dent Mater*, 2010; 26(9): 929–939.

[19] Murgueitio R, Bernal G. Three-year clinical follow-up of posterior teeth restored with leucite-reinforced IPS Empress onlays and partial veneer crowns. *J Prosthodont*, 2012; 21(5): 340–345.

[20] Magne P, Belser UC. Porcelain versus composite inlays/onlays: effects of mechanical loads on stress distribution, adhesion, and crown flexure. *Int J Periodontics Restorative Dent*, 2003; 23(6): 543–555.

[21] Bertolotti RL. Adhesion to porcelain and metal. *Dent Clinics North Am*, 2007; 51: 433–451.

[22] Kern M. Bonding to oxide ceramics: Laboratory testing versus clinical outcome. *Dent Mater*, 2015; 31(1): 8–14.

[23] Yang B, Wolfart S, Scharnberg M, Ludwig K, Adelung R, Kern M. Influence of contamination on zirconia ceramic bonding. *J Dent Res*, 2007; 86(8): 749–753.

[24] Belli, R. Mechanical fatigue degradation of ceramics versus resin composites for dental restorations. *Dent Mater*, 2014; 30(4): 424–432.

[25] Hopp C, Land MF. Considerations for ceramic inlays in posterior teeth: a review. *Clin Cosmet Investig Dent*, 2013; 5: 21–32.

[26] Yesil ZD, Alapati S, Johnston W, Seghi RR. Evaluation of the wear resistance of new nanocomposite resin restorative materials. *J Prosthet Dent* 2008; 99(6): 435–443.

[27] Magne P, Stanley K, Schlichting LH. Modeling of ultrathin occlusal veneers. *Dent Mater*, 2012; 28(7): 777–782.

[28] Frankenberger R, Taschner M, Garcia-Godoy F, Petschelt A, Krämer N. Leucite-reinforced glass ceramic inlays and onlays after 12 years. *J Adhes Dent*, 2008; 10(5): 393–398.

[29] Ruiz JL, Christensen GJ, Sameni A, Vargas L. Clinical performance of bonded ceramic and resin-based composite inlays and onlays using a self-etch bonding system; a 51-month report. *Inside Dentistry*, 2007; 3(5):62–65.

[30] El-Mowafy O, Brochu JF. Longevity and clinical performance of IPS-Empress ceramic restorations: a literature review. *J Can Dent Assoc*, 2002; 68: 233–237.

[31] Lehner C, Studer S, Brodbeck U, Schärer P. Six-year clinical results of leucite-reinforced glass ceramic inlays and onlays. *Acta Med Dent Helv*, 1998; 3: 137–146.

[32] Culp L, McLaren EA. Lithium disilicate: the restorative material of multiple options. *Compend Contin Educ Dent*, 2010; 31(9): 716–725.

[33] Fasbinder DJ, Dennison JB, Heys D, Neiva G. A clinical evaluation of chairside lithium disilicate CAD/CAM crowns: A two year report. *J Am Dent Assoc*, 2010; 141(6 Suppl): 10s–14s.

[34] Anadioti E, Aquilino SA, Gratton DG, Holloway JA, Denry IL, Thomas GW, Qian F. Internal fit of pressed and computer-aided design/computer-aided manufacturing ceramic crowns made from digital and conventional

impressions. *J Prosthet Dent*, 2015; 113(4): 304–309.

[35] Ma, L. Load-bearing properties of minimal-invasive monolithic lithium disilicate and zirconia occlusal onlays: finite element and theoretical analyses. *Dent Mater*, 2013; 29(7): 742–751.

[36] Christensen RP, Ploeger BJ, A clinical comparison of zirconia, metal and alumina fixed-prosthesis frameworks veneered with layered or pressed ceramic: a 3 year report. *J Am Dent Assoc*, 2010; 141(11); 1317–1329.

[37] Keough BE, Kay HB, Sage RD, Keen E. Clinical performance of scientifically designed, hot isostatic-pressed (HIP'd) zirconia cores in a bilayered all-ceramic system. *Compend Contin Educ Dent*, 2011; 32(6): 58–68.

[38] Albashaireh ZS, Ghazal M, Kern M. Two body wear of different ceramic materials opposed to zirconia ceramics. *J Prosthet Dent*, 2010; 104(2): 105–113.

[39] Wolfart M, Lehmann F, Wolfart S, Kern M. Durability of the resin bond strength to zirconia ceramic after using different surface conditioning methods. *Dent Mater*, 2007; 23(1): 45–50.

[40] Crispin BJ. Conservative alternative to full esthetic crowns. *J Prosthet Dent*, 1979; 42(4): 392–397.

第6章
龈上简单及复杂高嵌体预备

Supragingival Simple and Complex Onlay Preparation

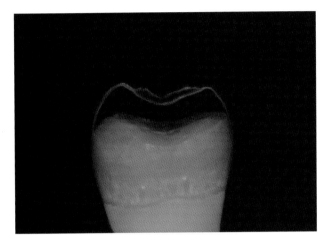

理想的高嵌体预备依赖于粘接固位，抗力形和固位形不是必需的。

导读

正确的牙体预备对于粘接高嵌体和部分冠的成功是非常重要的。在一些粘接修复病例中，出现不理想的修复效果是因为临床医生遵循了传统机械固位的修复方法，多年来以同样的方式重复工作。全冠预备和黄金高嵌体预备需要有精确的几何外形，固位形和抗力形（图6.1）。因此，当需要进行部分或全部覆盖瓷高嵌体预备时，理所当然地认为预备体应具有相似的机械外形，仅有微小的变化，这和临床经验和文献所证明的一样[1-3]，而且，由于对粘接长期成功率缺乏信任，仍然使得临床医生在进行粘接高嵌体预备时继续使用机械固位形。这和人们所认为的"理想"高嵌体预备有很大的差异。有人建议修整几何预备形，如采用耗时的常规重建

来圆滑箱状洞型，或者其他几何外形特征[4]。还有人建议采用有限特征的平面预备，即不破坏接触点，某些人称其为平顶设计。这类预备的缺点是技师加工中缺乏标志点，粘接中无法寻找明确的就位点。一些人认为严重磨损或损坏的牙齿是粘接高嵌体的禁忌证，因此建议全覆盖（图6.2）[3,5]。另一些人认为，因为咬合力会磨损修复体（图6.3），所以超薄复合树脂或陶瓷贴面用于严重磨耗的牙齿，临床寿命会非常短[6-7]。Etemadi等认为，在修复过程中，全瓷后牙修复体的牙体预备差异非常大，并认为需要更多地了解这些差异所产生的后果[8]。部分覆盖粘接瓷高嵌体依靠粘接固位，不需要精确的轴壁锥度、内聚角，去除倒凹、沟槽，及

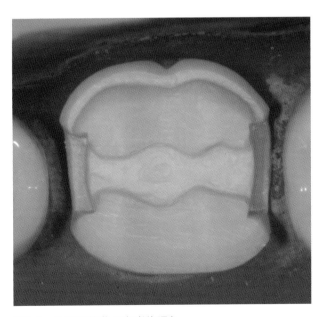

图6.1　几何形的黄金高嵌体预备。

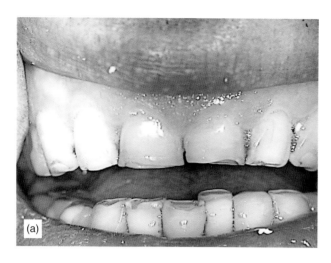

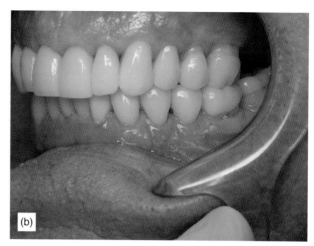

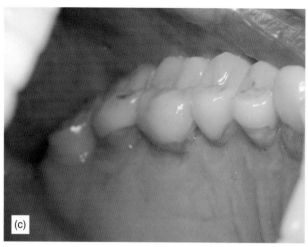

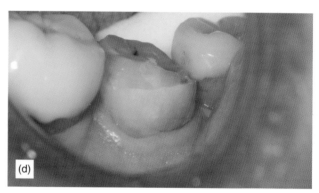

图6.2　（a）这位重度磨牙患者通过长石质的粘接高嵌体和贴面进行了全口的咬合重建。（b）术后15年的颊面观。（c）术后15年的舌面观。（d）同一位患者，术后16年；患者下颌第一磨牙高嵌体折断，显示出极少的牙体预备量，对于牙齿无毁灭性的失败，用e-Max替换高嵌体是很容易的。

其他机械固位修复体所采用的固位形和抗力形特征，粘接就足以提供最终修复体的有效固位。

采用粘接固位而不需机械固位形的修复有很多优势。多年的经验和数以千计的修复体已经显示，粘接高嵌体能够被成功用于牙体仅缺失一小部分的病例（例如，一个或两个牙尖），以及严重损坏的根管治疗后牙齿（图6.4）。很明显，简单牙齿所需的预备和复杂的、损坏严重的牙齿所需的预备不同，对粘接剂和新型修复材料的正确使用与恰当理解能够使修复医生选择最适合牙齿情况的修复材料。

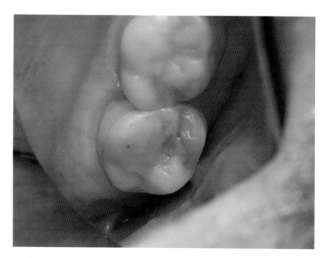

图6.3　部分覆盖复合材料高嵌体10年后的回访。

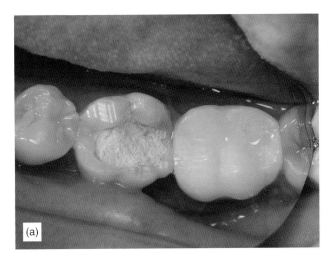 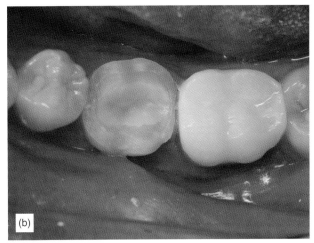

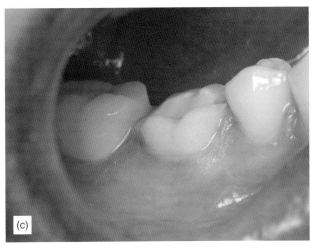 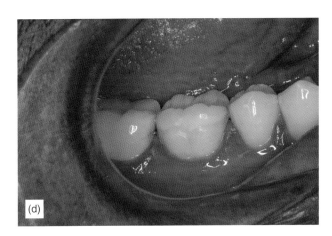

图6.4 （a）根管治疗后极脆弱的牙齿。（b）预备和重建。（c）侧面观。（d）完成的修复体。

牙体预备的目的和一般原则

　　牙体预备的目的首先是要去除损坏和龋坏的牙体组织，然后是为修复材料创造空间。牙体预备也应当包括固位形和抗力形（对于传统机械固位修复体），创造出能帮助技师制作修复体的设计空间，简化修复体的粘固或粘接。龈上修复程序的额外预备要求是，采用能够避免或大幅限制将修复材料置于龈下风险的方法。很明显，当使用粘接剂时，抗力形和固位形不再必要。事实上，龈上微创粘接修复需要在牙体预备过程中保留更多的牙体组织，比传统的全冠和桥修复操作更简单，对牙体组

织的保存更多。为了达到上述要求，有一些所有粘接高嵌体预备都应当采用的通用原则。有一些规则已被普遍认同，另外一些则出自文献的解释[9-10]及临床经验。

高嵌体预备基本的通用原则

　　修复体至少需要2mm的厚度[11]。一些研究认为，非常薄的修复材料很脆弱，更易折裂[3]，而另一些研究认为坚硬的材料例如二硅酸锂和氧化锆在较薄时或树脂水门汀粘固时也能使用良好[12-13]。因此，考虑到在咬合调整时，𬌗面瓷会被磨除，最终修复体的厚度会减少，2mm的修复空间或略低一点应当是最终的目标。

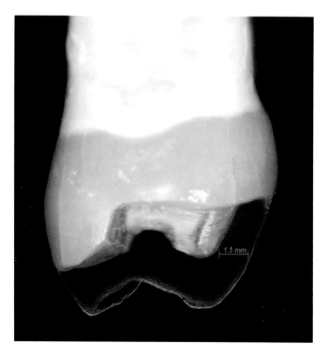

图6.5 殆面降低与轴面降低相比较。

牙髓距离牙齿殆面距离较远是相对安全的，因此，与其他面的磨切相比较，特别是轴面的磨切相比，降低咬合引起的牙髓损伤最小（图6.5）。足够的咬合空间是非常重要的，因此，临床医生可以选择咬合还原环或弹性咬合间隙卡来确认咬合空间，以保证精确的2mm空间（图6.6），采用热塑卡，其经热水软化后，患者能够将其咬上，接着可以用卡尺测量间隙（图6.7）。

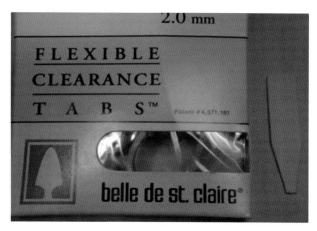

图6.6 一种简单的确保足够的殆面清除的方法是使用弹性咬合间隙卡（Kerr）。

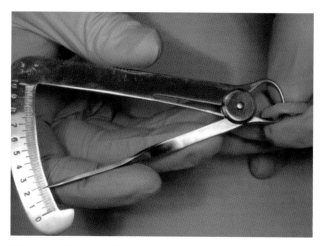

图6.7 用卡尺测量热塑性咬合间隙卡。

平面预备是可行的，因为能够保存更多的牙体组织。由于粘接剂具有一定厚度，具备机械固位几何外形的预备会妨碍修复体完全就位（图6.8）。咬合降低应遵循天然牙齿的外形，而不应是完全平面式降低。如果在降低咬合和去龋后，牙齿的预备体为一个平面，也无须进一步降低来做出沟窝——粘接剂能够使平面的预备体良好固位。邻面边缘嵴应当预备为凹面，而不是箱状（图6.9）。基牙预备应遵循牙尖和沟窝的斜度。最终应当是与原始的自然殆面相似的波浪形预备体。斜坡状和解剖式降殆能保存更多的牙体组织，并作为修复体就位的引导：高嵌体应当只能以一种方式就位（图6.10）。

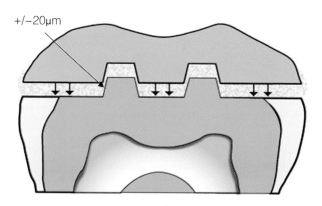

图6.8 内部箱状洞型和固位线角空出一个区域，这里的粘接剂厚度干扰了修复体的完全就位，粘接剂越厚，聚合收缩的不利影响越明显（courtesy of Dr Raymond L.Bertolotti）。

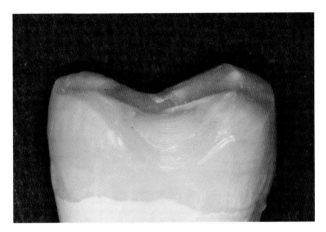

图6.9　U形的邻面磨切。

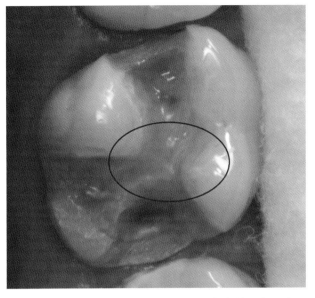

图6.11　过渡区域（红色圆圈）在任何方向的最小厚度必须为2mm。

在部分殆面覆盖嵌体/高嵌体中，预备体必须保证至少2mm的过渡区（图6.11），预备后的牙齿应当具有圆钝的内角。

尽可能保证龈上，或至少平龈的边缘。通过采用第3章所述的龈上修复5项原则，能够获得这一效果。理想情况下，釉质边缘应当尽可能保留。但是，不能保留也并不是禁忌证，应当采用保存釉质边缘的方法[14]。

在任何可能的情况下，对瓷修复体施加压力，避免剪切力。这主要意味着要避免传统机械固位全冠中的轴面切削。轴面切削会增加最终修复体的剪切力（图6.12）。

降低舌尖殆面之后，当条件满足时，制作一个完全位于釉质中的浅1mm斜面，来保证更好的釉柱方向。如果有靠近牙龈或位于龈下的危险，则避免这一步骤。舌侧对接边缘是可接受的。

采用颊斜面设计的高嵌体，其美学修复效果不错。斜面应当完全位于釉质中，大约45°（图6.13，图6.14）。位于斜面末端菲薄，刃状的瓷能提供最大限度的融合力。采用二硅酸锂能够很容易制作出刃状边缘。而采用计算机辅助设计和制作（CAD/CAM）修复体制作这类薄的边缘，可能更具挑战性，由于在CAD设计以及粘接剂粘固后，会使边缘过长，将修复体进一步精加工是规避CAD/CAM设计缺陷的方法。一些人认为薄的瓷边缘是禁忌[15]，另一些研究认为斜面和非斜面的高嵌体成功率相等[16]。笔者的临床经验是制作了数千个修复体，没有一个发生边缘折裂的现象。临床事实有时并不符合"想象中的事实"，甚至体外试验。

图6.10　最终的殆面磨切完全依照牙尖的倾斜和起伏。

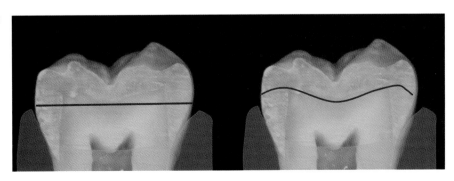

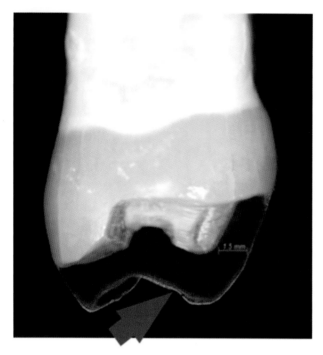

图6.12 轴面削切增强了剪切力的作用。

尽管并不是完全必需，但是轻微的邻面分离是有利的，能够使技工室或扫描仪更容易观察修复体边缘，以提供清晰的边缘。不清晰的边缘会导致边缘修复时的缺陷（图6.15）。

基于牙齿损坏的3种变化

需进行粘接高嵌体修复的牙齿，其损坏程度可能并不相同，因此，预备的复杂性也不一样。采用简单的方法预备具有简单问题的牙齿是成功且长久的，对于更复杂的病例则采用保存性的重建和其他耗时的技术。基于牙齿损坏的量，预备体有3种不同的变化：对于活髓牙采用简单部分或全部覆盖——进行需要重建的全咬合覆盖，以及对根管治疗后或纵折的牙齿采用复杂的全覆盖。根据牙齿的

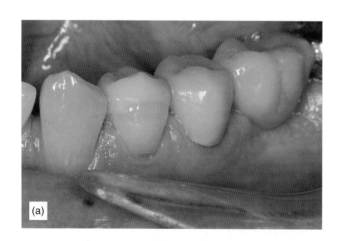

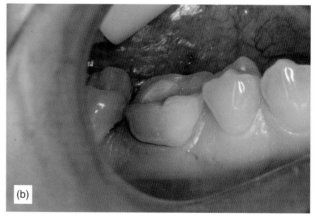

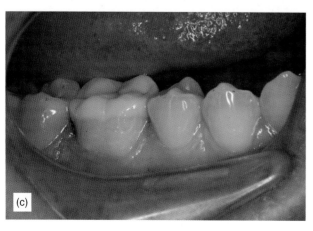

图6.13 （a）无斜面但有边缘的高嵌体，边缘协调性差，美学效果不理想。（b）过渡的斜面过小将影响过渡区的协调。（c）较差的边缘协调是由于缺乏足够的斜面及不透明的材料。

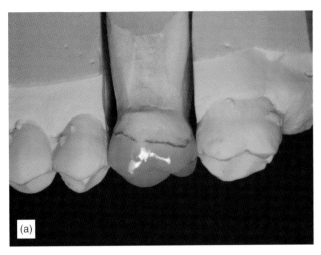

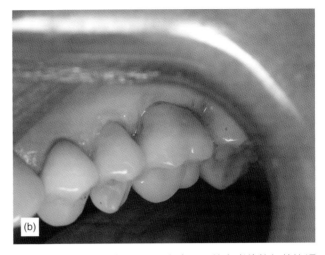

图6.14 （a）位于釉质的2~3mm的颊侧斜面，以获得最大化的协调，在铸件上观察。（b）高度透明的高嵌体较好的协调性。

状态，每一种方法都有不同的变化，但都满足上述总体原则。在真正的临床实践中，以上预备均使用简化的车针和金刚砂器械，这能保持整个过程并不复杂（图6.16）。

对活髓牙采用简单的部分或全覆盖修复

由于牙齿条件理想，预备简单。余留的牙体组织足够支持修复体而不需重建，颈部边缘位于龈上，具有全釉质边缘，或龈上的牙本质边缘，采用细致的去龋技术（采用第3章所列的第1项原则），而无须重建。如果一小部分原有的修复体或龋坏平龈或位于龈下1mm（例如，远中箱状洞型），则可以完成预备而不需提高边缘。经验表明这类边缘在

粘接过程中易于控制。与牙髓间的距离足够远不需进行牙本质封闭。活髓牙颜色改变是可以接受的，因此能够采用龈上边缘，透明材料能使修复体和牙齿之间获得良好的协调性（图6.17）。

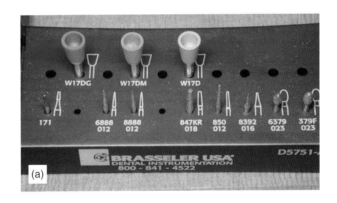

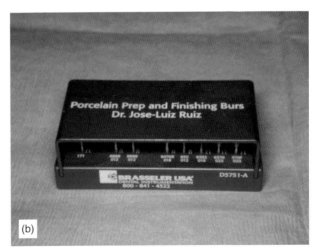

图6.16 笔者设计用来进行龈上修复操作的车针（Brasseler）：（a）关闭。（b）打开。

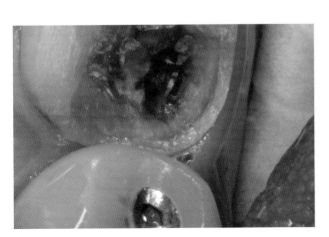

图6.15 对邻面接触的牙齿进行取模，将增加技工室获得精确修复体边缘的难度。

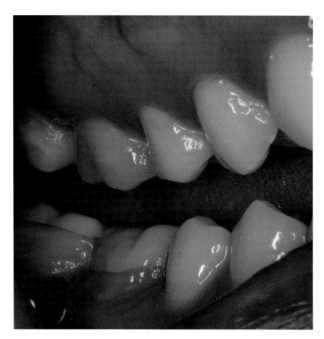

图6.17　上颌磨牙粘接后，与下颌磨牙不恰当的美学处理相比，显示出龈上边缘良好的美学协调性。

简单部分覆盖步骤

步骤1： 2mm的锥形车针咬合降低，保持适当斜度，使用Brasseler 6826-025金刚砂车针进行降殆。将车针完全没入获得不同深度的定深沟，接着将它们连接在一起，以便快速精确地完成这一步骤（图6.18a）。避免龈下边缘及不必要的轴面磨切。

步骤2： 遵照第1项原则小心去除所有龋坏及原有修复材料。在颈部边缘区域要极其小心，防止不必要的龈下边缘；要使用龋指示剂。当需要采用部分覆盖时，确保所有的峡部和过渡区域至少有2.5mm的厚度，因为这些区域是修复体折裂常发生的部位。峡部应具有10°或更大的倾斜度（图6.18b）。

步骤3： 若去除邻面龋坏及预备修复材料所需的厚度后未形成箱状洞型，应避免制备传统的箱状洞型（第3项原则）。相反，应采用邻面边缘分离技术，以避免产生不必要的龈下边缘。在邻接区域使用金刚砂车针，以U形的运动进行2mm的磨除，使用邻面保护

片能够避免对邻牙的损伤。只有在观察到与邻牙具有2mm间隙时，才能使用带有安全面的金属带或"蚊式"车针进行边缘分离。利用邻牙防护片避免接触到邻牙。如果邻牙仍接触很紧，只要边缘未到龈下，则应对邻面进一步磨切，以便使边缘更容易分离（图6.18c）。如果箱状洞型已经存在，这时需要进行仔细的清理，将所有尖锐的内角磨圆钝。

步骤4： 检查确保所有的边缘流畅，在邻面和颊舌边缘之间无明显尖锐的过渡。

步骤5： 如果存在中度或小的倒凹，用车针将其磨除，把它们包括在牙体预备中，以避免重建的需要。非常小的倒凹可以不处理，技工可以将其封闭。如果倒凹较大，需要粘接复合材料进行重建，牙体预备将会变得更复杂（这样的情况，详见后续关于复杂预备的部分）。

步骤6： 如果包括任一颊尖，在颊面制备2~3mm的斜面以提高修复体的协调性（图6.18d）。这些病例理想的修复材料及斜面设计应为二硅酸锂（e-Max，Ivoclar），或白榴石强化压制长石瓷（例如ZCR Press，Noritake，或EmPress，Ivoclar），来用于修复美学要求较高的上颌第一前磨牙的病例。

步骤7： 在舌侧边缘制备浅的1mm斜面来保证良好的釉柱方向，完成预备。如果可能过于接近牙龈或龈下，则避免这一步骤（图6.18e）。

步骤8： 进行最终印模及临时修复。

活髓牙的简单全覆盖步骤

步骤1： 2mm的锥形车针咬合降低，要有适当的斜度，使用Brasseler 6826-025金刚砂车针进行降殆。将车针完全倾斜以获得不同深度的磨切，接着将它们连接在一起，以便快速精确地完成这一步骤（图6.19a），避免

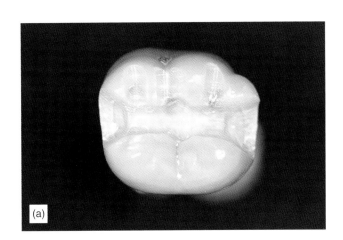

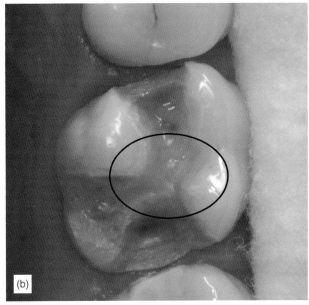

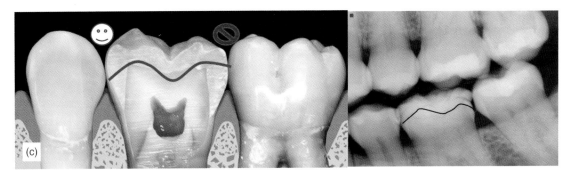

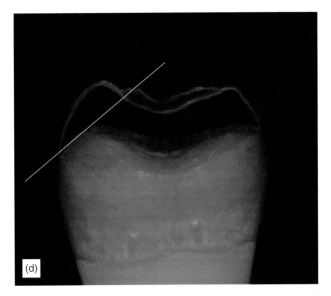

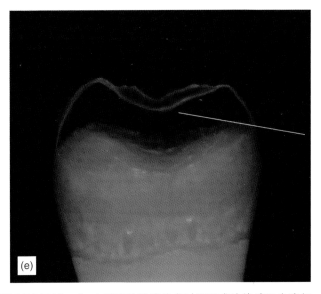

图6.18 （a）𬌗面2mm深的咬合降低。（b）至少2mm的峡部和过渡区域。（c）正确的边缘分离过程要求边缘嵴至少降低2mm且接近于突破接触点，以避免长的不恰当的邻面分离。（d）约45°的颊侧斜面。（e）浅的舌侧斜面。

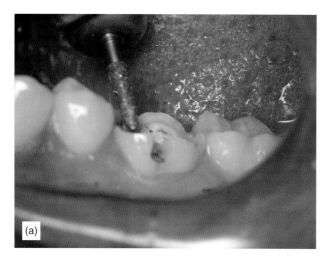

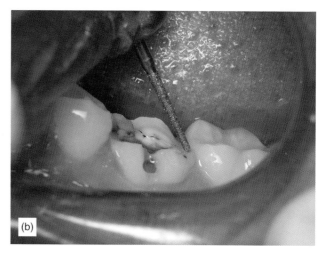

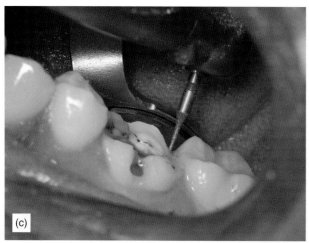

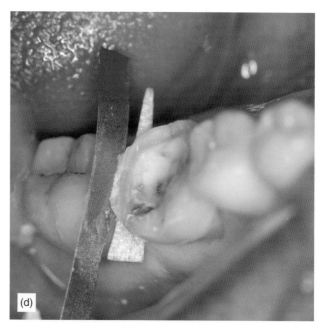

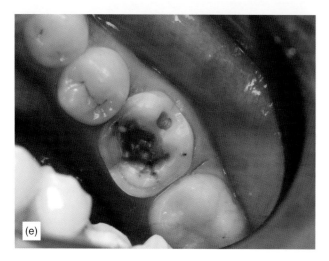

图6.19 （a）𬌗面降低。（b）小心地去除颈部区域的龋坏能够防止龈下边缘。（c）使用"蚊式"车针进行邻面分离。（d）使用金属砂带进行边缘分离。（e）在釉质内进行3mm的颊面磨除。

龈下边缘及不必要的轴面磨切。

步骤2： 小心去除所有龋坏及原有修复材料（图6.19b）。记住第1项原则，在颈部边缘区域应格外小心以避免不必要的龈下边缘，

使用龋指示剂（图6.19c）。

步骤3： 若去除邻面龋坏及预备修复材料所需的厚度后，未形成箱状洞型，应避免制备传统的箱状洞型（第3项原则）。采用邻面

边缘分离技术，以避免产生不必要的龈下边缘。在邻面区域使用Brasseler 6826-025金刚砂车针，以U形的运动进行2mm的磨切。邻牙保护片能够避免损伤邻牙。只有在观察到与邻牙具有2mm间隙时，才能使用带有安全面的金属带或"蚊式"车针进行边缘分离。利用邻牙保护片，例如FenderWedge（Garrison），以避免接触到邻牙。如果邻牙仍接触很紧，只要边缘未到龈下，则应对邻面进一步磨切，以便更易分离边缘（图6.19d）。如果已存在箱状洞型，应进行小心的清理，将所有尖锐的内角磨圆钝。

步骤4： 检查确保所有的边缘流畅，在邻面和颊舌边缘之间无明显尖锐的过渡。

步骤5： 如果存在中度或小的倒凹，用车针将其磨除，把它们包括在牙体预备中，以避免重建的需要。非常小的倒凹可以不处理，技工室可以将其封闭。使用流动复合材料将倒凹封闭是一种方法，但是增加了重建的时间，以及临时修复的复杂性，使得这一方法并不可取（图6.19e）。

步骤6： 如果包括任一颊尖，在颊面制备2~3mm的斜面以提高修复体的协调性。这些病例的理想的修复材料及斜面设计应为二硅酸锂或白榴石强化压制长石瓷，来用于有较高美学要求的上颌第一前磨牙修复。

步骤7： 在舌侧边缘制备浅的1mm斜面来保证良好的釉柱方向，完成预备。如果可能过于接近牙龈或龈下，则避免这一步骤。

步骤8： 进行最终印模及临时修复。

活髓牙需要重建的复杂全咬合覆盖修复

活髓牙的复杂高嵌体预备由于牙齿过度的损坏变得复杂。这些病例需要进行一个或多个下列的步骤：

- 如果在预备和去龋的过程中，距牙髓的距离小于2mm，则需要进行牙本质封闭来避免牙髓刺激。
- 如果由于存在大量龋坏而出现大的倒凹，则需要进行外形重建。
- 若龈缘处存在大量龋坏，则需进行釉质边缘保存，以保存余留的健康釉质，使洞面边缘位于龈上。
- 由于龋坏或原有修复材料确实位于龈下超过1.5mm，边缘提升是必需的。可以预料的是，如果没有边缘提升，粘接效果是难以预测的。由于牙齿是活髓，因此边缘可以置于牙体组织任意位置，均可以获得较好的修复体协调性（图6.20）。

复杂的部分或全咬合覆盖修复步骤

步骤1： 2mm的锥形车针降低咬合，要有适当的斜度，使用金刚砂车针进行降𬌗。将车针完全倾斜以获得不同深度的磨切，以便快速精确地完成这一步骤（图6.21a），避免龈下边缘及不必要的轴面磨切。

步骤2： 小心去除所有龋坏及原有修复材料。记住第1项原则，在颈部边缘区域应格外小心，以避免不必要的龈下边缘，使用龋指示剂（图6.21b）。当需要采用部分覆盖时，确保所有的峡部和过渡区域至少有2.5mm的厚度，因为这些区域是修复体折裂常发生的部位。峡部应具有10°或更大的倾斜度。

步骤3： 去净龋坏后，评估需要进行何种类型的重建，是否需要进行牙本质封闭，是否有大的倒凹或薄弱的牙尖，是否需要釉质边缘保存或提升。将所有的修补和重建同时进行。注意采用正确的粘接和修复技术（见第3章、第4章、第9章），以及使重建牙齿时的聚合收缩降到最低（细节见第3章、第9章）。使用阻氧剂对最终的重建进行固化（图6.21c）。

步骤4： 完成最终的预备，将复合材料重建体看作是一颗牙齿。

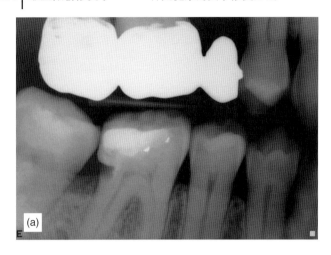

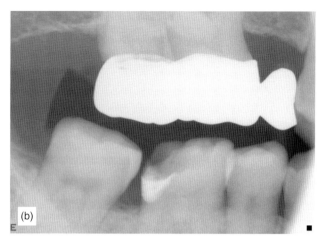

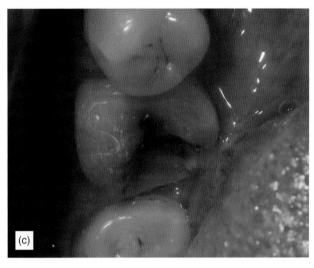

图6.20 复杂的高嵌体预备：（a）需要边缘提升。（b）边缘提升和牙本质封闭之后。（c）临床观察显示，保留了很多牙体以及全部边缘位于龈上。

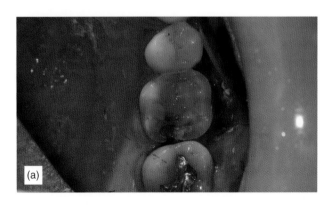

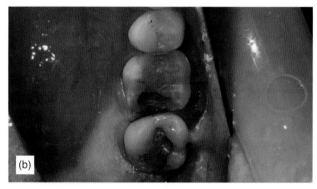

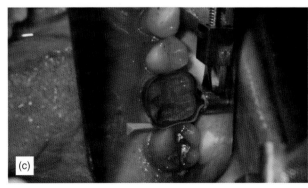

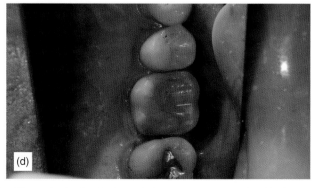

图6.21 （a）降低咬合后。（b）利用龋指示剂小心去除颈部龋坏。（c）釉质保存和重建。（d）准备好进行简单的取模。

步骤5： 若去除邻面龋坏及预备修复材料所需的厚度后，未形成箱状洞型，应避免制备传统的箱状洞型（第3项原则）。相反，应采用邻面边缘分离技术，以U形的运动进行2mm的磨除，以避免产生不必要的龈下边缘（图6.21d）。在邻面区域使用金刚砂车针，以U形的运动进行2mm的磨切。使用邻面保护片对邻牙进行保护，避免损伤邻牙。只有在观察到与邻牙具有2mm间隙时，才能使用带有安全面的金属带或"蚊式"车针进行边缘分离。利用邻牙保护片以避免接触到邻牙。如果邻牙仍接触很紧，只要边缘未到龈下，则应对邻面进一步磨切，以便更易分离边缘。如果已存在箱状洞型，应进行小心的清理，将所有尖锐的内角磨圆钝。

步骤6： 检查确保所有的边缘流畅，在邻面和颊舌边缘之间无明显尖锐的过渡。在舌侧边缘制备浅的1mm斜面来保证良好的釉柱方向。如果有可能过于接近牙龈或龈下，则避免这一步骤。

步骤7： 在颊面制备2～3mm的美学斜面以提高透明修复材料的协调性。制备一个舌斜面。这些病例理想的修复材料及斜面设计应为二硅酸锂或白榴石强化压制长石瓷，来用于修复高美学要求病例。

步骤8： 进行最终印模及临时修复。

根管治疗后或纵折的牙齿采用复杂的全覆盖

文献认为，若根管治疗后的磨牙边缘嵴完整、无折裂，则牙齿的强度未被破坏[17]，无须进行全覆盖。然而，根管治疗后的牙齿折裂通常是毁灭性的，会导致牙齿缺失，考虑到一些研究报道的根管治疗后未进行全覆盖牙冠修复的牙齿失牙率增加至6倍[18]，可能对根管治疗后的后牙进行全覆盖修复是比较明智的。通过更保存牙体的方法，牙齿能够

获得更好的保护，例如全咬合覆盖高嵌体，而不是损坏更多牙体组织的全覆盖全冠。降低轴壁是毫无意义的，会使牙齿更加脆弱[19]。

有一些损坏严重的牙齿，失去了原有的硬度，且通常有纵折史或折断综合征。文献和临床经验显示，采用粘接高嵌体修复有很高的失败率（图6.22）[20-22]，需要在预备和修复材料的选择上进行一些改变。这些牙齿需要进行正确的重建来修复髓腔，根管通路也是需要考虑的，并且这些牙齿通常需要保存釉质边缘；边缘提升可能也是需要的。由于这些修复体更易于折断，应该保证修复材料厚度的增加，并且使用强度更大的修复材料。必须保证修复材料所需的最小厚度，因为脆弱的、硬度更低的牙齿并不足够坚固来支持粘接高嵌体。在这些病例中，修复材料的强度是保证耐用和牢固所必需的；厚的修复材料能够提高刚度和强度[23]。二硅酸锂所需的咬合降低应当为2.5mm，包括通常所需的咬合调整，以确保最终的最小厚度为2mm。使用氧化锆时，必须达到2mm的咬合降低或空间，同样也包括咬合调整的量，以保证修复体有不少于1.5mm的𬌗面厚度。并且，粘接氧化锆高嵌体也需要一些小的内部机械固位形。应当提到的是，当患牙位于后牙区看不到时，同时患者愿意支付额外的技工加工费用，且不考虑美观时，粘接的黄金修复体也是一个很好的选择。

根管治疗后或纵折的牙齿复杂全覆盖修复步骤

步骤1： 根管治疗后或纵折的活髓牙需要额外的材料厚度来保证强度。如果采用二硅酸锂，则至少需要2.5mm的降𬌗区间；若采用氧化锆，则需要2mm，应避免龈下边缘或不必要的轴面磨除。

步骤2： 小心去除所有龋坏及原有修复材料。采用第1项原则，在颈部边缘区域应格外小心，以避免不必要的龈下边缘。

步骤3： 去龋后，评估需要何种重建、根管通路修

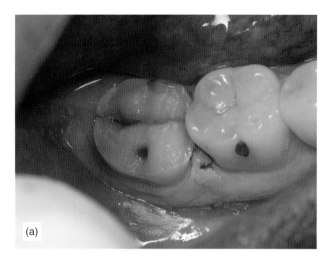

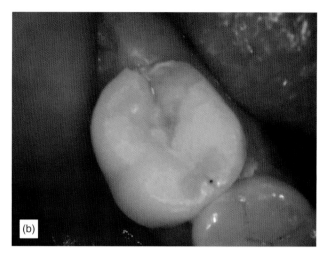

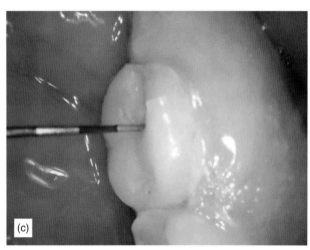

图6.22 （a）折断的牙齿。（b）折裂牙齿的失败。（c）薄的e-Max高嵌体；这类病例使用厚的e-Max或氧化锆处理更好。

补、大的倒凹或脆弱牙尖的修复、釉质边缘保存，或边缘提升。将所有的修补和重建同时进行。根管通路应当用粘接复合材料充填至髓室顶端上方1mm。注意采用正确的粘接和修复技术（见第3章、第4章、第9章），以及使重建牙齿时的聚收缩降到最低（细节见第3章、第9章）。使用氧化抑制剂对最终的重建进行固化。

步骤4： 完成最终的预备，将复合材料重建体看作是一颗牙齿。

步骤5： 若去除邻面龋坏及预备修复材料所需的厚度后，未形成箱状洞型，应避免制备传统的箱状洞型（第3项原则）。应采用邻面边缘分离技术，以避免产生不必要的龈下边缘。在邻面区域使用金刚砂车针，以U形的运动进行2mm的磨切。邻面保护片能够避免损伤邻牙。只有在观察到与邻牙具有2mm间隙时，才能使用带有安全面的金属带或"蚊式"车针进行边缘分离。利用邻牙防护片以避免接触到邻牙。如果邻牙仍接触很紧，只要边缘未到龈下，则应对邻面进一步磨切，以便更易获得边缘分离。如果已存在箱状洞型，应进行小心的清理，将所有尖锐的内角磨圆钝。

步骤6： 检查确保所有的边缘流畅，在邻面和颊舌边缘之间无明显尖锐的过渡。对于根管治疗后的牙齿，最好在舌面边缘的釉质中制备一个深2mm的斜面，来确保对牙齿更好的保护以及釉柱的方向。如果有可能过于接近牙龈或龈下，则制备一个较小的斜面。

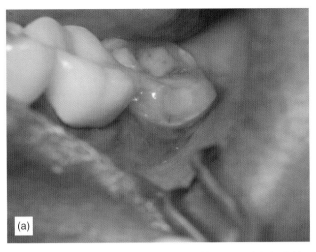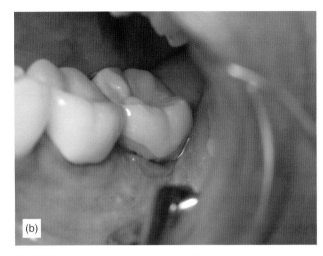

图6.23 （a）咬合降低和扩展的颊侧斜面，以避免氧化锆不理想的美学效果。（b）最终修复体粘接。

步骤7：在颊面制备斜面并比色。若牙齿颜色理想，则可以使用透明材料如二硅酸锂。在颊面制备2～3mm的斜面以提高修复体的协调性；在舌面制备2mm的斜面，以保证对牙齿良好的固位及更好的釉柱暴露。在应力较大的区域，氧化锆是个更好的选择。氧化锆的缺陷是透明度低以及协调性差。将颊面边缘置于龈上1mm是较为理想的，末端应有0.5mm的小斜面。只要不产生龈下边缘，则应在舌侧对接面边缘加上1～1.5mm的舌侧斜面（图6.23）。

步骤8：最终印模及临时修复。

步骤9：修复体应当用更厚的二硅酸锂或氧化锆制作。

印模

制取印模的过程被认为是最难预测的因素之一，也是最容易失败的部分（图6.24，图6.25）[24]。造成这一问题的主要原因是：当修复体边缘位于龈下时，则有车针损伤牙龈的可能性，或复杂的排龈破坏牙周组织，任何一位有经验的临床医生都会发现这个问题。相反，当采用龈上微创方法时，修复体边缘则很可能位于龈上，这些问题就不存在了。当出现龈上牙科学后，取模变得简单了。三角托盘

结合亲水的印模材料（Panssil，Kettenbach）能够获得很好的印模效果，几乎不用重复取模。将边缘置于龈上也非常有利于数字化印模。

临时修复的材料和技术

牙医反对高嵌体的一个重要原因是临时修复。由于缺乏机械固位，高嵌体的临时修复体在粘接固位时更加困难，这一想法是事实，但是对该技术进行适当的修改，这一问题能够被很好地解决。这些技术与全冠临时修复非常类似。

（1）用亲水的藻酸盐替代硅橡胶印模材料进行初

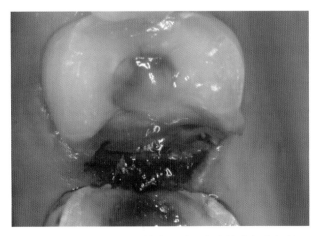

图6.24 即使采用双排龈技术，对远中边缘进行良好的取模仍是挑战；边缘提升能够大大简化这一过程。

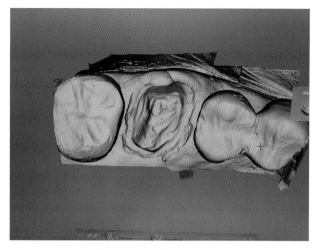

图6.25　龈下边缘的存在对计算机辅助设计和制作的数字化印模同样是挑战（courtesy of Dr Renee kurts）。

印模，用最少的材料及小的部分托盘或三角托盘取模（图6.26a）。好的印模是至关重要的。

（2）预备后，用好的二丙烯酸临时冠材料将牙齿充填，如Structure3（VOCO）或非二丙烯酸，如Bisylis（Kettenbach）。充填过程中应避免产生气泡（图6.26b）。

（3）等待1分钟以进行完全的最初就位，从牙齿上去除印模及临时材料；材料应坚固但有轻微的弹性。

（4）将临时材料重新复位于口内3分钟，以获得最终的就位，并避免口外的聚合材料收缩而导致的临时冠变形，最终影响就位。

（5）修整并抛光（图6.26c）。

（6）粘接材料应当采用的标准方法：

①若在未进行重建和牙本质封闭的牙齿上进行临时修复，可以使用任何一种树脂基的临时粘接剂，部分多余的粘接剂可以跨过颊面和舌面边缘，允许安放的临时冠被夹持固位，不应有多余的粘接剂位于邻面。

②若在进行重建或牙本质封闭的牙齿上进行

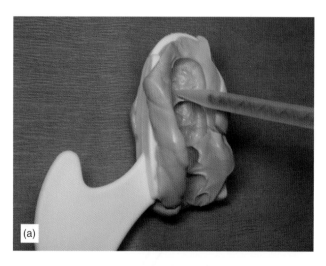

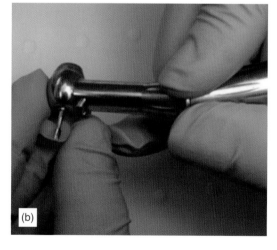

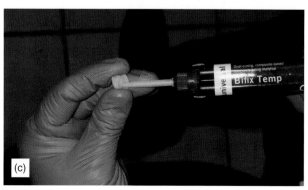

图6.26　（a）对牙齿进行操作前取模，用Visalys®充填牙齿。（b）修整临时修复体。（c）用Bifix Temp粘接临时修复体。

临时修复，应该用小毛刷在牙齿表面涂布用于传统全冠或桥粘接的不含丁香油的临时粘接剂，预留出牙齿中央的部分，不放置临时粘接剂。将少量的树脂临时粘接材料注入该部分，临时冠就位后去除多余的粘接剂。

参考文献

[1] Edelhoff D. Tooth structure removal associated with various preparation designs for posterior teeth. *Int J Periodont Restorative Dent*, 2002; 22: 241–249.

[2] Stappert C. Fracture resistance of different partial-coverage ceramic molar restorations: An in vitro investigation. *J Am Dent Assoc*, 2006; 137(4): 514–522.

[3] Heymann H, Swift E, Ritter A. Indirect tooth color restorations, in *Sturdevant's Art and Science of Operative Dentistry*, 6th ed. Elsevier Mosby, 2013, pp. 280–295.

[4] Dietschi D, Spreafico R. *Adhesive Metal Free Restorations, Current Concepts for Esthetic Treatment of Posterior Teeth.* Chicago: Quintessence Publishing, 1997, pp. 79–100.

[5] Kois DE, Chaiyabutr Y, Kois JC. Comparison of load-fatigue performance of posterior ceramic onlay restorations under different preparation designs. *Compend Contin Educ Dent*, 2012; 33(Spec No 2): 2–9.

[6] Magne P, Stanley K, Schlichting LH. Modeling of ultrathin occlusal veneers. *Dent Mater*, 2012; 28(7): 777–782.

[7] Schlichting LH, Maia HP, Baratieri LN, Magne P. Novel-design ultra-thin CAD/CAM composite resin and ceramic occlusal veneers for the treatment of severe dental erosion. *J Prosthet Dent*, 2011; 105(4): 217–226.

[8] Etemadi S, Smales RJ, Drummond PW, Goodhart JR. Assessment of tooth preparation designs for posterior resin-bonded porcelain restorations. *J Oral Rehabil*, 1999; 26(9): 691–697.

[9] Beier U, Kapferer I, Dumfahrt H. Clinical long-term evaluation and failure characteristics of 1,335 all-ceramic restorations. *Int J Prosthodont*, 2012; 25: 70–78.

[10] Ahlers MO, Mörig G, Blunck U, Hajt J, Pröbster L, Frankenberger R. Guidelines for the preparation of CAD/CAM ceramic inlays and partial crowns. *Int J Comput Dent*, 2009; 12(4): 309–325.

[11] Stappert CFJ, Guess PC, Gerds T, Strub JR. All ceramic partial coverage restorations: Cavity preparation design reliability, and fracture resistance after fatigue. *Am J Dent*, 2005; 18: 275–280.

[12] Holberg C, Rudzki-Janson I, Wichelhaus A, Winterhalder P. Ceramic inlays: is the inlay thickness an important factor influencing the fracture risk? *J Dent*, 2013; 41(7): 628–635.

[13] Bakeman E, Rego N, Chaiyabutr Y, Kois J. Influence of ceramic thickness and ceramic materials on fracture resistance of posterior partial coverage restorations. *Oper Dent*, 2015; 40(2): 211–217.

[14] Ruiz JL, Finger WJ. Enamel margin preservation and repair technique. *J Dent Res*, 2016; 95(Spec Iss 5): abstract no. 2370749.

[15] Bakeman, E, Kois J. Posterior, all-porcelain, adhesively retained restorations. *Inside Dentistry*, 2009; 5(5): 20–30.

[16] Kois DE, Chaiyabutr Y, Kois JC. Comparison of load-fatigue performance of posterior ceramic onlay restorations under different preparation designs. *Compend Contin Educ Dent*, 2012; 33(Spec No 2): 2–9.

[17] Reeh ES, Douglas WH, Messer HH. Stiffness of endodontically treated teeth related to restoration technique. *J Dent Res*, 1989; 68: 1540–1544.

[18] Aquilino SA, Caplan DJ. Relationship between crown placement and the survival of endodontically treated teeth. *J Prosthet Dent*, 2002; 87: 256–263.

[19] Cheung W. A review of the management of endodontically treated teeth. Post, core and the final restoration. *J Am Dent Assoc*, 2005; 136(5): 611–619.

[20] Beier US, Kapferer I, Burtscher D, Giesinger JM, Dumfahrt H. Clinical performance of all-ceramic inlay and onlay restorations in posterior teeth. *Int J Prosthodont*, 2012; 25(4): 395–402.

[21] van Dijken JW, Hasselrot L. A prospective 15-year evaluation of extensive dentin-enamel-bonded pressed ceramic coverages. *Dent Mater*, 2010; 26(9): 929–939.

[22] Dietschi D, Duc O, Krejci I, Sadan A. Biomechanical considerations for the restoration of endodontically treated teeth: a systematic review of the literature, Part II (Evaluation of fatigue behavior, interfaces, and in vivo studies). *Quintessence Int*, 2008; 39(2): 117–129.

[23] Ma L. Load-bearing properties of minimal-invasive monolithic lithium disilicate and zirconia occlusal onlays: finite element and theoretical analyses. *Dent Mater*, 2013; 29(7): 742–751.

[24] Christensen GJ. The state of fixed prosthodontic impressions: room for improvement. *J Am Dent Assoc* 2005; 136(3): 343–346.

第三部分
龈上微创瓷贴面：替代全冠

Supragingival Minimally Invasive Porcelain Veneers: A Replacement for Full Crowns

第7章
龈上微创瓷贴面的适应证，预备和修复材料

Indication, Preparation and Restorative Material for Supragingival Minimally Invasive Porcelain Veneers

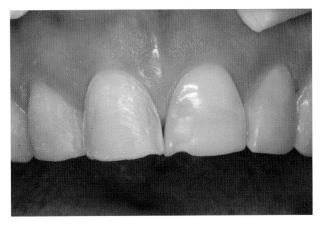

预备和非预备的中切牙贴面比较。

导读

瓷贴面的适应证应当扩大。瓷贴面能够被用于

传统美学重建一颗或多颗牙齿（图7.1，图7.2）。当牙齿因折裂、大面积龋坏或原有修复材料损坏严重，及进行根管治疗后，瓷贴面是修复的理想材料。用瓷贴面来替代折裂损坏的牙齿或缺失的切缘是很好的方法。一些体外研究表明，缺失大部分切缘的牙齿进行贴面修复有很高的折裂或失败风险[1-2]。这可能会导致想当然地认为，对于大面积折裂病例应当采用更激进的方法来治疗，如全冠。这一方法是不合乎常理的，因为意味着，对于大的折裂或损坏牙齿的解决办法就是进一步磨除大部分牙体组织来进行全冠修复（图7.3）。值得庆幸的是，在使用贴面修复切端数毫米的缺损时，很多临床经验和文献报道都证明其具有较高的成功率和耐用性（图7.4～图7.6）[3-4]。

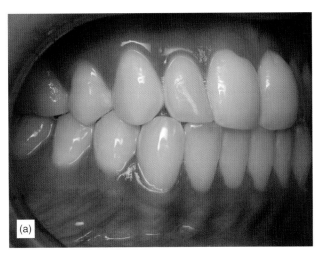

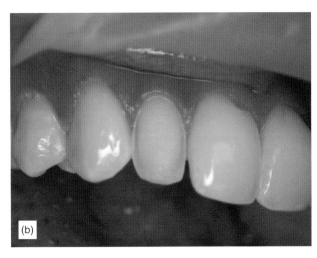

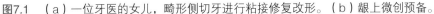

图7.1 （a）一位牙医的女儿，畸形侧切牙进行粘接修复改形。（b）龈上微创预备。

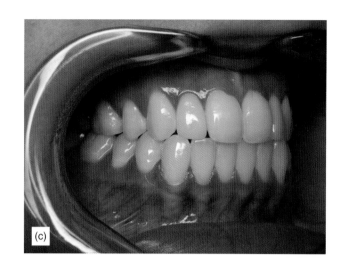

图7.1（续） （c）完成的修复体。

尽管很多专家由于担心贴面的耐用性不足，认为贴面是对于存在严重磨耗和咬合问题牙齿的修复禁忌证[5-6]，但是贴面也能被用于咬合重建以重获失去的前牙引导。事实上，这些担忧推进了全覆盖牙冠成为磨耗牙齿修复的理想治疗方法[7-8]。然而，瓷贴面才是咬合损伤理想的修复方法，它们能够帮助重获失去的牙体组织，及必要的前牙引导和后牙接触分离，而不需磨除更多原本就受到磨损的牙齿（图7.7）。临床经验和文献也表明，金瓷结合全冠用于有咬合问题的患者，其耐用性同样受到损害[9-10]，同时还会有全冠的所有缺陷。当利用良好的咬合原理，如咬合的三项黄金标准对咬合进行管理控制时，瓷贴面的成功显著提高（图

7.8）。换句话说，当牙齿需要进行间接修复时，龈上微创粘接固位的瓷贴面是最好的选择，因为它在修复损坏牙齿方面与全冠有相同的成功率[11]，同时具有牙体预备少，减少牙髓激惹，以及把边缘置于龈上，尤其是当边缘保持在釉质内部时更佳。

过度牙齿磨切的后果

前牙全冠预备时，过度牙体预备会导致严重损坏的牙齿更加脆弱[12-13]。事实上，前牙的牙体组织小而菲薄，需要尽可能保存更多健康牙体组织（图7.9）。部分覆盖粘接瓷贴面对于严重损坏的牙齿具有更大的价值，因为它们能够使牙齿重获较理想

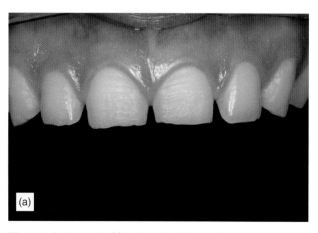

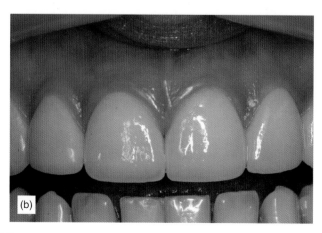

图7.2 （a）无明显缺损的牙齿的简单修复。（b）完成的修复体。

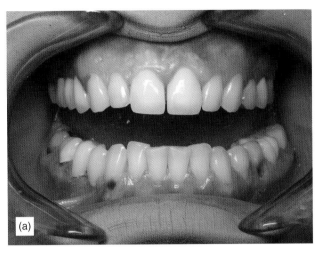
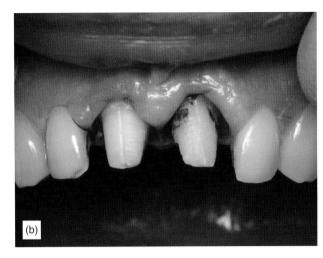

图7.3　（a）折裂前牙进行的全冠修复；患者诉牙冠处来源的异味。（b）进行预备来修复折裂。

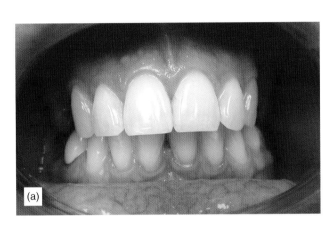
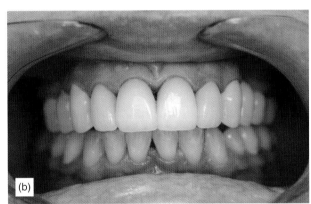

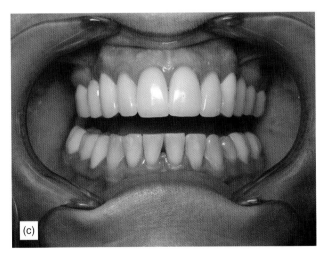

图7.4　（a）切缘因磨耗变短。（b）粘接后，因美学需求牙冠延长3mm（图片被缩小）。（c）同一牙齿术后14年（用更好的相机拍摄）。

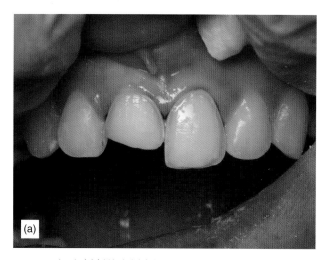
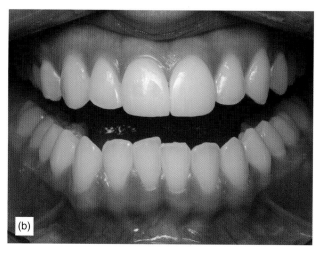

图7.5 （a）折断的右侧中切牙；患者要求完美的颜色匹配，因此建议性2个贴面修复并进行预备。（b）术后1周。

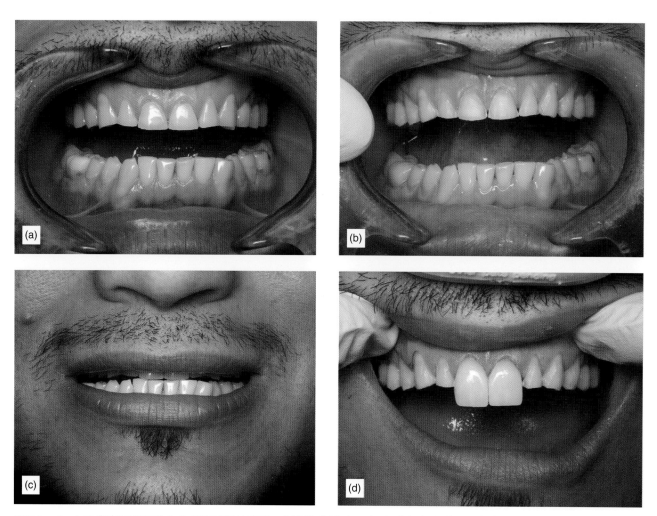

图7.6 （a）患者有严重的咬合疾病和严重的磨耗，需要美学重建。（b）进行龈上贴面和高嵌体预备的牙齿。与未预备的牙齿（a）相比，可以看到磨除的牙齿量非常小。（c）可以观察一位年轻男子牙体组织极度缺失。（d）5mm的无支持长石瓷贴面。

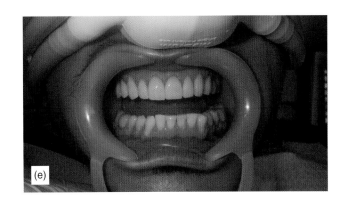

图7.6（续）　（e）术后5年的相同的牙齿，无破损或折裂。

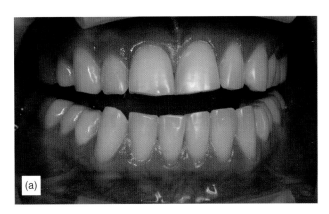

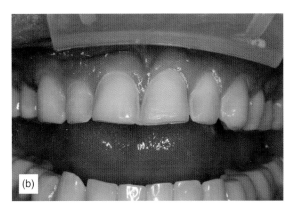

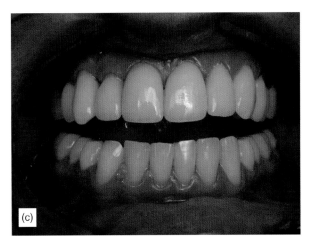

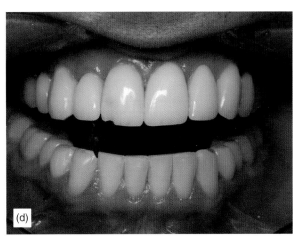

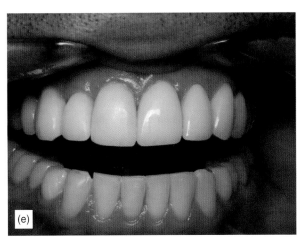

图7.7　（a）磨牙症患者严重的前牙磨损。（b）龈上微创预备。（c）粘接后。（d）术后10年，患者诉咬骨头时出现贴面破损。（e）复合树脂修复后。

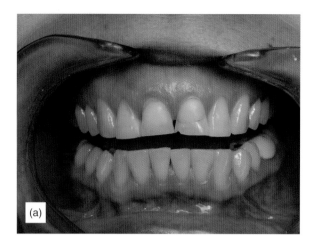

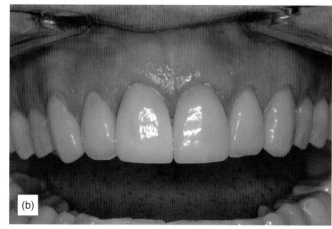

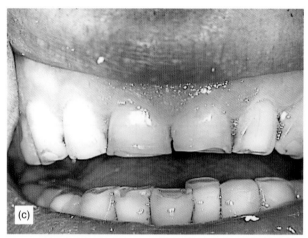

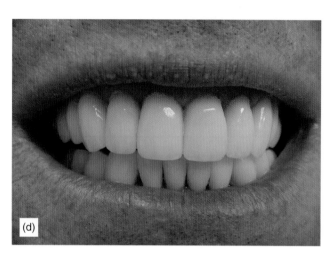

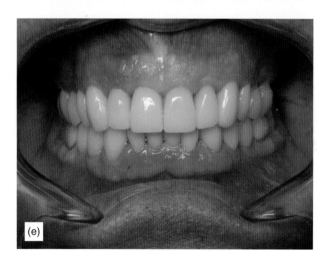

图7.8 （a）牙齿严重磨损的35岁妇女。（b）贴面和咬合治疗15年后，无折裂。（c）严重的磨牙症患者（1997年）。（d）粘接修复后。（e）术后17年。

的强度和硬度。全冠预备削弱了牙体组织。瓷贴面应当被看作是全冠的完全替代体。即使是在牙齿经根管治疗之后，瓷贴面仍是一种非常适合的修复选择。文献表明，相比于进行全冠预备磨除舌隆突，保存舌面隆突能使牙齿更好地维持其硬度[14]，釉质赋予了薄弱的前牙必要的硬度。

正如这项技术的先驱者Bertolotti所述，最初的贴面预备是微创的[15]（图7.10）。长期以来，由于多种原因，包括技师加工需要更多空间，超薄贴面制作难度比厚的贴面高，选择的修复材料需要更多

感和较高的牙髓损伤风险，降低粘接性能，因为牙本质是预期性较差的粘接底物。然而，由于现代自酸蚀粘接系统在牙本质上的良好应用，粘接于牙本质上的贴面的长期成功率已有了显著提高[22-23]。

不正确的或不完全的诊断也会导致不必要的牙齿磨除。修复材料所需的空间应当利用"设计"的诊断蜡型来评估，始终由最终完成修复体的外部轮廓来明确，而不是由目前牙齿的位置来确定。这一方法能够帮助保存大量的釉质，并提高长期的耐用性（图7.11）。这一方法将在第8章详述。

当患者面临何为更重要的选择困境时：在美学区域可见的金属边缘和健康的牙龈，或者是不可见的龈下边缘但对牙龈的健康有风险，在对两者进行选择时，63%的患者会选择健康的牙龈[24]。并且，Crispin发现近50%的美学区域龈边缘是不可见的，使得龈下边缘不再必要[25]。当采用适当的透明度时，贴面能够在颈部边缘区域获得最佳的协调性，使龈下边缘不再必要（图7.12）。龈下边缘的预备能够使成功的粘接变得复杂。临床医生必须和炎症的牙龈及出血做斗争，隔离也会变得困难（图7.13）。采用龈上方法，例如龈上修复的5项原则，包括釉质边缘保存技术、边缘提升以及其他技术，能够降低由修复体龈下边缘带来的问题，能

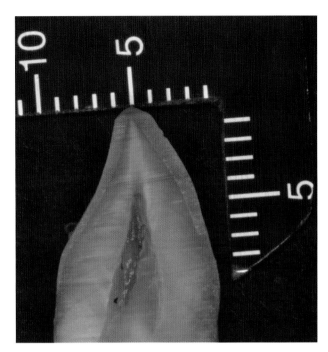

图7.9　大部分前牙距牙髓的距离；全冠所需的1.5mm的轴面磨除会使预备体完全失去釉质，靠近牙髓，非常危险。

空间等，使过度预备更为普遍[16-17]。文献认为当采用粘接瓷贴面时，过度的牙体预备是有害的；磨除的牙齿越多，保存的概率越低，折裂的风险越高[18]。相反的，预备后保留的牙体组织越多，最终能预期的耐久性就越高[19-20]。耐久性研究表明，当贴面大部分粘接于牙本质时，使用寿命降低[21]。去除釉质层，粘接于牙本质增加了修复风险，会导致术后敏

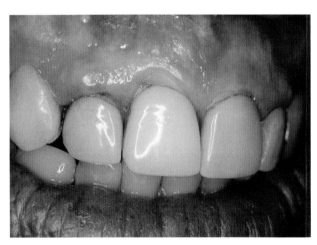

图7.10　术后27年的贴面（courtesy of Dr Raymond L.Bertolotti）。

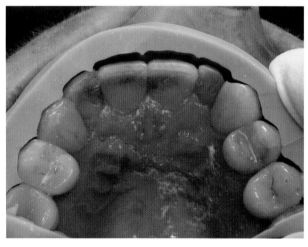

图7.11　通过诊断蜡型制备模型，能够看到哪些区域不需进行磨切，且更精确。

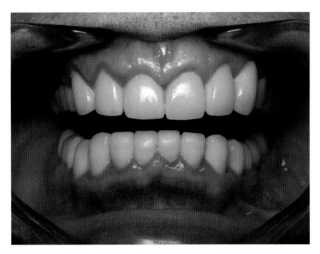

图7.12　近期完成的位于龈下的瓷贴面，出现牙龈炎症。

够实现具有龈上边缘修复体这一目标，简化整个过程，使最终的预期结果更好。

龈上微创瓷贴面的牙体预备

尽管瓷贴面唇颊面预备的目标总是保持在龈上及在釉质中，为瓷贴面的预备打开窗口，在牙齿损坏严重的病例中，也应当使用一些重建及其他的特殊技术。简单的预备是用于大部分完好牙齿的基本预备，来创造出修复材料所需的空间，并考虑到美学需求及技师加工简化的需要。这就需要尽可能地微创，保存健康的釉质，始终将边缘置于龈上（图7.14）。有研究评估了有关预备设计的文献，指出具有对接舌-切缘边缘的开窗预备是最微创的，且

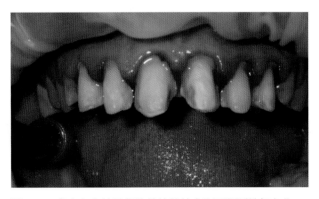

图7.13　炎症出血的牙龈使粘接的技术和可预测性复杂化。

更为耐用，因为这项技术能够获得最大的釉质固位[26]。简单的贴面预备可能会因美学需求而变化，例如过度的前倾或移位，会需要更多的牙齿磨除，导致严重的牙本质暴露。在这类病例里，需要进行即刻的牙本质封闭（图7.15）[27]。

对于损坏严重活髓牙的预备可以成为单独的受损牙齿或美学重建的一部分。特殊的考虑包括修复严重的邻面龋坏，原有的失败修复体或大的折裂牙体组织需要大量的修复和重建。文献表明，将瓷贴面粘接于具有复合材料修复体的牙齿上能够获得与粘接于天然牙齿相同的固位和边缘封闭（图7.16）[28-29]。

作为美学修复的一部分，根管治疗后牙齿的预备可以用于单独受损牙齿。这也需要一些特殊的考虑，例如大量的重建和某些情况下需要的粘接桩。不考虑牙齿的损伤程度，龈上微创粘接固位的瓷贴面能满足修复损伤牙齿的目标，恢复其理想的美学和功能状态。在最微创的方法中，保存大部分余留的健康釉质和牙本质，避免对牙周组织不必要的创伤，是最终的目标。

龈上微创瓷贴面的修复材料

正如其名称所描述的，龈上微创预备，意味着修复体边缘保持在龈上，预备体保存尽可能多的牙体组织。这需要选择具有合适性能的修复材料。修复体加工的厚度尽可能薄，但仍能提供自然多色彩的外表，并有最大的边缘协调能力，来获得龈上边缘（图7.17，图7.18）。满足这些特点的材料是层状的长石瓷。有经验的技师能够有能力制作出长石质的分层瓷贴面。在颈部区域，可以采用更透明的、更高的色度，在中1/3色度值稍高，在切1/3制作出切缘效果，且全部在需要的厚度之内（图7.19）。文献中有很多数据证明，长石瓷可以制作修复体。基于上述内容，长石瓷贴面所需的最小空间在颈缘处为0.3~0.4mm，在中1/3为0.6mm，在切

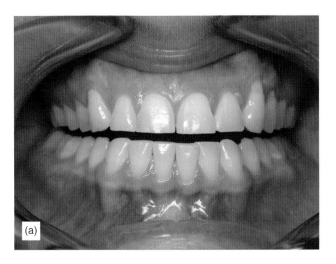

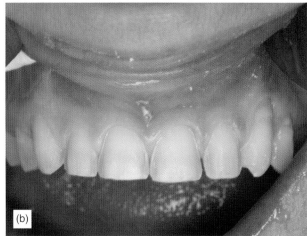

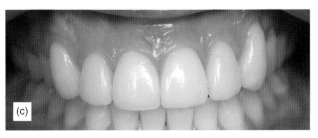

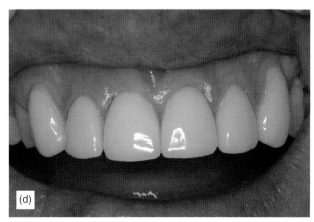

图7.14 （a）通过瓷贴面治疗的磨损牙列。（b）龈上微创预备。（c）最终结果。（d）贴面修复6年后，出现一些颈部边缘，但仍然美观。

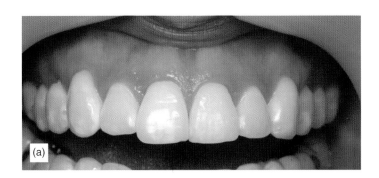

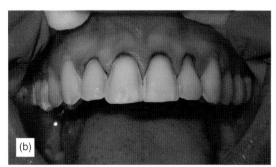

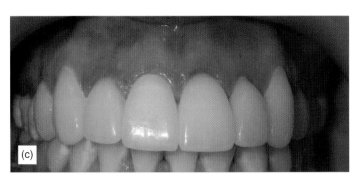

图7.15 （a）患者不喜欢球状的牙齿及前倾。（b）牙体预备需要去除更多牙体组织，并进行牙本质封闭。通过龈切术来提高牙龈对称性。（c）粘接修复后，球状的外形变平坦。

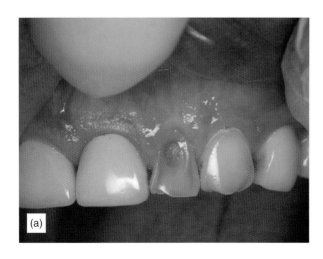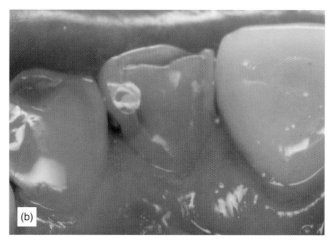
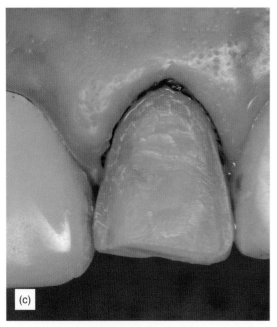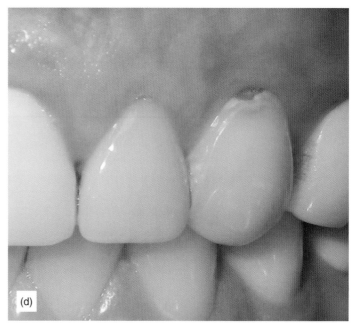

图7.16 （a）患者期望在严重损坏的牙齿上进行全冠修复。（b）舌侧的龈下龋坏。（c）颊面和舌面龋修补后，印模前。（d）同一位患者，术后2年。

端为1mm。应当注意"所需空间"这一术语；这并不意味着"牙齿磨除"。在很多病例中，最终修复体的外形可能比目前的牙齿更长或更丰满，因此最终的外形可能不需要实际的牙齿磨除（图7.20）。最终的外形应遵从正确的诊断和笑线设计。

尽管薄的长石瓷能够提供最大化的美学效果，近年来二硅酸锂也被强烈推荐用于瓷贴面中。尽管优势很明显（强度增加，制作大大简化），二硅酸锂也有很大的缺陷，主要在于自然透明度不足，至少目前可利用的类型是这样。尽管厚的二硅酸锂能

够被分层，获得良好的美学，但临床经验表明，修复体的不透明性会导致边缘协调性降低，以及需要将边缘置于龈下（图7.21）。采用这一材料且仍然能获得可接受的龈上边缘协调性的唯一方法是将厚度加工到极薄，以提高其透明性[30]。在颈1/3最多为0.3 ~ 0.4mm[31]，在颊1/3最多为0.5mm，切缘可以为1mm或更多（图7.22）。超薄的e-Max有呈灰色的美学缺陷，价值不高。经验表明，一旦二硅酸锂厚度超过0.5mm，会变得不透明，增加获得良好边缘协调性的难度。但是，即便是在空间上充足的病

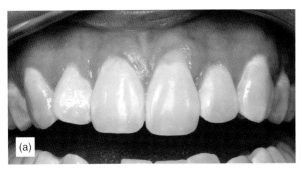
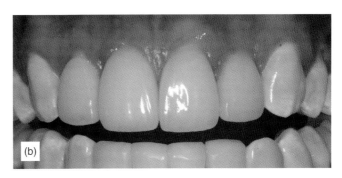

图7.17 （a）患者不愿进行牙根覆盖术；告知其贴面不会覆盖牙根。（b）粘接修复2年后，示龈上边缘及修复体良好的协调。

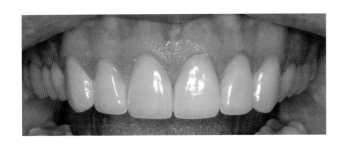

图7.18 15年后的回访示具有良好的协调性和美学的龈上边缘。

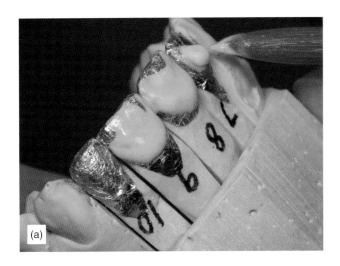
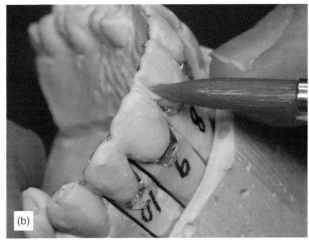

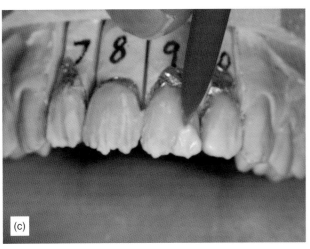

图7.19 （a）分层长石质颈部堆瓷厚度越高，色度和透明底越高。（b）中1/3厚度更高，其色度和透明度就更高。（c）切缘效果，包括透明度。

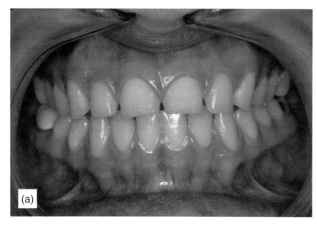
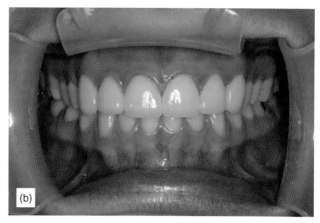

图7.20 （a）受酸蚀损害牙齿的女性患者，牙齿偏小，需要更丰满、更长的牙齿，少量的预备是必需的。（b）最终的厚贴面，示更丰满、更长的牙齿。

例中，薄的颈部1/3也是增加透明度所需要的。经验和文献表明，厚度降低并不会使贴面更易折裂[32]。超薄的二硅酸锂色度更为单一，但较薄的材料能够使底层的材料透过。二硅酸锂可能是美学需求较低，进行咬合重建合适的材料。

简单预备

通常是在大致完好的牙齿进行基本的瓷贴面唇面预备。有时会存在小的Ⅲ类洞或充填物，可能需要进行修复或替换，仍然将其作为完整的牙齿来对待。

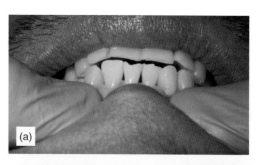
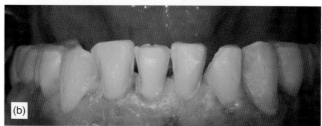
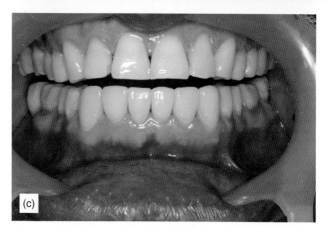

图7.22 （a）严重磨牙症的男性患者，由于美学和功能原因需要贴面修复。（b）龈上微创预备后，需要极薄的贴面。（c）颈缘处极薄的0.3~0.4mm e-Max贴面，显示出良好的协调性，能够采用龈上边缘。

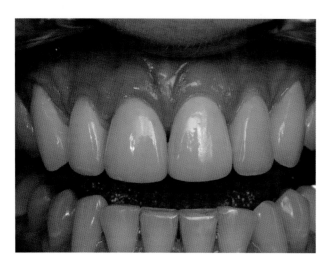

图7.21 由于e-Max更不透明，边缘协调性容易变差；当牙龈退缩时，看起来不美观。

简单预备步骤

步骤1： 龈上贴面的边缘应位于牙龈之上。在大部分病例中，预备体应尽量接近牙龈但不接触（图7.23a）。这能保证在粘接时获得最佳的牙周健康，同时利于修复体和牙齿的寿命。理想情况下，应当使用硅橡胶模型来评估需要去除牙体组织的量。硅橡胶模型是目前可利用能够评估预备空间量的最好方法，基于预期最终的外形轮廓，因此能够确定牙体组织需要预备或去除的量，如果需要去除的话，要去除多少（图7.23b）。硅橡胶模型依托正确设计"蓝图"的诊断蜡型制作（图7.23c），蜡型在进行正确的微笑设计和咬合分析后制作（详见第13章）。模型接

着被切割为L形，用于切端和唇面磨除量的评估（图7.23d）。第二个模型用于制作标准临时修复体。

步骤2： 切缘所需空间的量或牙体的磨除为1~1.5mm。如果由于磨损或折裂，已有足够的空间，则不需要进行额外的磨除。仅仅将切缘变平，与颈部平面成100°。可以使用切割直径在中部为1mm，基底部为1.5mm的金刚砂车针来进行1~1.5mm的磨除（图7.23e）。沿着切端在多个位置将车针完全浸没来制备定深沟。切端的磨除应与龈平面成90°角或更多，来保证唇侧就位或戴入，并止于切-舌斜面，这种对接式的设计已经被证实优于舌侧包绕的设计（图7.23f）[33-35]。

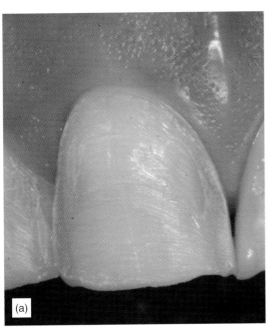

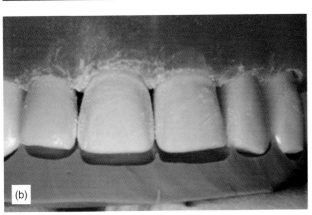

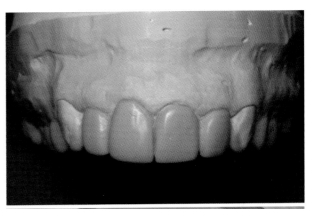

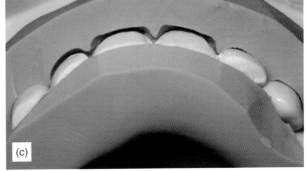

图7.23　（a）接近而未接触到牙龈的边缘。（b）硅橡胶模型。（c）由蜡型制作的模型。

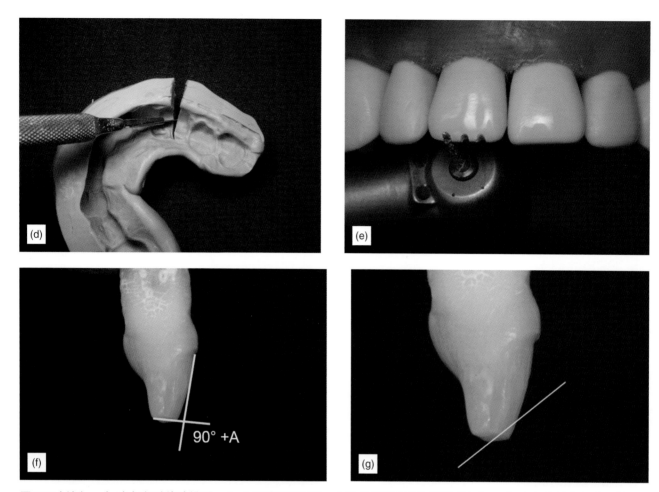

图7.23（续）　（d）切割硅橡胶模型。（e）切嵴的定深沟。（f）切缘的磨切与颈部成90°。（g）切缘的磨切略圆钝。

唇面-切缘过渡应轻微圆钝（图7.23g），接着将所有的定深沟联合起来，获得近1mm的连续的磨除量。

步骤3： 颈部边缘磨切是所有病例都需要进行的，与空间无关。其目的是创造足够的空间使薄的陶瓷就位，以免在瓷和牙齿间产生"台阶"感。这也能够引导修复体在粘接过程中更易就位。理想情况下，牙体预备应当保存釉质，但颈部区域的釉质最薄，有时牙本质会暴露。制作薄的长石瓷边缘需要更多技巧。将瓷边缘控制在0.3mm以内是非常重要的；实际上，我们所能期望的最佳厚度是0.4~0.5mm。因此，0.4mm的颈部磨除和边缘是最终目标。使用同样的斜面金刚砂车针进行0.3~0.4mm的深度

切割（图7.23h）。金刚砂车针要平行颈部平面，进入约牙齿的一半深度或大约0.4mm深度，车针尖端厚度约为0.8mm（图7.23i）。在定深沟完成后获得均一磨除的技巧是用尖锐的铅笔对定深沟进行标记（图7.23j）。接着，改变车针的角度，将定深沟连接在一起（图7.23k）。当标记消失时，就形成了连续的0.4mm的磨切。

步骤4： 唇颊面中部应有0.6mm的磨除或空间，并与牙齿的唇平面平行。与颈部区域相同，进行数个定深沟，用铅笔标记，然后将其连接在一起。当铅笔标记消失，就会获得0.6mm的磨除量。

步骤5： 在邻面区域将边缘置于中部。重要的是，应当注意这类牙体预备不破坏接触点。目

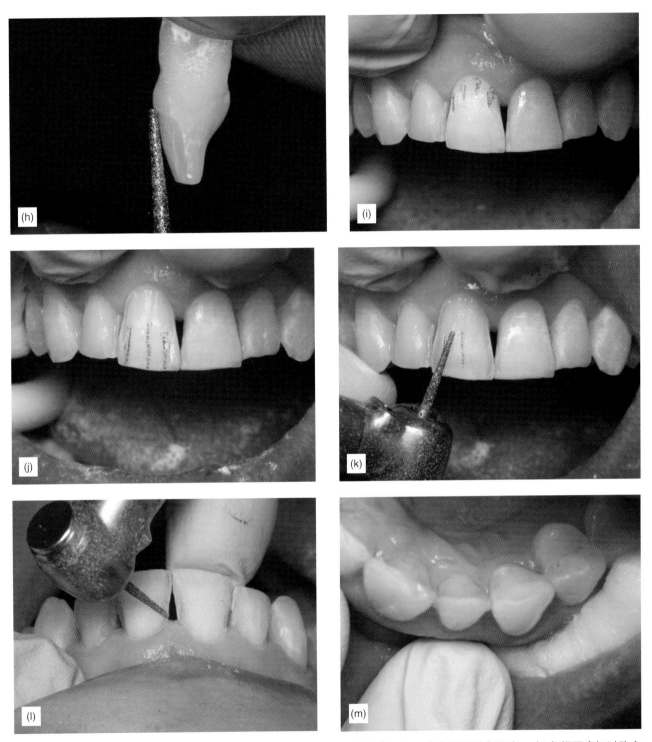

图7.23（续）　（h）约0.8mm车针的一半。（i）通过铅笔标记龈缘的定深沟。（j）颊面的定深沟。（k）颊面磨切时改变角度来避开定深沟。（l）邻面磨切。（m）邻面磨切，从切端观察。

标是仅仅将修复体置于接触点的中部（图7.23l）。应当从双侧观察牙齿来确保洞面边缘没有暴露。目的是为了在观察时，在近中或远中区域不会发现洞面边缘（图

7.23m）。如果颜色理想，邻面边缘可以完全接触，洞面边缘可以更加表浅。

步骤6：在某些病例中，接触点会放在邻接面较深处，需要通过一个步骤轻微地打开接触点

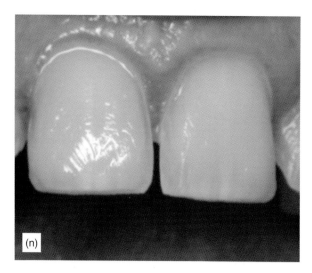
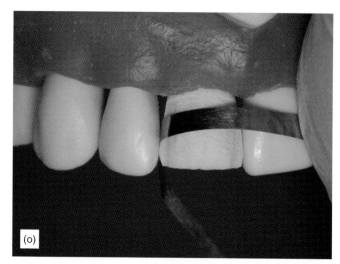
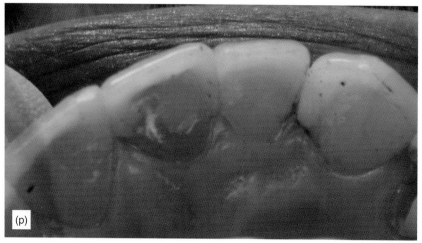
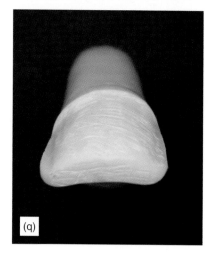

图7.23（续）　（n）当牙齿重叠或改变中线时，邻面需要打开接触点。（o）使用金属条。（p）舌侧暴露的贴面。（q）完成的简单预备。

（图7.23n），可以通过一个金属条来完成（图7.23o）。这样能使邻接面更加完整。去除所有的J形边缘，创造出轻微的分离，使技师能够看到边缘，制作出更适合的修复体。除非有已经敞开的接触点，否则故意且不必要的将接触点完全破坏，在舌侧有瓷的接触点是不利的。因为患者一生中咬合都在改变，舌侧的瓷在与对殆牙接触时更易损坏。图7.23p展示了一个患者总是损坏前牙修复体舌面的例子。

步骤7：放置"000"排龈线，用高亲水性材料对全牙弓进行取模，如Panasil（Kettenbach）。

步骤8：用诊断蜡型的硅胶模型进行临时修复。点

酸蚀粘接能够增强固位。

特殊考虑

严重损坏的活髓牙

严重损坏的，出现折裂、龋坏或失败的原有修复体的牙齿通常需要进行釉质保存、提升或其他形式的重建。在牙齿修补后，牙体预备可以进行简单的预备来完成（图7.23q）。

- 按照简单预备（上述）的步骤1～步骤7开始进行，完成理想的预备体外形（图7.24）。
- 若存在大的Ⅲ类洞或原有的修复体，按照正常的

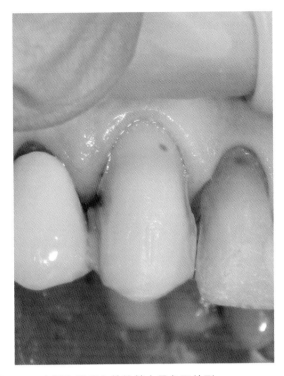

图7.24　去龋和重建之前的基本具备及外形。

Ⅲ类洞直接修复体进行恢复，重新修整该部分的牙齿，将充填的复合材料当作牙齿对待（图7.25）。

* 若存在Ⅳ类洞或失败的修复体，恢复缺损的舌侧部分。不需重建全部的舌侧表面或切缘，因为贴面会恢复所有缺失的牙齿部分。恢复舌侧表面的目的是避免对表面釉质的不必要的去除，进一步

使牙齿脆弱，使修复体失去更多支持组织。

* 当存在折裂时，折裂处的切缘应被看作是新的切缘，牙体预备应在该处完成（图7.5a和图7.6a）。当存在舌侧缺损时，折裂应当被当作Ⅳ类洞对待。恢复牙齿以保留尽可能多的表面牙体组织和釉质。

* 当龋坏接近颈部边缘，可能会发展至龈下时，应当采用龈上步骤（5项原则）。理想的方法是避免龈下边缘。若由于龋坏或原有修复体位于龈下超过1.5mm而无法避免龈下边缘时，应提升边缘，使粘接的可预期性更高（图7.26）。全部细节见第3章。

* 应用粘接剂进行所有必需的重建，高效一次完成，接着进行印模及临时修复。

根管治疗后牙齿

文献建议，根管治疗后的前牙，若只有少量的牙体缺损，不需要进行全覆盖修复。这时对根管通路进行简单的粘接复合材料修复就足够了[36–37]。传统上，全冠用于严重损坏的根管治疗后牙齿，需要进行大量的重建和桩固位，接着进行全冠预备，这通常会去除大部分余留的天然牙体组织，使桩和重建材料成为牙冠最主要的支持。这一方法需要长的肩领来提高强度，减少折裂[38]，会带来迫使修复体

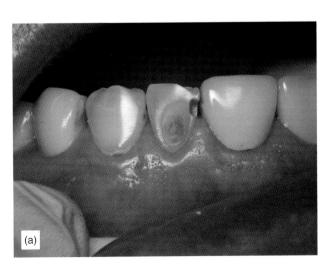

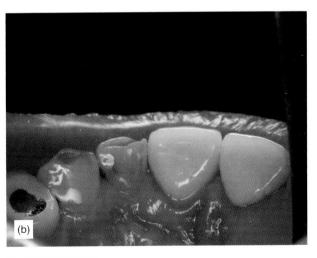

图7.25　（a）需行瓷贴面修复的牙齿颊面及舌面大面积龋坏。（b）龋坏的舌面观。

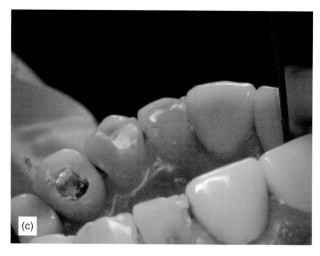

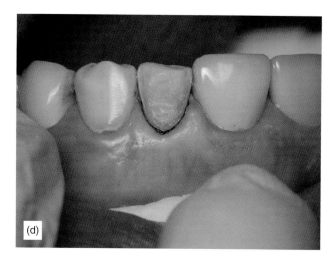

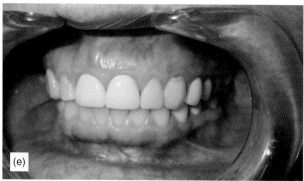

图7.25（续） （c）去龋后。（d）复合材料修补后。
（e）龈上微创预备后。

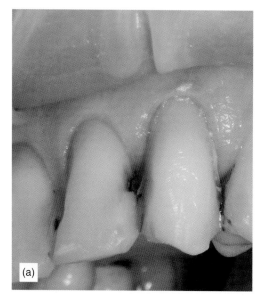

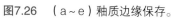

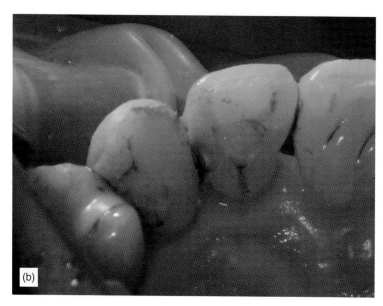

图7.26 （a~e）釉质边缘保存。

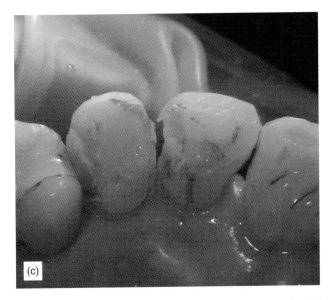

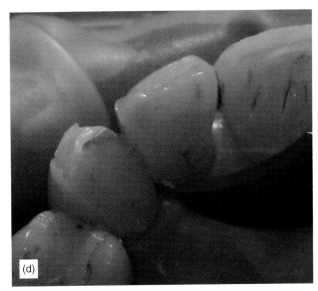

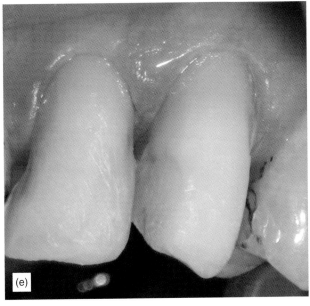

图7.26（续）

边缘置于龈下的缺陷。

瓷贴面是修复根管治疗后前牙的理想方法，能重获理想的美学效果和最佳的功能，及最健康的结果。当损伤和根管治疗过程使前牙失去大量的牙体组织和强度时[39]，为了成功修复牙齿，必须努力来恢复牙齿强度。瓷贴面能够帮助牙齿重获原有的牙冠硬度和刚度[40]。已经证实，当大量牙冠结构缺失或非常脆弱时，合适的粘接固位纤维桩在抗折方面有很重要的作用[41]。桩同样也适用于牙齿颈部较狭窄的情况[42]。

微创瓷贴面能够保存尽可能多的牙冠结构，能

提高整体的强度。过去认为死髓牙上的瓷贴面寿命较活髓牙上的瓷贴面短[43]。逻辑分析和临床经验表明，与理想的活髓牙上全冠相比，损坏严重的根管治疗后牙齿进行全冠修复同样也有很多并发症，且寿命更短。

一些根管治疗后的牙齿会较邻牙更暗。传统上处理这一问题的方法是进行不透明的全覆盖牙冠修复，将边缘置于龈下，来隐藏颜色差异，前述章节已经讨论过这样做的缺陷。内漂白或WBT根管内漂白技术，是相对于更具破坏性的全冠修复更理想的方法。内漂白已被证实是成功，持久且安全

表7.1 Rotstein的根管内漂白技术

（1）让患者了解变色的可能原因，接下来的程序，可能的结果，以及将来进一步变色的可能性。

（2）X线片评估根尖周组织的状态，及根管充填的质量。失败的牙髓治疗或有问题的充填应在漂白前重新治疗。

（3）评估所有已存在的修复体的质量和颜色，若存在缺陷，则将其替换。牙齿变色通常是由于修复体的渗漏或变色。在这种病例中，清理干净髓腔，更换有缺陷的修复体通常就足够了。

（4）通过比色板评估牙齿的颜色，如果可以，在治疗开始及整个过程中拍摄临床照片。这为将来的对比提供了参考。

（5）用橡皮障将牙齿隔离。橡皮障必须与颈部边缘紧密贴合，来防止漂白剂渗漏至牙龈组织。也应当使用邻面楔子和结扎来获得更好的隔离。

（6）从洞口通道去除所有修复材料，暴露牙本质，修整通道。确认髓角和其他区域的牙髓组织已去除干净。

（7）将所有材料去除至位于唇侧龈缘下方（图7.27a）。

（8）为了覆盖根充物，放置足够厚的一层，至少2mm的保护性白色水门汀屏障。屏障的冠方高度应当能保护牙本质小管，并与外部的上皮附着水平一致（图7.27b）。

（9）准备根管内漂白糊剂，将过硼酸钠和一种惰性液体混合，例如水，含盐的或麻醉剂混合，成为黏稠的湿砂状。尽管过硼酸钠与30%过氧化氢混合物能够漂白得更快，但在大部分病例中，其长期

效果与过硼酸钠与水混合的结果相似，不需要作为常规使用。通过塑料调拌刀，将髓室用糊剂充满。通过棉球压实，去除多余的液体。这也能够将糊剂压入髓室的所有区域。

（10）去除髓角倒凹和牙龈处的多余漂白糊剂，直接在糊剂上放置一厚层的封闭良好的临时充填物，并进入倒凹。为了保证良好的密封，应小心地压紧暂封材料，至少3mm厚。

（11）去除橡皮障，告知患者漂白剂作用较慢，在几天内可能不会有明显的变化。

（12）2周后评估患者，如果必要，重复该过程数次。重复的处理与第一次类似。

（13）在个别病例中，另一种方法是，如果内漂白效果不满意，用梯度浓度的过氧化氢（3%~30%）代替水与过硼酸钠混合，来加强内漂白糊剂。一开始采用较低的浓度，尽可能低且易用。强氧化剂会有更强的漂白效果但是不能常用，因为这些更具腐蚀性的漂白剂可能会渗透入牙本质小管中，损害颈部的牙周组织。在这些病例中，应在放置橡皮障之前在牙龈组织周围放置保护性的乳膏，如Orabase或Vaseline。在大部分情况下，1~2次的治疗就能够改善变色。如果3次治疗后仍没有明显的改善，重新评估该病例，对其病因及治疗计划进行正确的诊断。

（Reproduced courtesy of Dr I Rotstein.）

的[44-45]。Rotstein等已经证实：过硼酸钠与过氧化氢一样有效，且能有效减少氧化刺激和牙根吸收（表7.1）[46-47]。因为根管治疗后的牙齿可能会随时间延长而颜色变暗，则不再使用能够保存更多牙体的方法如瓷贴面，以避免后期牙齿变色。可是，若通过正确清理髓室中剩余的牙髓和根管充填材料，就能够减少牙体变色[48]。在牙齿随时间变色的病例中，即使是在进行瓷贴面修复很多年后，也能够采用内漂白技术修复。

V形贴面

在牙列严重磨损的患者中，瓷贴面是修复美学和功能、重获恰当前牙引导的好工具。已有文献显示采用粘接瓷贴面的良好结果[49]。笔者已采用这种方法进行重建的病例超过20年，效果非常好。当遵循正确的咬合规则时，瓷贴面是修复磨损牙列的理想方法[50]。传统上，当必须覆盖牙齿舌面时，以及必须改变前牙引导时，应采用全覆盖牙冠。另一种方法是V形贴面，可以进行部分舌面覆盖，不需要

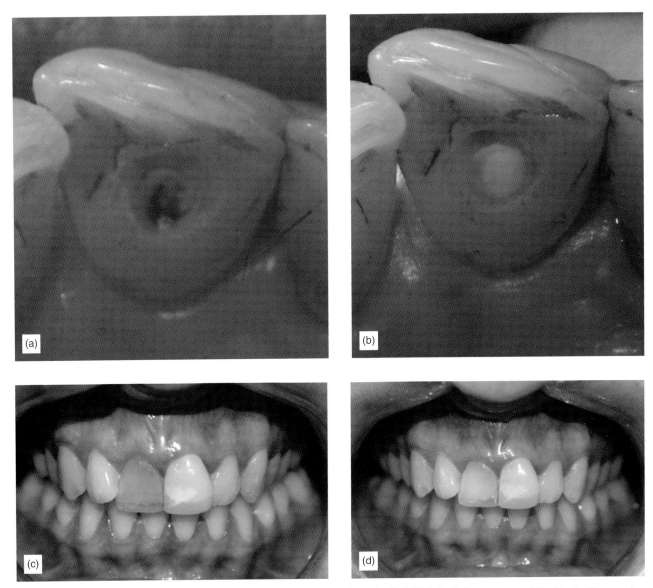

图7.27 （a）去除充填物。（b）用Ionosel封闭牙胶（VOCO）。（c）内漂白之前（courtesy of Dr Nuria Fernandez Marmolejo）。（d）进行一次内漂白之后（courtesy of Dr Nuria Fernandez Marmolejo）。

再破坏接触点，磨出锥度外形，也不再需要磨除约75%的牙体组织。另一种方法是舌侧覆盖贴面，略延伸超出所需的咬合接触。这种舌侧覆盖设计可以被称为V形或"taco-shell*"贴面。它通常用于恢复尖牙或前牙的接触或引导（图7.28）。制备舌侧覆盖贴面时，预备过程有些很小的变化：

- 将切缘预备与龈平面成90°。
- V形贴面就位的方向变为唇面-根尖方向（图7.29），这意味着检查就位道、无倒凹是很重要的。

- 在切缘制备小至中等的舌侧斜面，位于釉质内，来修正就位道。
- 保证舌侧表面有足够的空间提供修复材料所需的厚度。当粘接至釉质时，出于强度的需要，长石瓷或二硅酸锂的厚度应不少于1mm。
- 进行贴面预备，将覆盖范围延伸至舌面。

在对一个缺损的牙体组织进行单一的瓷贴面预备后，终印模和临时修复体与高嵌体的临时修复非常类似，通过一个术前的印模来制备，在某些病例

---

* taco-shell，此处指贴面形似美国墨西哥卷饼。

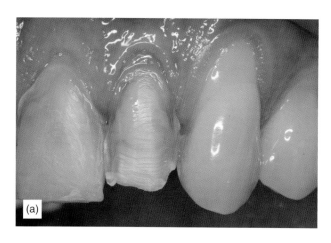
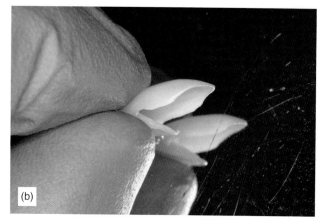
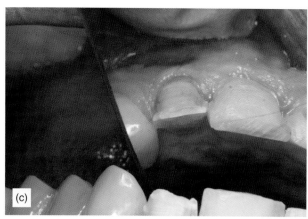
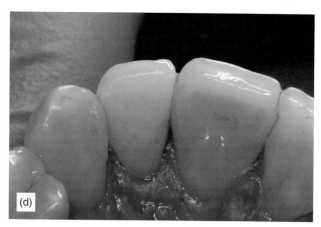

图7.28 （a）V形贴面预备，颊面观。（b）V形瓷贴面。（c）侧切牙需要进行舌面覆盖来获得正中接触。（d）粘接后的V形贴面舌侧观。

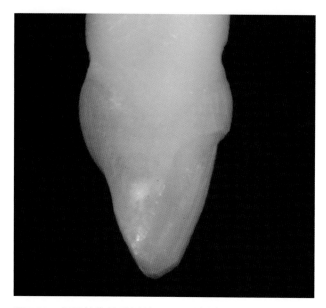

图7.29 用于就位的舌侧斜面，无舌侧磨切。

中需要诊断蜡型。之后进行终印模，通常采用加成型硅橡胶制取印模。简单的临时修复和终印模技术见第8章。当制作多个瓷贴面作为美学重建的一部分时，需要通过诊断蜡型来制作临时贴面。第8章讨论采用微笑设计原则的诊断蜡型的制作，以及更复杂病例的临时修复。

参考文献

[1] Castelnuovo J, Tjan AH, Phillips K, Nicholls JI, Kois JC. Fracture load and mode of failure of ceramic veneers with different preparations. *J Prosthet Dent*, 2000; 83(2): 171–180.

[2] Schmidt KK, Chiayabutr Y, Phillips KM, Kois JC. Influence of preparation design and existing condition of tooth structure on load to failure of ceramic laminate veneers. *J Prosthet Dent*, 2011; 105(6): 374–382.

[3] Batalocco G, Lee H, Ercoli C, Feng C, Malmstrom H. Fracture resistance of composite resin restorations and porcelain veneers in relation to residual tooth structure in fractured incisors. *Dent Traumatol*, 2012; 28(1): 75–80.

[4] Magne P, Perroud R, Hodges JS, Belser UC. Clinical performance of novel-design porcelain veneers for the recovery of coronal volume and length. *Int J Periodontics Restorative Dent*, 2000; 20(5): 440–457.

[5] Peumans M, Van Meerbeek B, Yoshida Y, Lambrechts P, Vanherle G. Five-year clinical performance of porcelain veneers. *Quintessence Int*, 1998; 29: 211–221.

[6] Walls AWG. The use of adhesively retained all-porcelain veneers during the management of fractured and worn anterior teeth: Part 2. Clinical results after 5 years of follow-up. *Br Dent J*, 1995; 178: 337–340.

[7] Wilson C. Multidisciplinary treatment of anterior worn dentition: a staged approach. *Compend Contin Educ Dent*, 2015; 36(3): 202–207.

[8] Castelnuovo J, Tjan AH, Phillips K, Nicholls JI, Kois JC. Fracture load and mode of failure of ceramic veneers with different preparations. *J Prosthet Dent*, 2000; 83(2): 171–180.

[9] Fradeani M, Redemagni M, Corrado M. Porcelain laminate veneers: 6- to 12-year clinical evaluation: A retrospective study. *Int J Periodontics Restorative Dent*, 2005; 25(1): 9–17.

[10] Geminiani A, Lee H, Feng C, Ercoli C. The influence of incisal veneering porcelain thickness of two metal ceramic crown systems on failure resistance after cyclic loading. *J Prosthet Dent*, 2010; 103(5): 275–282.

[11] Chun YH, Raffelt C, Pfeiffer H, Bizhang M, Saul G, Blunck U, Roulet JF. Restoring strength of incisors with veneers and full ceramic crowns. *J Adhes Dent*, 2010; 12(1): 45–54.

[12] Gurel G, Sesma N, Calamita MA, Coachman C, Morimoto S. Influence of enamel preservation on failure rates of porcelain laminate veneers. *Int J Periodontics Restorative Dent*, 2013; 33(1): 31–39.

[13] Edelhoff D, Sorensen JA. Tooth structure removal associated with various preparation designs for anterior teeth. *J Prosthet Dent*, 2002; 87(5): 503–509.

[14] Magne P, Douglas WH. Porcelain veneers: Dentin bonding optimization and biomimetic recovery of the crown. *Int J Prosthodont*, 1999; 12: 111–121.

[15] Bertolotti R. Indirect veneers. *CDA J*, 1988; 16(3): 37–42.

[16] Jones B. Changing lives with porcelain veneers. *J Cosmet Dent*, 2005; 21(3): 132–134.

[17] Prevedello GC, Vieira M, Furuse AY, Correr GM, Gonzaga CC. Esthetic rehabilitation of anterior discolored teeth with lithium disilicate all-ceramic restorations. *Gen Dent*, 2012; 60(4): e274–e278.

[18] Stappert CF, Stathopoulou N, Gerds T, Strub JR. Survival rate and fracture strength of maxillary incisors, restored with different kinds of full veneers. *J Oral Rehabil*, 2005; 32(4): 266–272.

[19] Hui KK, Williams B, Davis EH, Holt RD. A comparative assessment of the strengths of porcelain veneers for incisor teeth dependent on their design characteristics. *Br Dent J*, 1991; 171(2): 51–55.

[20] Burke FJ. Survival rates for porcelain laminate veneers with special reference to the effect of preparation in dentin: a literature review. *J Esthet Restor Dent*, 2012; 24(4): 257–265.

[21] Peumans M, De Munck J, Van Landuyt K, Van Meerbeek B. Thirteen-year randomized controlled clinical trial of a two-step self-etch adhesive in non-carious cervical lesions. *Dent Mater*, 2015; 31(3): 308–314.

[22] Donmez N, Bell S, Pashley DH, Tay FR. Ultrastructural correlates of in vivo/in vitro bond degradation in self-etch adhesives. *J Dent Res*, 2005; 84(4): 355–359.

[23] Gurel G, Morimoto S, Calamita MA, Coachman C, Sesma N. Clinical performance of porcelain laminate veneers: outcomes of the aesthetic preevaluative temporary (APT) technique. *Int J Periodontics Restorative Dent*, 2012; 32(6): 625–635.

[24] Crispin BJ. Margin placement of esthetic veneer crowns. Part III: Anterior tooth visibility. *J Prosthet Dent*, 1981;45(3): 499–501.

[25] Shetty A, Kaiwar A, Shubhashini N, Ashwini P, Naveen D, Adarsha M, Shetty M, Meena N. Survival rates of porcelain laminate restoration based on different incisal preparation designs: An analysis. *J Conserv Dent*, 2011; 14(1): 10–15.

[26] Magne P. Immediate dentin sealing; a fundamental procedure for indirect bonded restorations. *J Esthetic Restorative Dent*, 2005; 17(3): 144–155.

[27] Sadighpour L, Geramipanah F, Allahyari S, Fallahi Sichani B, Kharazi Fard MJ. In vitro evaluation of the fracture resistance and microleakage of porcelain laminate veneers bonded to teeth with composite fillings after cyclic loading. *J Adv Prosthodont*, 2014; 6(4): 278–284.

[28] Gresnigt MM, Ozcan M, Kalk W, Galhano G. Effect of static and cyclic loading on ceramic laminate veneers adhered to teeth with and without aged composite restorations. *J Adhes Dent*, 2011; 13(6): 569–577.

[29] Chaiyabutr Y, Kois JC, Lebeau D, Nunokawa G. Effect of abutment tooth color, cement color, and ceramic thickness on the resulting optical color of a CAD/CAM glass ceramic lithium disilicate reinforced crown. *J Prosthet Dent*, 2011; 105(2): 83–90.

[30] Barizon KT, Bergeron C, Vargas MA, Qian F, Cobb DS, Gratton DG, Geraldeli S. Ceramic materials for porcelain veneers: part II. Effect of material, shade, and thickness on translucency. *J Prosthet Dent*, 2014; 112(4): 864–870.

[31] Guess PC, Schultheis S, Wolkewitz M, Zhang Y, Strub JR. Influence of preparation design and ceramic thicknesses on fracture resistance and failure modes of premolar partial coverage restorations. *J Prosthet Dent*, 2013; 110(4): 264–273.

[32] Schmidt KK, Chiayabutr Y, Phillips KM, Kois JC. Influence of preparation design and existing condition of tooth structure on load to failure of ceramic laminate veneers. *J Prosthet Dent*, 2011; 105(6): 374–382.

[33] Magne P, Douglas WH. Design optimization and evolution of bonded ceramics for the anterior dentition: a finite-element analysis. *Quintessence Int*, 1999; 30(10): 661–672.

[34] Guess PC, Selz CF, Voulgarakis A, Stampf S, Stappert CF.

Prospective clinical study of press-ceramic overlap and full veneer restorations: 7-year results. *Int J Prosthodont*, 2014; 27(4): 355–358.

[35] Cheung W. A review of the management of endodontically treated teeth. Post, core and the final restoration. *J Am Dent Assoc*, 2005; 136(5): 611–619.

[36] Sorensen JA, Martinoff JT. Intracoronal reinforcement and coronal coverage: a study of endodontically treated teeth. *J Prosthet Dent*, 1984; 51(6): 780–784.

[37] Pereira JR, de Ornelas F, Conti PC, do Valle AL. Effect of a crown ferrule on the fracture resistance of endodontically treated teeth restored with prefabricated posts. *J Prosthet Dent*, 2006; 95(1): 50–54.

[38] Magne P, Douglas WH. Cumulative effects of successive restorative procedures on anterior crown flexure: intact versus veneered incisors. *Quintessence Int*, 2000; 31(1): 5–18.

[39] Stokes AN, Hood JA. Impact fracture characteristics of intact and crowned human central incisors. *J Oral Rehabil*, 1993; 20(1): 89–95.

[40] Salameh Z, Sorrentino R, Ounsi HF, Sadig W, Atiyeh F, Ferrari M. The effect of different full-coverage crown systems on fracture resistance and failure pattern of endodontically treated maxillary incisors restored with and without glass fiber posts. *J Endod*, 2008; 34(7): 842–846.

[41] Christensen GJ. Posts vs. no posts in endodontically treated teeth. *Clin Rep*, 2013; 6(11): 1–2.

[42] Meijering AC, Creugers NH, Roeters FJ, Mulder J. Survival of three types of veneer restorations in a clinical trial: a 2.5-year interim evaluation. *J Dent*, 1998; 26(7): 563–568.

[43] Amato M, Scaravilli MS, Farella M, Riccitiello F. Bleaching teeth treated endodontically: long-term evaluation of a case series. *J Endod*, 2006; 32(4): 376–378.

[44] Rotstein I, Mor C, Friedman S. Prognosis of intracoronal bleaching with sodium perborate preparation in vitro: 1-year study. *J Endod*, 1993; 19(1): 10–12.

[45] Rotstein I, Zalkind M, Mor C, Tarabeah A, Friedman S. In vitro efficacy of sodium perborate preparations used for intracoronal bleaching of discolored non-vital teeth. *Endod Dent Traumatol*, 1991; 7(4): 177–180.

[46] Palo RM, Valera MC, Camargo SE, Camargo CH, Cardoso PE, Mancini MN, Pameijer CH. Peroxide penetration from the pulp chamber to the external root surface after internal bleaching. *Am J Dent*, 2010; 23(3): 171–174.

[47] Plotino G, Buono L, Grande NM, Pameijer CH, Somma F. Nonvital tooth bleaching: a review of the literature and clinical procedures. *J Endod*, 2008; 34(4): 394–407.

[48] Fradeani M, Barducci G, Bacherini L, Brennan M. Esthetic rehabilitation of a severely worn dentition with minimally invasive prosthetic procedures (MIPP). *Int J Periodontics Restorative Dent*, 2012; 32(2): 135–147.

[49] Magne P, Magne M, Belser UC. Adhesive restorations, centric relation, and the Dahl principle: minimally invasive approaches to localized anterior tooth erosion. *Eur J Esthet Dent*, 2007; 2(3): 260–273.

[50] Ruiz JL, Coleman TA. Occlusal disease management system: The diagnosis process. *Compend Contin Educ Dent*, 2008; 29(3): 148–158.

第8章

利用牙颌美学诊断系统进行美学联合诊断

Esthetic Co-Diagnosis Using the Dentofacial Esthetic Diagnosis System

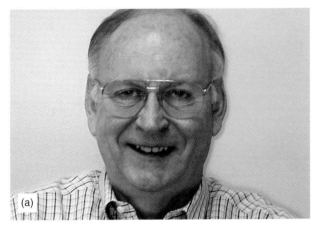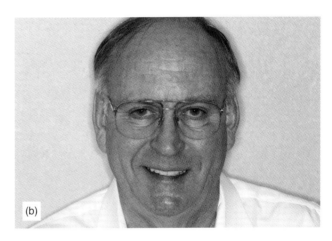

适合的牙颌面设计对于牙齿和全面部外形都有改善。

导读

　　诊断和治疗计划对于成功的治疗至关重要。在进行任何美学的重建之前，必须准备并确认详细的治疗计划（图8.1）。同样，基于对牙颌规律，

患者美学目标，能导致可预期结果的咬合需求，患者满意度和微创预备知识的了解设计修复计划，已在第7章阐述。微笑的设计并不只是奢侈品；它是不可或缺的，与咬合分析结合，组成完整的诊断的一部分。对于临床医生，当患者寻求美学改善时，我们很容易着眼于我们所知道的规则，而忽略了患

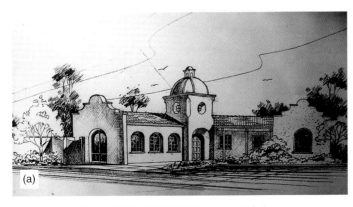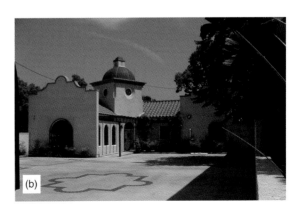

图8.1　（a）建造前2年的建筑设计图。（b）建造后。

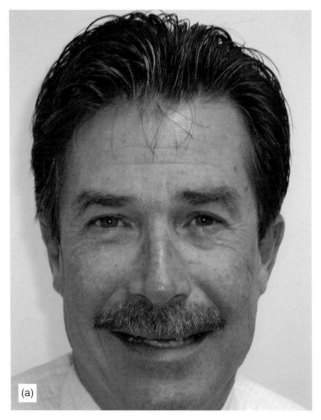

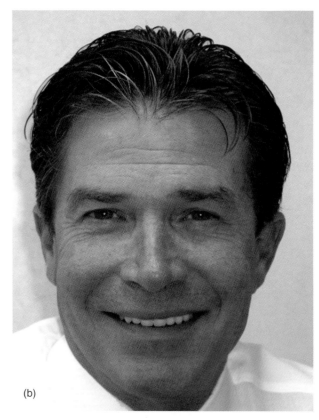

图8.2 （a）贴面修复前的面部照片。（b）经贴面修复后的面部照片。

者的目标。仅仅基于可伸缩的图像或患者的一部牙齿模型进行诊断会使得我们只着眼于牙齿形态和牙龈状况，而忽略整个外表，微笑对于整个面部的改善。同样的，将一系列模型送到技工室，没有详细的指导要求制作诊断蜡型，基本是拉斯维加斯式的赌博。

微笑的心理学

当患者寻求美学牙科治疗时，他们是看着"大照片"——他们想要看起来更好，不仅仅是牙齿，而是微笑和整个面部，临床医生也应当这样，否则患者会不满意（图8.2）[1]。理解了微笑在人类社会交往和整个情感快乐方面的重要性，能够加强在前牙治疗中对微笑重要性的理解（图8.3）[2-3]。牙颌美学是评估与面部其他结构相关的牙齿以及受牙齿影响的面部对称性，与其他任何与美学有关的事物一样，这是主观的，但也有一些基本的规则[4-6]。

在有多颗前牙需要治疗的情况下，第一步应当进行牙颌面部分析及设计，来确保协调的牙颌面部效果。评估和设计应当考虑完整的殆平面，以获得牙列的稳定和耐用（见第13章）。这个过程反映了在进行结构或更大范围的重建时，应当首先进行以美学为目的的结构设计，然后保证恰当的机械性能和功能。X线片及牙周测量、龋坏评估和牙周治疗也应当作为整个诊断的一部分。

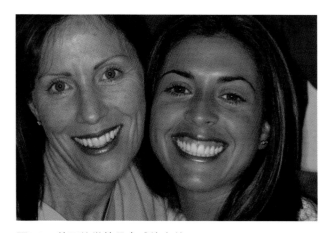

图8.3 美丽的微笑是有感染力的。

图8.4 （a，b）不寻常的牙齿美（部落）。

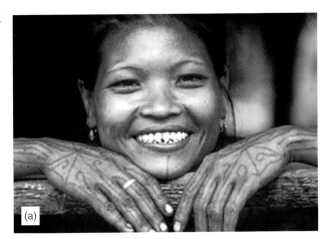
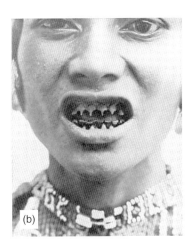

参数，而非规则

通过系统地记录患者的目标和偏好，将其与已知的美学参数结合，能够容易地获得可预测的结果并使患者满意。通过一系列的表格和双向交流，临床医生一步步实施牙颌面部美学诊断，以规则为指导，但不制订绝对的规则，以满足个性化的偏好。

这一过程要用到一些重要的参数。再次强调，主观的自然美需要一些选择和观点的自由度（图8.4）。另一方面，也需一些临床参数来保证健康的咬合，以及一些在美学定义方面的常用参数[7~8]。

收集记录

在完成对患者的微笑诊断之前，必须收集能够用于诊断的信息并呈现给患者。这些信息也能用于与美学团队的成员交流，例如修复医生（作为团队领导），任何相关的专家（正畸医生、牙周医生、外科医生）及技工室技师。照片能够用于评估牙齿位置与面部和唇部关系。照片是向患者展示其面部、笑容和牙齿多角度视角的好方法，以获得相互对治疗的认同。下列记录可以也应当由受到良好训练的牙科助手完成（当地的法律可能会限制辅助人员的职责）：一整套的根尖周X线片、全景X线片（不必需但强烈建议）、6个位点的牙周检查表，及使用面弓和半可调𬌗架上架。最后，能够用简单的即拍即取数码相机获得的11张高质量的系列照片。

微笑设计步骤

将助手拍摄的11章简单照片（表8.1）[9]展示在计算机屏幕或打印出来，使患者能够从不同的角度观察其笑容。将所有的发现记录于牙颌美学诊断表格中（图8.6）[10]。25个牙颌面部美学参数最好用图片说明，这也是将其组织起来最简单的方法。在此每个视角和参数都将被评估，需要临床医生与患者讨论的仅仅是有问题的参数：

- 这个参数是否在接受范围以内？如果是，则无须将其与患者讨论。
- 这一问题是否能够通过修复治疗进行矫正？如果是，向患者解释特殊的治疗、可选择方法及估计的花费。如果不能矫正，解释其局限；或提出专家建议的方案（正畸医生、牙周医生、外科医生）。

必须牢记只有一部分参数需要讨论。通常只需要提出5个或6个有问题的参数，对于大部分病例来说，整个微笑设计流程应当用10~15分钟。

25个参数

下面是25个颌面部参数中的一般性原则，不能作为教条使用。讨论的每个参数都要考虑到患者的喜好，遵从患者需要接受任何矫正治疗的意愿，并

表8.1 颌面美学系列照片

2张面部照片——正面和侧面微笑照（图8.5a，b）。

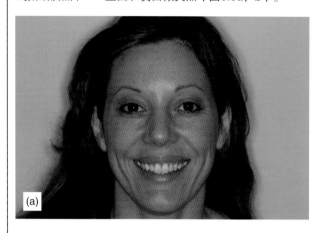 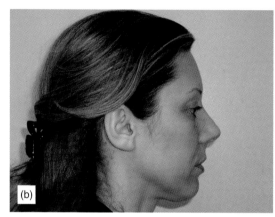

3张不牵拉的近面照——正面、左侧和右侧微笑照（图8.5c～e）。

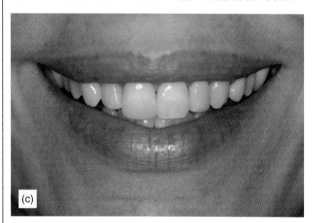 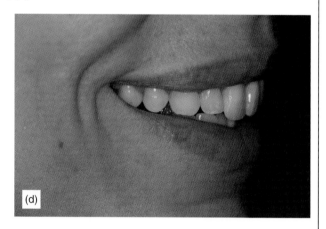

1张放松正面照（图8.5f）。

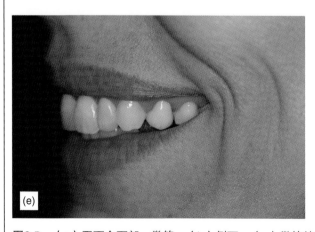 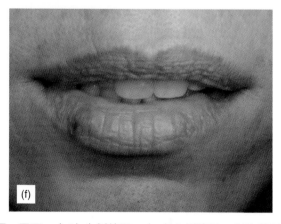

图8.5 （a）正面全面部，微笑。（b）侧面。（c）微笑特写，正面。（d）右侧特写。（e）左侧特写。（f）特写，会话时外观，重复"密西西比"。

3张牵拉的近面照——正面、左侧和右侧照片（图8.5g～i）。

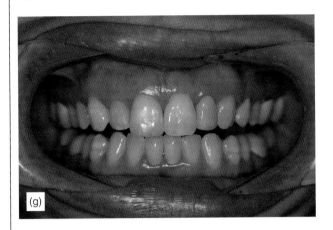

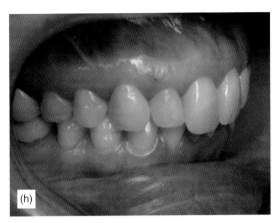

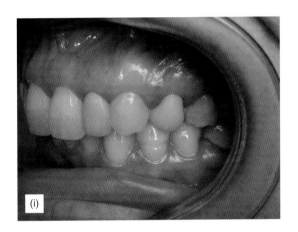

2张反光板上下颌殆面照（图8.5j，k）。

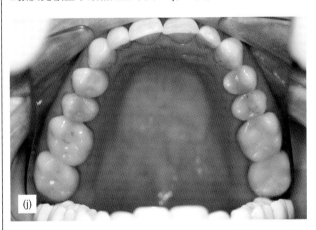

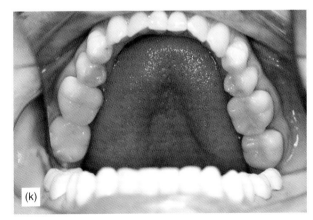

图8.5（续）　（g）牙齿轻微分开的正面双侧拉开。（h）右侧拉开，咬合状态。（i）左侧拉开，咬合状态。（j）上颌殆面。（k）下颌殆面。

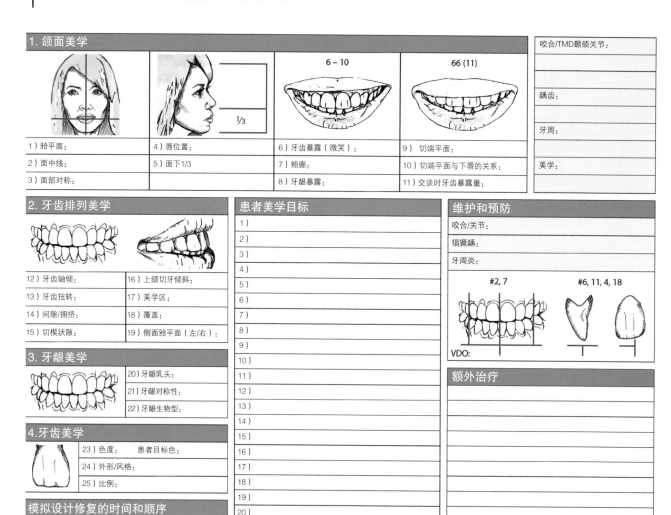

1. 颌面美学

		6 – 10	66 (11)

1）牙合平面：	4）唇位置：	6）牙齿暴露（微笑）：	9）切端平面：
2）面中线：	5）面下1/3：	7）颊廊：	10）切端平面与下唇的关系：
3）面部对称：		8）牙龈暴露：	11）交谈时牙齿暴露量：

咬合/TMD颞颌关节：

龋齿：

牙周：

美学：

2. 牙齿排列美学

12）牙齿轴倾：	16）上颌切牙倾斜：
13）牙齿扭转：	17）美学区：
14）间隙/拥挤：	18）覆盖：
15）切楔状隙：	19）侧面牙合平面（左/右）：

3. 牙龈美学

	20）牙龈乳头：
	21）牙龈对称性：
	22）牙龈生物型：

4.牙齿美学

23）色度： 患者目标色：
24）外形/风格：
25）比例：

模拟设计修复的时间和顺序

蜡型： 个性化临时修复：

患者美学目标

1）
2）
3）
4）
5）
6）
7）
8）
9）
10）
11）
12）
13）
14）
15）
16）
17）
18）
19）
20）
21）

维护和预防

咬合/关节：

猖獗龋：

牙周炎：

#2, 7   #6, 11, 4, 18

VDO:

额外治疗

图8.6 表格内所有图片的记录。

与患者的预算相平衡。采用颌面美学诊断表格能够使临床医生更容易地处理美学和临床参数，并用于后续的检测和诊断（图8.7）。

1. 牙合平面（正面的全面部微笑）（图8.8）[11]

假想一条与水平面平行的线，与中切牙的切缘接触，与双侧尖牙的切缘接触，或与双侧尖牙、侧切牙及其余牙齿等距（图8.9，图8.10）。利用面弓上架的模型能够很大程度上帮助诊断评估，技工室交流及矫正分析（图8.11）。

2. 面中线（正面的全面部微笑）[12]

这是一条将面部垂直分割的线，可以利用眉间（鼻与前额连接的点）及鼻底或唇弓作为面部的参

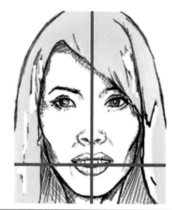

1）牙合平面： 倾斜

2）面中线： 右偏1/2mm

3）面部对称： 正常范围之内

图8.7 表格中记录部分的记录。

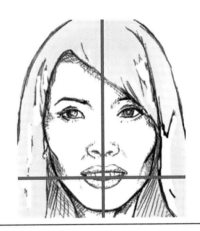

1）𬌗平面：

2）面中线：

3）面部对称：

图8.8 正面的全面部微笑表格。

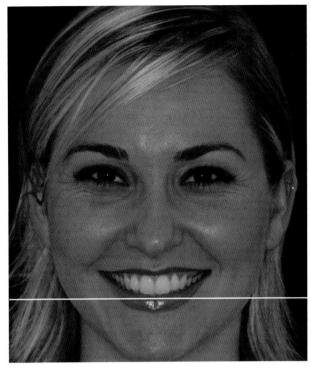

图8.9 全面部理想𬌗平面。

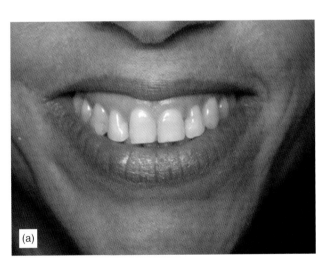

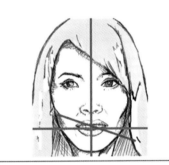

1）𬌗平面： 纠正

2）面中线：

(b) 3）面部对称：

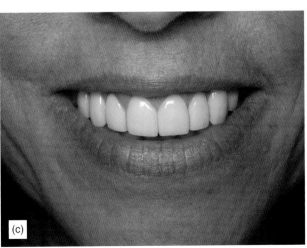

图8.10 （a）倾斜的𬌗平面。（b）修正记录的表格。（c）通过贴面修正咬合倾斜之后。

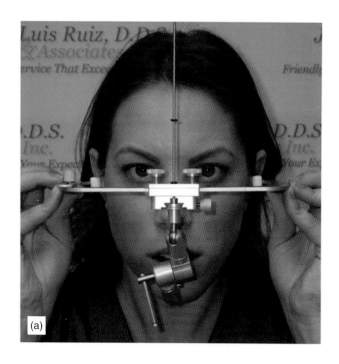

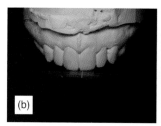

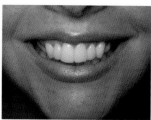

图8.11 （a）带有模型的面弓。（b）面弓连接的模型表现出同样的咬合倾斜，利用指导系统（洛杉矶研究中心）能够在面部观察到。

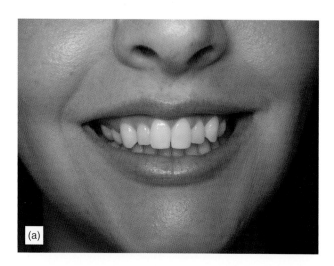

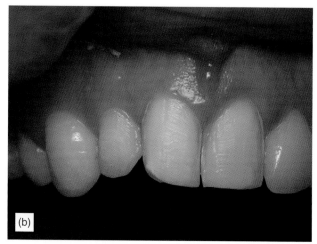

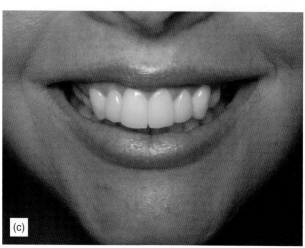

图8.12 （a）中线不齐，倾斜的中线。（b）龈上微创贴面预备。（c）术后5年改善的中线和美观。

图8.13 （a）中线偏右2mm，特写。（b）中线偏右2mm，全面部。

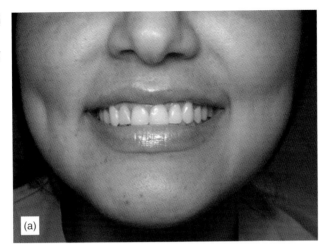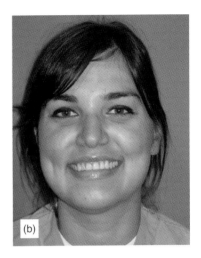

照。理想情况下，面部中线与牙列中线应当一致，但通常并非如此。只要中线与𬌗平面垂直，牙列中线可以偏离正中2mm，人眼很难察觉这一差距（图8.12，图8.13）。利用面弓上架的模型能够很大程度上帮助诊断评估，技工室交流和矫正分析（图8.14）。

3. 面部对称（正面的全面部微笑）

应当注意面部的任何不对称，因为其会影响𬌗平面和中线。面部不对称会使与技工室的分析和交流复杂化，会导致得到不佳的结果。只有使用校准面弓上架的模型才能够与技工进行良好的交流，才会使接受矫正成为可能（图8.15）。

4. 唇位置（外形）

当正畸或修复牙医对牙列前突的患者进行较大变化治疗时，考虑上唇的位置及支撑是很重要的（图8.16），因为上唇是由牙齿支撑的[13]，其变化会对上唇的外观带来积极或消极的影响。Ricketts E[14]线是鼻尖与颏顶点之间的连线，上唇应距离该线1mm，下唇应与之接触（图8.17）。但是，参数是主观的，取决于种族，因此患者的主观要求应作为最主要的准则（图8.18）。

5. 面下1/3（外形）

塌陷的面下1/3会有苍老的效果。面下1/3塌陷主要因为缺乏后牙支撑咬合的垂直距离，以及严重的咬

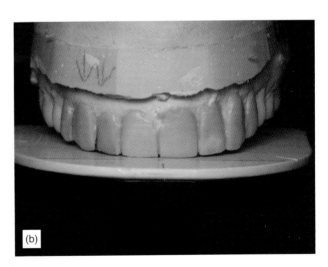

图8.14 （a）在面弓上能看出中线偏斜。（b）通过诊断蜡型矫正。

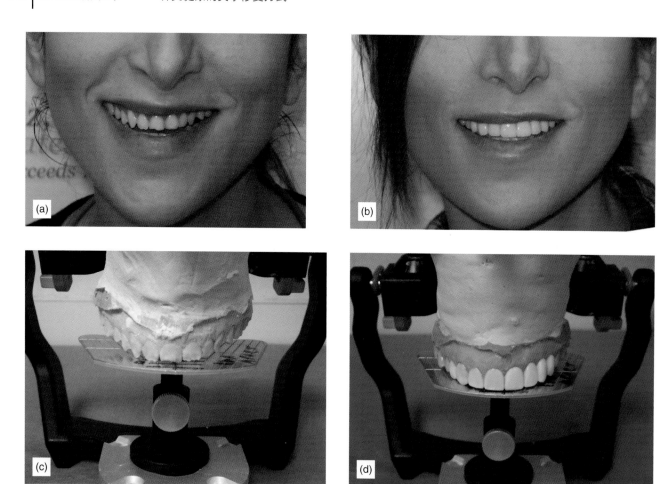

图8.15 （a）面部不对称会妨碍诊断和最终的结果，必须预先进行评估和讨论以避免不合理的期望。（b）良好的结果，仍旧显示出纠正不对称的面型和笑容的复杂性。（c）面弓连接的模型，利用通过面弓和𬌗架校准的诊断平面。（d）诊断蜡型显示纠正的中线和𬌗平面。

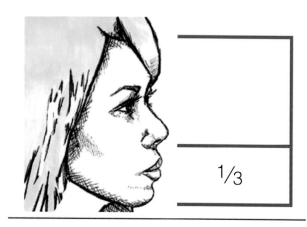

4）唇位置：

5）面下1/3：

图8.16 参数4和参数5在表格的该部分进行评估。

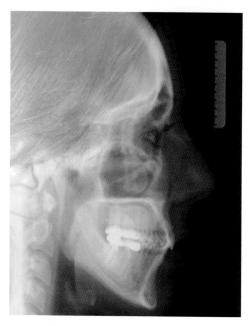

图8.17 头影测量显示嘴唇由牙齿支撑。

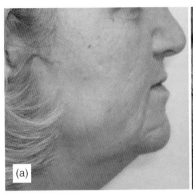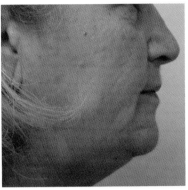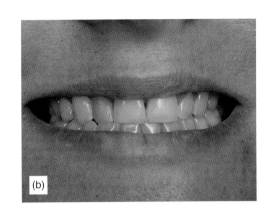

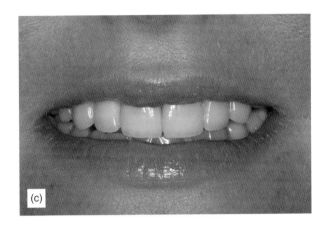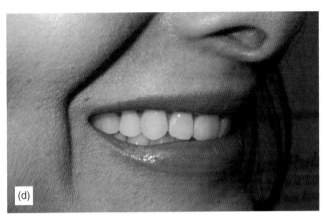

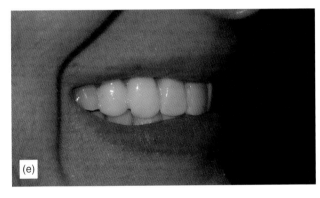

图8.18　（a）增加唇部支撑能够年轻化。（b）术前患者唇部无支撑。（c）患者术后，通过微创贴面改善了唇部支撑。（d）嘴唇支撑的侧面观。（e）临时修复阶段改善的唇部支撑。

图8.19　面下1/3塌陷，与经上颌牙列重建后打开咬合比较。

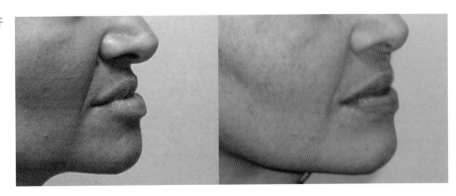

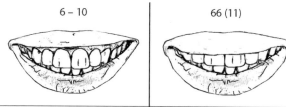

6~10	66 (11)
6）牙齿暴露（微笑）：	9）切端平面：
7）颊廊：	10）切端平面与下唇的关系：
8）牙龈暴露：	11）交谈时牙齿暴露量：

图8.20　参数6~11通过微笑特写和会话外观评估。

合磨耗。这一参数应当在计划正畸或广泛修复治疗时被考虑，这一改善会使患者年轻化（图8.19）[15-18]。

6. 牙齿暴露（正面微笑观）

　　牙齿暴露是由年龄决定的参数，是患者最常考虑的因素之一（图8.20）[19-20]。通常当牙齿严重磨耗时，延长切端会使微笑年轻化。理想情况下，

上颌牙齿的切端应当轻触下唇。在微笑过程中，上牙越远离下唇，下牙就会显露越多，微笑时就会显得越老。患者的目标和喜好在评估过程中至关重要（图8.21，图8.22）。

7. 颊廊（正面微笑观）

　　目前颊廊是以一种需求作为引导，即要求有较宽的牙弓，同时颊廊的阴影或空间较小。尽管有时狭窄牙弓是自然发生，但是正畸治疗中拔除前磨牙通常会导致上颌牙弓塌陷或狭窄。如果在评估中患者想要更丰满的笑容，则可以讨论修复或正畸的方法进行修复（图8.23）。

8. 牙龈暴露（正面微笑观）

　　牙龈暴露是在牙冠上方所显示的所有牙龈。牙龈显示的量应当两侧对称。对于绝大多数女

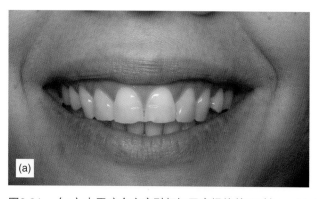
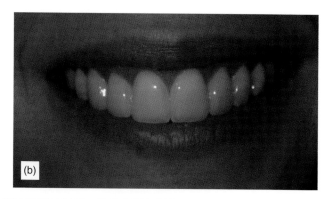

图8.21　（a）由于咬合疾病引起切牙磨损使前牙过短。（b）瓷贴面增加长度，使外表更年轻化。

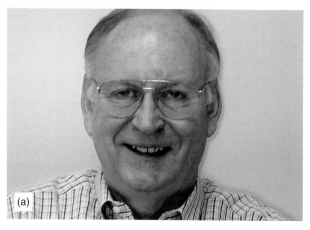
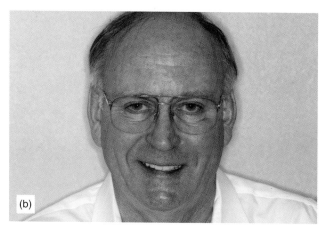

图8.22　（a）牙齿不足迫使患者用力微笑来露出牙齿。（b）改善牙齿外观后，笑容更放松，能露出足够的牙齿，也更美观。

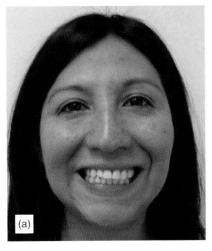
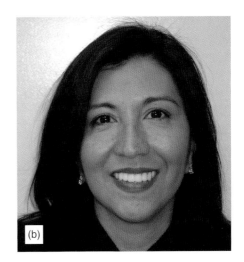

图8.23 （a）不对称的颊廊。（b）纠正后的颊廊。

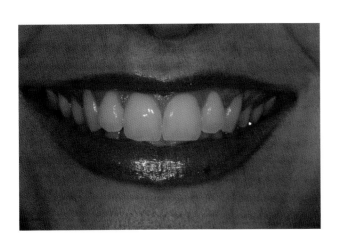

图8.24 可接受的牙龈外露。

性来说，露出最多2mm的牙龈是可以接受的（图8.24）。由于男性通常嘴唇更长，露出任何一点牙龈都是不美观的。冠延长术通常可以矫正"露龈笑"（图8.25，图8.26）。

9. 切端平面（正面微笑观）

切端平面，即一条与所有露出牙齿切端接触的线，它应当是连续的，而不能类似过山车（图8.27），且应当是正向弯曲，类似一个开心的面孔。反向的曲线是不合理的，而且也不应该是无规律或波浪形的（图8.28）。

10. 切端平面与下唇的关系（正面微笑观）

切端平面应当与下唇的曲线协调（图8.29）。

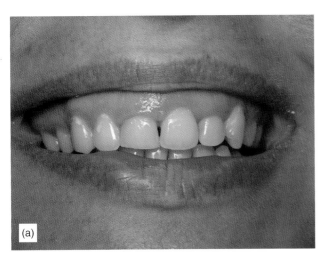
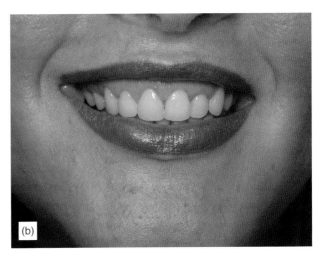

图8.25 （a）过度且不对称的牙龈外露。（b）通过冠延长术纠正牙龈外露。

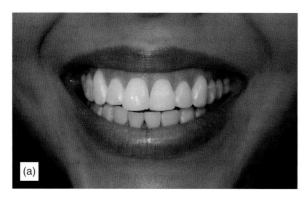

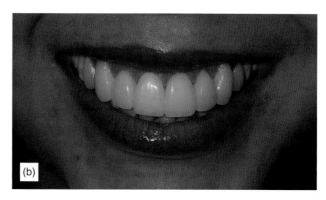

图8.26 （a）过度且不对称的牙龈外露。（b）冠延长术和瓷贴面修复后。

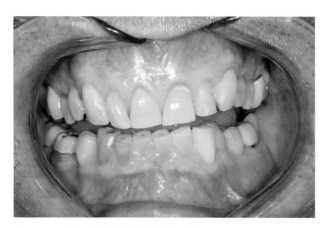

图8.27 咬合疾病引起的波浪形切平面。

唇有不同的曲线类型，忽略唇曲线的类型会导致结果不美观（图8.30）。

11. 交谈时牙齿暴露量

一些系统建议拍照片观察上唇静止时的外观，来帮助决定合适的牙齿外露量。但是，更重要的是了解当患者讲话时会露出多少牙齿，因为这是被他人观察时牙齿的暴露量（图8.31，图8.32）。拍摄患者重复"密西西比"时的照片，可以记录谈话时

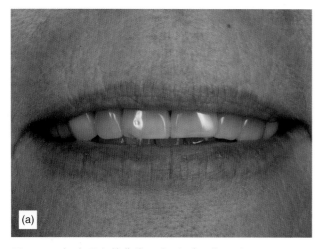

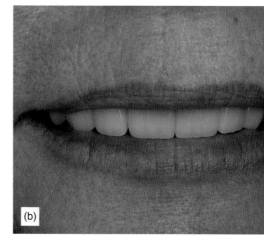

图8.28 （a）反向的曲线。（b）贴面修正后。

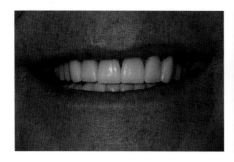

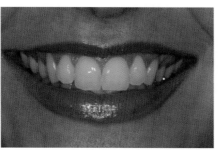

图8.29 切端平面依照嘴唇曲线。

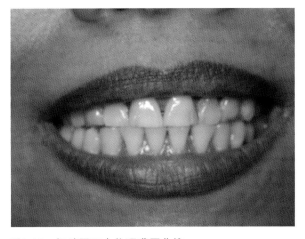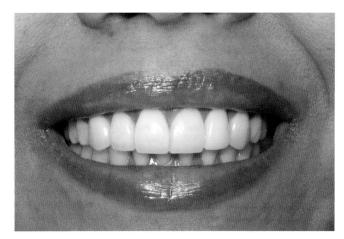

图8.30　切端平面未依照嘴唇曲线。

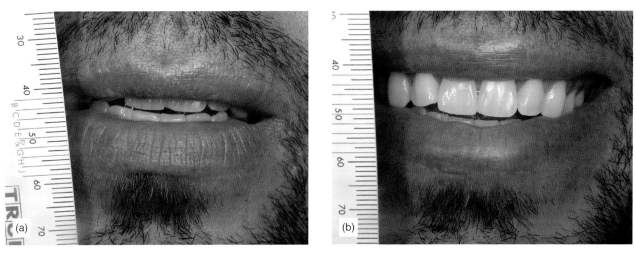

图8.31　（a）男性重复"密西西比"，会话时牙齿外观。（b）同一位男性微笑。

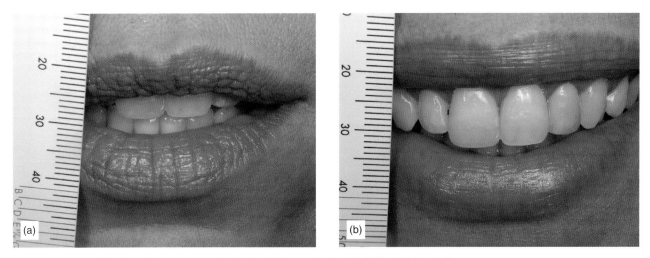

图8.32　（a）女性重复"密西西比"，会话时牙齿外观。（b）比较微笑时露出牙齿的量。

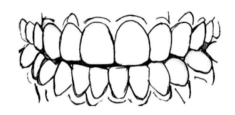

12）牙齿轴倾（正面）：

13）牙齿扭转：

14）间隙/拥挤：

15）切楔状隙：

图8.33 闭口牵拉口角的近距离记录。

的外观。与微笑时露出的牙齿量相似，谈话时牙齿露出的量也随年龄减少。

12. 牙齿轴倾和旋转（正面双侧牵拉口唇照）

牙齿轴倾（图8.33）和旋转[21]是重要的参数。

它们能够轻易降低笑容的吸引力，患者也应当参与决定是直接修复，修复前正畸治疗或正畸治疗，哪种方法是矫正这些差异的正确方案（图8.34）。

13. 牙齿扭转

牙齿扭转很容易被注意，应当与患者就正畸治疗或修复治疗的所有优势和后果进行讨论。

14. 间隙/拥挤（正面双侧牵拉口唇照）

通常，间隙和拥挤可以单纯通过正畸进行矫正，但有时修复矫正能够获得更快的结果，而在某些病例中可能需要联合治疗。了解患者的目标，对结果的时间预期及其预算能够帮助做最终的决定（图8.35，图8.36）。

15. 切楔状隙（正面双侧牵拉口唇照）

切楔状隙是牙齿的轮廓，也是美学效果的关键。评估目前的楔状隙类型，及患者所希望的最

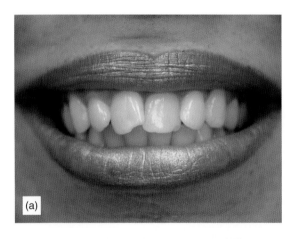

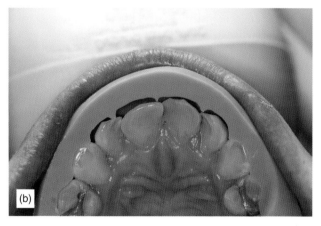

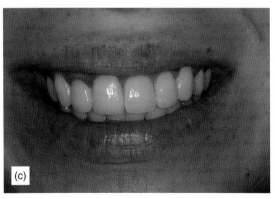

图8.34 （a）女性患者，具有扭转和轴倾的问题，但不愿进行正畸。（b）利用硅橡胶模型来保证在正确的区域进行分离，以获得正确的牙齿大小。（c）4个贴面修复的最终结果。

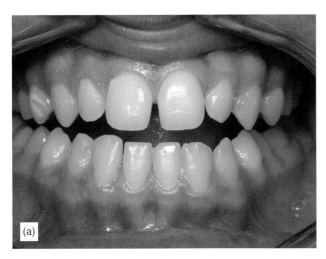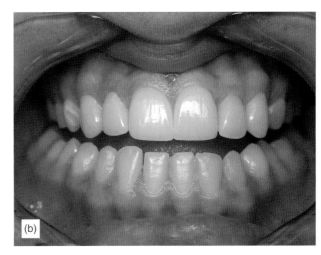

图8.35　（a）能够不利用正畸对间隙进行矫正。（b）仅通过贴面获得的良好结果。

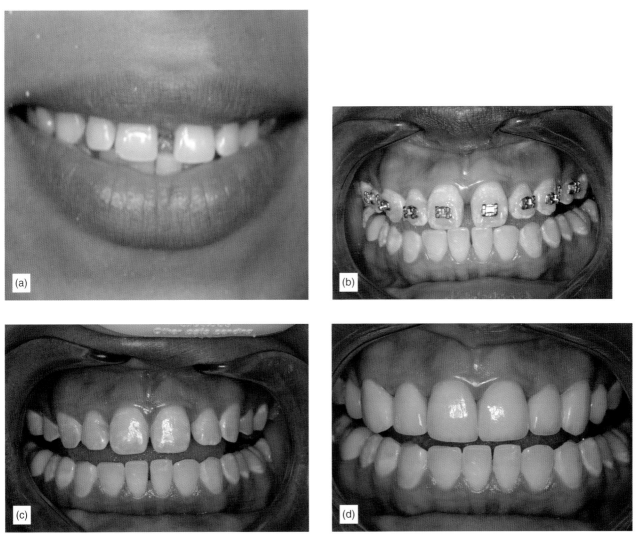

图8.36　（a）一些病例需要进行修复前正畸，以避免产生不对称或过大的中切牙。（b）修复前正畸改善间隙。（c）去掉托槽后。（d）修复后外观。

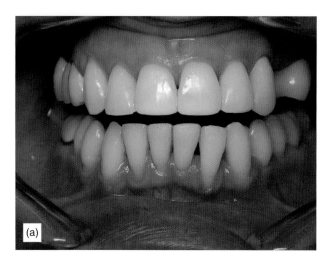
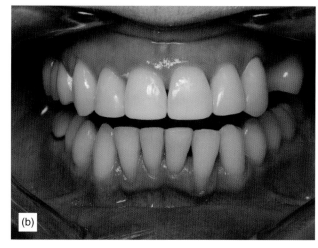

图8.37 （a）不对称的切楔状隙会造成不美观的外表。（b）对于切嵴进行微量的釉质修整，楔状隙能够获得很好的美学改善。

终楔状隙形态能够帮助使最终的修复效果更加清晰。利用一本笑容书能够帮助患者简化选择（图8.37）。

16. 上颌切牙倾斜（微笑侧面观）

上颌切牙应当稍向前倾斜或相对于𬌗平面前倾（图8.38）。过度的前倾或后缩都是不美观的，如果患者对其不满意，则必须讨论包含正畸的治疗方案。对于倾斜的调整会改变覆盖，必须对此进行考虑（图8.39，图8.40）。

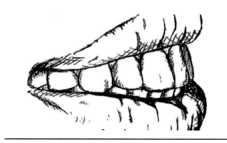

16）上颌切牙倾斜：

17）美学区：

18）覆𬌗/覆盖：

19）侧面𬌗平面（左/右）：

图8.38 牵拉和不牵拉口角的侧面观，评估参数16～19。

17. 美学区（微笑侧面观）

由于患者通常只从正面观察自己，侧面的照片可以用于评估，对于诊断也是很有价值，通常能够使患者了解一些看不到的问题，有时需要将修复向远中延伸（图8.41）。

18. 覆盖/覆𬌗（微笑侧面观/正面双侧牵拉口唇照）

覆盖和覆𬌗是重要的功能参数（图8.42），有时需要进行调整来为功能性边缘运动提供必要的间隙。然而，很多患者认为理想的牙齿位置应当是切对切，或仅有很小的覆盖；他们通常认为覆盖是不必要的。此时的宣教是很必要的，以避免患者的不满（图8.43，图8.44）。

19. 侧面𬌗平面（微笑侧面观/正面双侧牵拉口唇照）

从侧面评估𬌗平面是很重要的。后面牙齿应当比前面牙短；相反的𬌗平面是不美观的，也会造成不理想的咬合结果（图8.45）。

20. 牙龈乳头（正面双侧牵拉口唇照）

牙龈乳头（图8.46），或牙龈乳头缺失，会导致牙齿楔状隙开放，这通常是患者的主诉。收集信息并形成一个治疗计划来修复失去的龈乳头是很重要的。有多种方法可供选择，例如引导骨再生，正

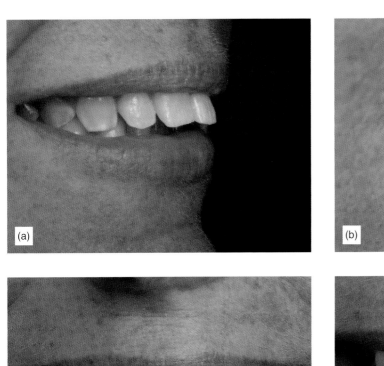
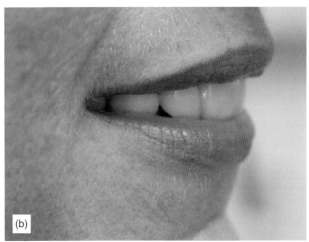
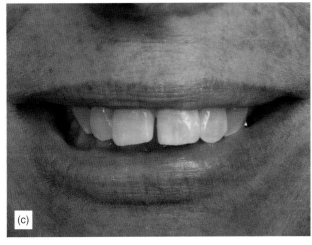
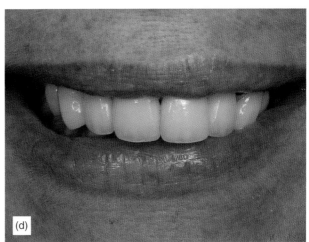

图8.39　（a）老年女性病例，不愿进行金属丝和托槽的正畸，进行了大量的牙体预备，通过贴面矫正了过度前倾。（b）最终结果，侧面观。（c）正面观。（d）最终贴面的正面观，及隐适美矫正。大量的预备是不恰当及不常见的。

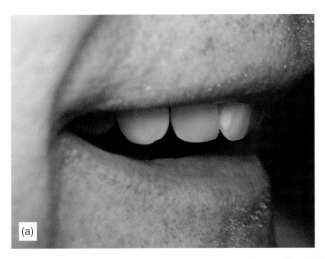
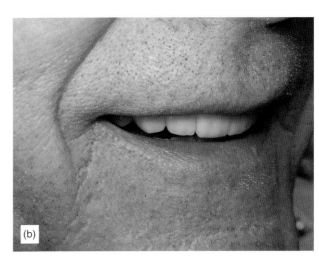

图8.40　（a）前牙过度后缩。（b）改善的后缩及对嘴唇的影响。

畸牵引及修复方法进行选择。如果计划采用修复方法关闭龈间隙，患者应当认识到，牙齿的外形会从钟状变为方形。同样该方法的局限性和对间隙的不完全关闭应当同患者讨论（图8.47）。

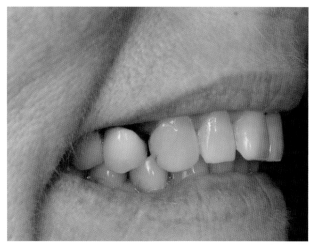

图8.41　当患者看到侧面照片时，能够看到通常从正面看不到的问题。

21. 牙龈对称性（正面双侧牵拉口唇照）

当能看见整颗牙齿时，牙龈的对称性对美学非常重要。如果能够看到牙龈，而存在不对称时，应当让患者对其进行了解，并询问是否需要改善。基于其严重性和患者的目标，可以将牙周矫正纳入治疗计划。

22. 牙龈生物型（正面双侧牵拉口唇照）

当美学计划包括拔牙、种植或固定义齿时，牙龈的生物型是很重要的，同时，牙龈的稳定性也是非常重要的，因为它是决定牙龈退缩和还是稳定的重要因素（图8.48）。

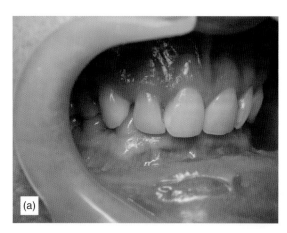
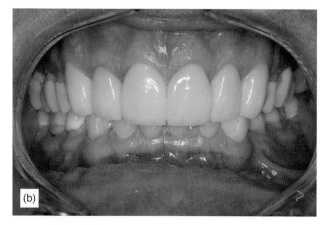

图8.42　（a）110%深覆𬌗，患者咬至上腭。（b）通过粘接贴面和长期高嵌体临时修复打开咬合后。

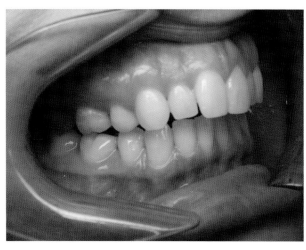

图8.43　过度覆盖。

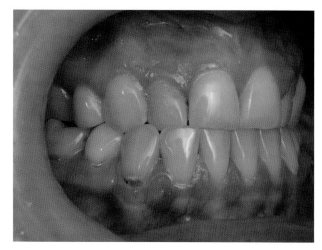

图8.44　覆盖不足。

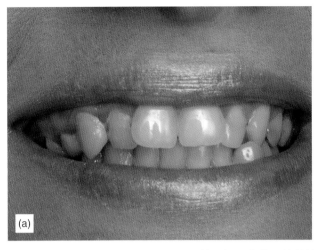

图8.45　（a）反向的𬌗平面，后牙比前牙长是非常不美观的。（b）结合传统正畸和一些修复体改善后的𬌗平面。

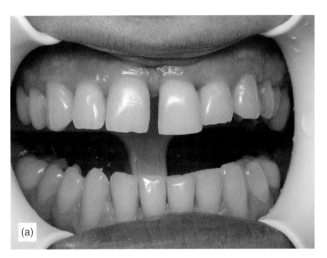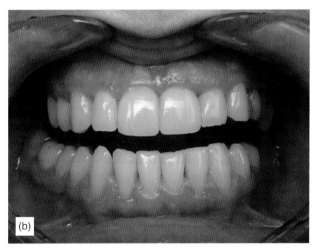

图8.46　（a，b）开放的龈楔状隙和大的间隙是有挑战性的。

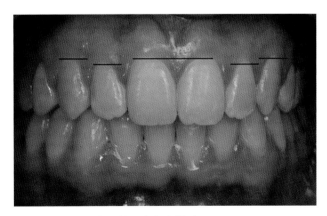

图8.47　牙龈顶点对美观有很大影响。

23. 色度（正面双侧牵拉口唇照）

　　多年的临床实践告诉笔者，患者对美学治疗不满意的首要原因是对牙齿的色度不满，通常医生想让牙齿更白。最有效和简单的方法是给患者两个基本的选择，及第三种特殊情况："自然白"或A1；"好莱坞白"或B1；第三种选择提供给更年轻的患者，可能已经是B1但想要更白的效果，"极白"或1M1——比这更白的效果看起来会更假（图8.49，图8.50）。

24. 外形（正面双侧牵拉口唇照）

　　牙齿的外形与面型无关[22]。但与患者的偏好、性别和年龄相关。确定患者偏好的简单方法是微笑设计手册，例如LVI微笑目录或洛杉矶学院微笑手册。

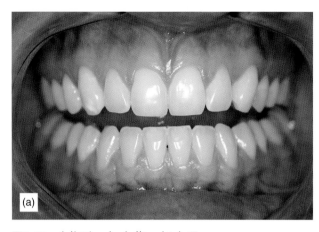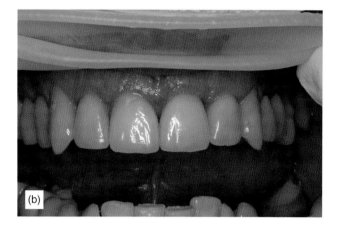

图8.48　生物型：（a）薄。（b）厚。

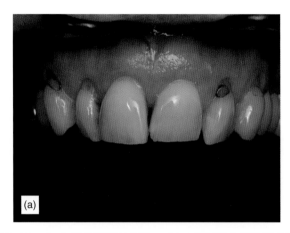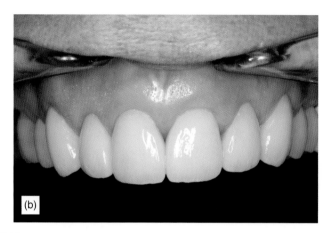

图8.49　（a）牙齿变暗且污染。（b）经过漂白和贴面修复后。

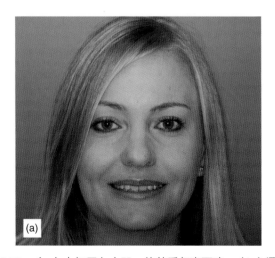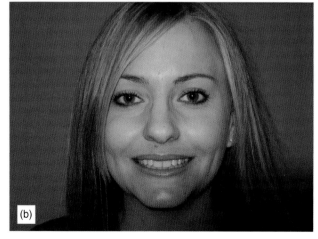

图8.50　（a）中切牙向内凹，使其看起来更暗。（b）漂白及双侧中切牙贴面修复后。

25. 比例（正面双侧牵拉口唇照）

　　如果高度和宽度比例正确，牙齿会看起来更对称，因此也更美观。这在患者微笑时露出整颗牙齿和牙龈时是很重要的。尽管这是客观的，比例大概应为高度100%、宽度大约80%（图8.51）。

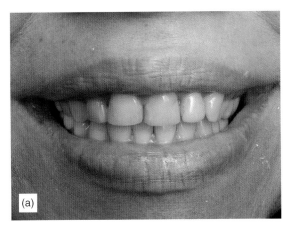 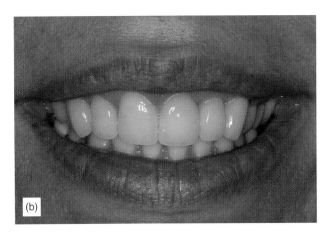

图8.51　（a）牙齿的比例使其看起来呈方形且不美观。（b）延长牙冠且行贴面修复后。

交流

牙医与患者

在患者决定微笑设计的几分钟内，牙医与患者都应该了解其美学目标的本质、可用的治疗方法、患者优先处理的事、费用问题和治疗方法的局限性。这能够获得真正的美学共同诊断，使患者对美学结果更满意。尽管患者参与很重要，但同样重要的是控制这一过程，不要过度承诺，尤其是对特殊的或带有情感上目标的患者。重要的是要提醒他们完美从来不是目标，以避免产生不切实际的期望，否则即使是美观的结果也会打折扣，因为永远存在更好的东西。

应当将患者及临床医生关心的问题和希望的矫正方式记录在表格上（图8.52）。表格的最上方记录患者最优先主诉的问题。必须处理患者的主诉，必须尽临床医生最大的努力来满足患者最主要的主诉。在治疗开始之前，讨论治疗这项主诉可能的局限性也是十分重要的。

牙医与技师

经过微笑分析并记录患者的偏好后，可以将模型送至技工室按"设计蓝图"制作诊断蜡型。送至技工室的模型应当配套使用面弓妥善组装，以便提供殆平面和中线的信息。并且，提供的模型应当是经过平衡处理过的（见第13章），因此当采用平衡后的诊断蜡型来制作临时贴面时，能够更精确地密合。牙医与技师的交流和牙医与患者的交流同样重要。技师应当了解临床医生基于患者的要求所做的决定，包括牙齿长度、形状、殆平面调整、覆盖改变等。与技师良好的沟通能够制作出好的诊断蜡型（图8.53）。在预备之前检查诊断蜡型是很重要的，以保证技师是否按照要求制作了诊断蜡型。有时不正确的理解会造成诊断蜡型未能按临床医生和患者的期望正确再现，这对患者将来的重建有重要

图8.52　将患者基本的美学目标记录在表格中是很重要的。

患者姓名：		日期：
患者主要关心的问题		
1.		
2.		
3.		
4.		
患者的美学期望：		

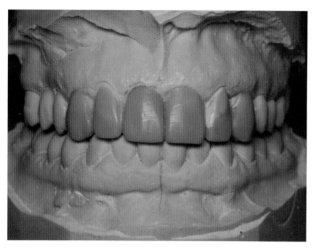

图8.53 良好的诊断蜡型。

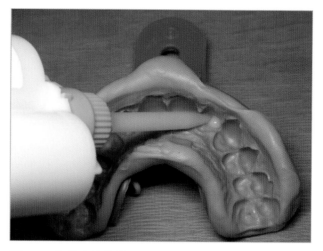

图8.54 标注中线的模型，用双丙烯复合材料充填。

影响，因此花费几分钟来检查是值得的。如果蜡型不理想，应当送回进行修改。

制作临时修复体（标准方法）

利用硅橡胶材料如Panasil（Kettenbach）来制作两个最终诊断蜡型的硅橡胶导板。一个用作预备引导，另一个来制作标准的临时修复体。临时修复体应当用合适色度的优质双丙烯酸复合材料来制作，例如Vysalis（Kettenbach）或者Structure 3（VOCO）。有两种方法利用硅橡胶模型制作临时修复体。一种是将其完全安放至口内，聚合收缩会帮助临时修复体固位。另一种更理想的方法是在完全聚合之前将其移除，在口外进行修整、清理并粘接。这样能够更好地清理掉牙龈周围的临时冠材料，粘接后维护更健康的组织。

椅旁粘接临时修复体步骤

步骤1： 确定导板延伸超过工作牙至少3~4个牙位，这样能够增强引导性，检查是否在口内正确地就位。

步骤2： 用笔在导板的中线处标记，以便获得更容易的引导（图8.54）。

步骤3： 用双丙烯酸复合材料填满导板，确保未产

生气泡。首先排出豌豆大小的量，因为自动混合的尖端第一部分材料通常没有良好的混合。

步骤4： 用中线作为引导将导板安放于牙齿上，避免在预备牙位的区域挤压模型，因为可能会产生气泡。轻柔地将其保持在位。

步骤5： 时机是重要的。当材料开始变硬但仍有一些弹性时，约1分钟后，就是将导板从口内去除的时机。

步骤6： 快速去除舌侧多余的材料，以避免其干扰移除过程。轻柔地使用蜡刀从牙齿上将临时修复体去除。最好将临时修复体完整移除，但如果破损，也很容易修补。

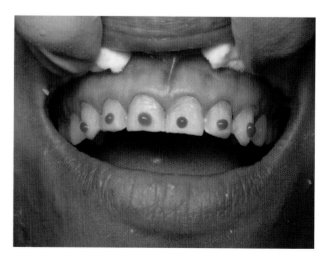

图8.55 点酸蚀和粘接。

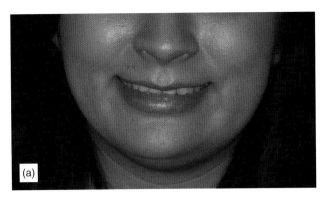 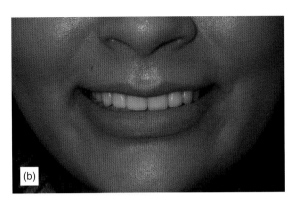

图8.56 （a，b）在美学检查就诊时并排摆放的照片。

步骤7： 将临时修复体从口内去除后，用纱布清理牙齿上多余的材料，将临时修复体重新就位，避免在口外发生收缩。

步骤8： 等待4分钟进行最终的聚合和收缩。这是用流动树脂进行必要修补的最佳时机。不需使用粘接系统；材料是相容的，能够自动粘接。

步骤9： 如果没有能够嵌入的固位形或楔状隙，可以采用点酸蚀和粘接。一般将点酸蚀和粘接剂置于同一位置，从而能够很容易地分辨并用车针去除（图8.55）。

步骤10： 用任一树脂临时粘接剂修整并粘接。

步骤11： 清理粘接剂，调整咬合。对长度、体积等进行必要的修正。

步骤12： 告知患者及家属一开始看起来奇怪，有可能过长是正常的，因为与通常发生了变化。讲话可能受到影响，需要几天时间来重新获得特定词语发音的能力。这些都会过去，患者也会适应[19]。

美学和咬合检查

临时修复体给患者机会来"尝试"新的笑容以及咬合的变化。1周后的美学检查能够使医生了解患者检查喜欢什么、不喜欢什么，需要在最终修复体制作之前进行何种改变。在这次预约中，助手会拍摄新的全面部照片、微笑照和特写、正面

及侧面照。这些照片应当与术前照片并排放置，以便对所达到的目标进行全面的评估（图8.56）。通常患者会对改善的笑容满意。如果需要进行修正（变短、加长、修整、变大等），应当在临时修复体上进行。如果需要做任何修正，最好在1周后进行新的美学检查预约。对咬合也应进行同样的修正。当患者对临时修复体满意后，将临时修复体的藻酸盐模型送至技工室，他们能够使用满意的临时修复体模型作为指导，来制作最终修复体（图8.57）。

牙医与患者交流其承诺、美学目标，以及整个口腔的健康，无疑会提高患者对治疗的接受程度与满意程度。当类似牙颌面部美学诊断这样的系统开始实施时，牙医可以获得预期的治疗结果，改善患者满意度及美观程度。

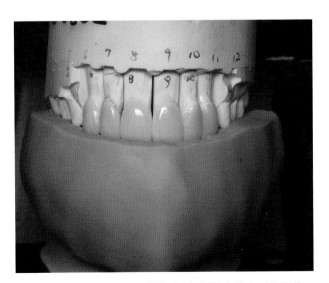

图8.57 技工室使用的硅胶模型来复制满意的临时修复体。

参考文献

[1] Ruiz JL. Achieving optimal esthetics on a patient with severe trauma: using a multidisciplinary approach and an all-ceramic fixed partial denture. *J Esthet Restor Dent*, 2005; 17: 285–292.

[2] Ruiz JL. The psychology of a smile. *J Cosmetic Dent*, 2003; 19: 58–59.

[3] Coffield KD, Phillips C, Brady M, Roberts MW, Strauss RP, Wright JT. The psychosocial impact of developmental dental defects in people with hereditary amelogenesis imperfecta. *J Am Dent Assoc*, 2005; 136(5): 620–630.

[4] Morley J, Eubank J. Macroesthetic elements of smile design. *J Am Dent Assoc*, 2001; 132: 39–45.

[5] Morr T. Understanding the esthetic evaluation for success. *J Calif Dent Assoc*, 2004; 32: 153–160.

[6] Frese C, Staehle HJ, Wolff D. The assessment of dentofacial esthetics in restorative dentistry: A review of the literature. *J Am Dent Assoc*, 2012; 143(5): 461–466.

[7] Atiyeh BS, Hayek SN. Numeric expression of aesthetics and beauty. *Aesthetic Plast Surg*, 2008; 32(2): 209–219.

[8] Ricketts RM. The biologic significance of the divine proportion and Fibonacci series. *Am J Orthod*, 1982; 81: 351–370.

[9] Ruiz JL. A systematic approach to dento-facial smile evaluation using digital photography and a new photographic view. *Dent Today*, 2006; 25: 82–86.

[10] Ruiz JL. Achieving predictable, beautiful smiles using a dento-facial esthetic diagnosis system. *Compend Contin Educ Dent*, 2007; 28(1): 50–55.

[11] Lee RL. Standardized head position and reference planes for dento-facial aesthetics. *Dent Today*, 2000; 19(2): 82–87.

[12] Spear FM, Kokich VG, Matthews DP. Interdisciplinary management of anterior dental esthetics. *J Am Dent Assoc*, 2006; 137(2): 160–169.

[13] Jacobsen A. *Radiographic Cephalometry: From Basics to 3-D Imaging*, 2nd ed. Hanover Park, IL: Quintessence Publishing, 1995, p. 239.

[14] Ricketts RM. A foundation for cephalometric communication. *Am J Orthodont*, 1960; 46: 330–357.

[15] Mack MR. Facially generated occlusal vertical dimension. *Compend Contin Educ Dent*, 1997; 18(12): 1183–1190.

[16] Kois JC. Occlusal vertical dimension: Alteration concerns. *Compend Contin Educ Dent*, 1997; 18(12): 1169–1177.

[17] McLaren EA, Rifkin R. Macroesthetics: Facial and dentofacial analysis. *J Calif Dent Assoc*, 2002; 30(11): 839–846.

[18] Ricketts RM. The golden divider. *J Clin Orthod*, 1981; 15(11); 152–159.

[19] Rivera-Morales WC, Goldman BM. Are speech-based techniques for determining OVD reliable? *Compend Contin Educ Dent*, 1997; 18(12): 1214–1215, 1219–1223.

[20] Vig RG, Brundo GC. Kinetics of anterior tooth display. *J Prosthet Dent*, 1978; 39(5): 502–504.

[21] Spear FM. The esthetic correction of anterior dental mal-alignment conventional vs. instant (restorative) orthodontics. *J Calif Dent Assoc*, 2004; 32(2): 133–141.

[22] Wolfart S, Menzel H, Kern M. Inability to relate tooth forms to face shape and gender. *Eur J Oral Sci*, 2004; 112(6): 471–476.

第四部分
间接修复体的粘接

Bonded Cementation of Indirect Restorations

第9章
贴面和高嵌体的粘接

Bonded Cementation of Veneers and Onlays

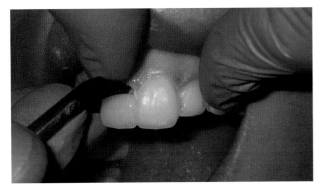

在去除树脂水门汀时使用恰当的技术将会确保简单和安全，改善边缘。

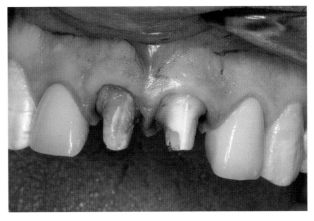

图9.1　用树脂加强型玻璃离子粘接全冠［Meron Plus AC（VOCO）］；注意去除牙齿的量及龈下边缘。

粘接修复体

　　粘接是确保粘接修复体正确固位和边缘封闭的重要步骤。间接高嵌体或贴面的粘接总让人担心，有时妨碍了临床医生对这一新技术的推广。事实上，利用传统的冠桥粘接剂，如树脂加强型玻璃离子能够成功地对传统冠桥进行粘接，操作简便，术后敏感性低[1-3]，这就是很多人更倾向于全冠修复的原因。他们认为这一熟悉的过程非常容易。然而，牙齿和牙龈为了这一表面上简单的粘接过程所付出的代价就太高了（图9.1）。

　　很容易理解为什么一些临床医生远离粘接修复体。首先，间接粘接修复体粘接后的敏感会一直困扰着牙医和患者[4-5]。其次，隔离的重要性和复杂性也是一项挑战。一些学者建议，除非使用橡皮障，否则粘接过程是不会成功，或者质量较差，

但这并没有充分的文献支持。这些言论很容易使一些临床医生回避使用粘接技术。据Christensen所说，只有不到10%的修复医生常规使用橡皮障[6]。最后，树脂粘接被认为是一项非常敏感且复杂的技术，尤其是树脂水门汀的去除，因为一旦其完全变硬，去除多余部分就会非常困难。并且，一些临床医生仍然对过去的失败记忆犹新，这会阻止他们接受这些新的技术。这些担忧能够通过一些额外训练轻易地克服。重要的是要记住，正确的预备会简化粘接过程。过度预备造成的大量牙本质暴露和龈下边缘会使粘接过程变得非常困难。龈上方案的实施会极大地简化这一过程，也能够正确选择适当的材料（图9.2）。

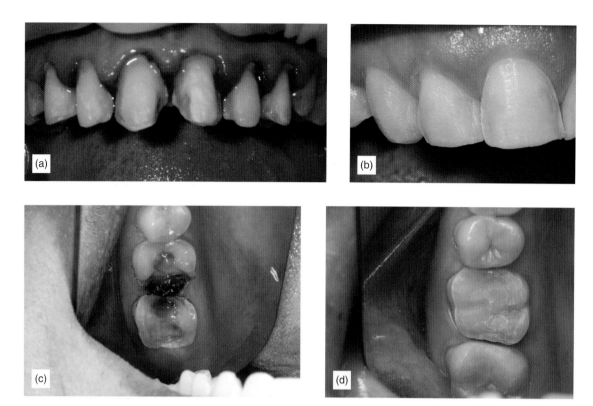

图9.2 （a，b）这些图片展示了当边缘位于龈上时，与出血的龈下边缘相比，前牙瓷贴面的隔离是多么简单和可预期。（c，d）这组图片展示了当边缘位于龈上时，与出血的龈下边缘相比，全瓷高嵌体的隔离是多么简单和可预测。

术后敏感

已有很多文献证实了高嵌体和贴面粘接后敏感[7-8]。敏感的一个重要原因是错误地进行机械固位的空间预备，而粘接剂的厚度，又妨碍修复体的完全就位。在最大限度地就位后，粘接剂继续聚合和收缩，形成中间的间隙，如果牙本质小管未被良好封闭，则会形成咬合敏感（图9.3）。然而，龈上微创预备技术，结合正确的粘接技术，能够完全去除术后疼痛的问题。咬合调整也是有助于解决术后敏感的因素，这将在本章中进行讨论。

隔离

在粘接过程中良好的隔离是必需的，任何污染都会导致失败。这使得某些人认为，除非使用橡皮障隔离，否则粘接就会失败。但这是不被文献或临床经验所支持的。经验和文献证实使用或不使用橡皮障结果相同[9-11]。正确的预备，对粘接[12-13]和技术的选择对于简化隔离至关重要。在预备过程中采用龈上方案使粘接更简单。选择自酸蚀粘接系统也很重要，因为该系统的酸性单体设计能够在牙齿的多种潮湿水平下进行工作，使口腔隔湿（橡皮障）不再必要[14]。有很多简单的隔离设备能够在粘接过

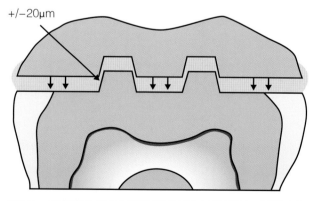

图9.3 当高嵌体按几何形态预备且有固位形时，树脂水门汀膜的厚度非常重要，因为它会阻挡完全就位，且增加聚合收缩效应（courtesy of Dr Raymond L. Bertolotti）。

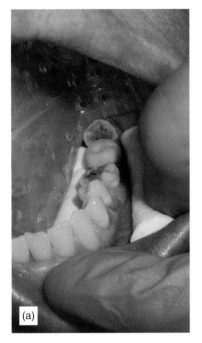
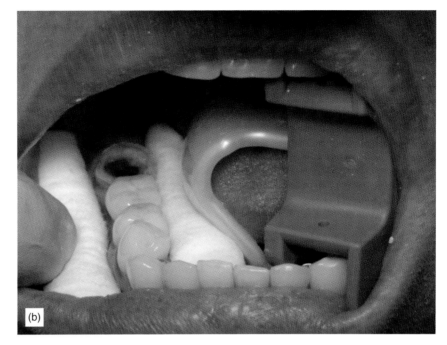
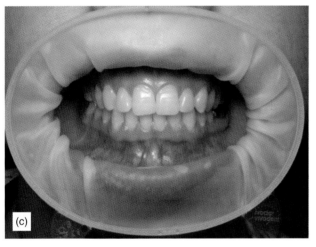
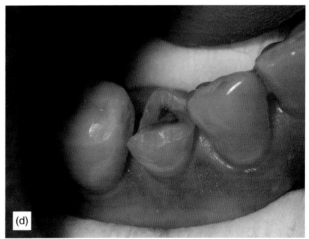

图9.4 （a）Dryshield®隔离系统。（b）口内支撑物（Propgard®，皓齿）。（c）开口器（义获嘉）。（d）棉卷隔离。

程中使用，包括传统的棉卷隔湿（图9.4），粘接需要良好的隔离。

粘接具有多层性

必须注意到，粘接间接修复体时，通常是由树脂水门汀和粘接剂将两种底物粘接在一起，因此多层性应当引起重视（图9.4）。正确选择粘接剂和水门汀是非常重要的。当两种底物或表面被连接在一起时，即牙齿表面（釉质和/或牙本质）及修复体表面或者组织面表面必须在粘接前进行预处理。

选择正确的树脂水门汀

树脂水门汀的特点使它们成为粘接间接修复体理想的粘接剂类型，例如高拉伸强度、高压缩强度、低弹性模量和低溶解度[15-16]。利用这类强粘接树脂水门汀实际上加强了复合树脂、长石瓷和二硅酸锂修复体[17]的强度，但对氧化锆和氧化铝效果欠佳。树脂水门汀种类很多，每种都有其优缺点。基于聚合所使用的激活剂类型，树脂水门汀可以被分为化学（自）固化、光固化和双固化。没有牙本质

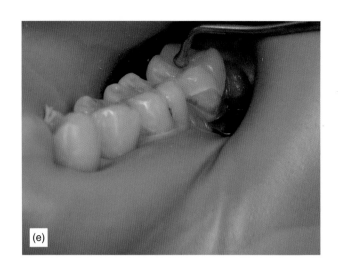

(e)

图9.4（续） （e）橡皮障对第二磨牙进行隔离，显示出任何隔离系统都不完美。

粘接剂或粘接系统的帮助，除了自固化类型的水门汀，大部分树脂水门汀都不能粘接于牙齿上。

树脂水门汀之间还有一些重要的区别，包括填料颗粒的大小（影响抛光牙齿的能力）、可选择的颜色、不透明度、耐久性及固化速率[18]。针对龈上牙科学的应用，树脂水门汀需要具备一个重要特征，即理想的透明度，因为第5项原则需要合理使用透明度来获得龈上修复体边缘良好的协调性，而水门汀是该原则的3个组成部分之一[19]。必须注意避免使用不透明水门汀，这会降低所选修复材料的透明度，来迫使将边缘隐藏于龈下（图9.5）。最后，选择具有良好变色特点的水门汀，协调和吸收其他颜色的能力将非常理想，因为它可以简化水门汀色度的选择。

理想的高嵌体粘接剂

选择树脂水门汀最重要的考虑是其是光固化、自固化，还是双固化。完全自固化的水门汀亲水性强，颜色较不稳定，使用困难，因为在修复体完全就位之后，临床医生需要等待水门汀固化。这会影响隔离，因为需要隔离的时间越长，难度越大。高嵌体的厚度从2mm至5mm不等（图9.6），使光固化水门汀变得难以预测。研究表明，透过较厚较暗修

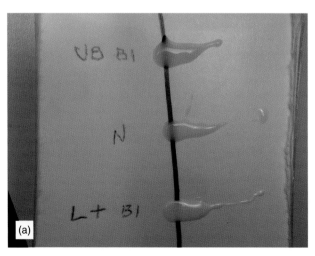

(a)

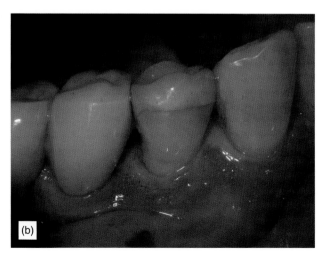

(b)

图9.5 （a）3滴不透明、中等、透明的水门汀，显示出对线条不同的遮盖效果。（b）没有粘接剂，修复体缺乏与牙齿之间视觉上的对接。

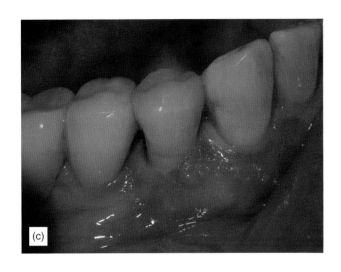

图9.5（续） （c）透明水门汀（Clearfil™ Esthetic Cement, Kuraray）改善了视觉上的对接。

复体的光线不足，对固化程度有不利的影响[20-21]。因为高嵌体下方可能由某些部分的水门汀不能被正确或完全固化，光固化水门汀的效果令人担忧。某些临床医生建议均匀地加热修复材料。复合材料必须在使用前进行加热来降低其厚度，这在忙碌的临床工作中是不切实际的。并且，由于存在聚合收缩，传统树脂水门汀的硬度也不适用于粘接。

基于以上原因，双固化水门汀更受青睐（图9.7）。其根据需要进行固化，简化隔离，在瓷较厚而光线无法穿透的区域，化学激活剂能够使水门汀聚合。文献指出，不依靠光激活的双固化水门汀机械性能较差[22-23]。必须注意保证水门汀能与自酸蚀粘接系统兼容，因为某些自酸蚀的酸性对双固

化水门汀会产生不利影响[24-25]。笔者使用Clearfil™ Esthetic Cement（Kuraray）美学水门汀获得了极大的成功。必须简化操作，对于后牙修复体来说，只需要一个色度：通用型。水门汀良好的变色能力能够加强修复体的协调，提供简单可预期的结果。其他高嵌体适用的水门汀包括Bifix QM（VOCO），Multi-Link（Ivoclar），Starfil 2B（Danville），NX3 Nexus™第3代（Kerr）以及 Panavia V5（Kuraray）。Panavia F 2.0也具备直接粘接的能力。对于金属氧化物不需要预先使用处理剂，如氧化锆、氧化铝及基本金属（"非贵"）合金，在这些基质表面（金属氧化物），仅仅需要喷砂处理[26]。

自粘接树脂水门汀也有成功应用的历史，按

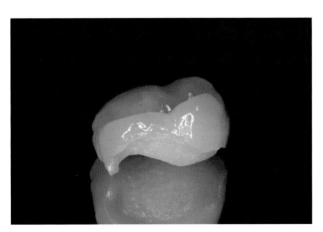

图9.6 固化光线难以通过5mm厚的高嵌体。

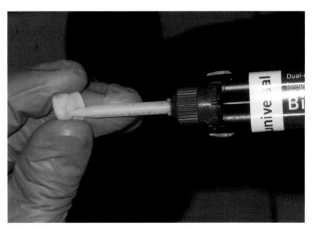

图9.7 自动混合调配注射器中的双固化水门汀，使调配变得容易。

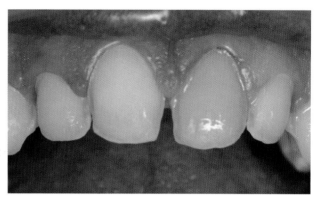

照说明并用于合适的病例中，例如具有龈上边缘的机械固位预备，此处污染和较差的粘接性就不是问题[27-28]。已经表明在釉质上粘接强度降低，因此，在无机械固位预备的情况下使用自粘接树脂水门汀是有风险的[29]。对于这些材料，禁止采用选择性的釉质酸蚀，因为如果不小心酸蚀到牙本质，牙本质的粘接强度将会大大降低。

理想的瓷贴面粘接剂

光固化水门汀被认为颜色较为稳定，因为其不含叔胺激活剂[30]。结合前牙瓷贴面应当较薄的情况，光激活是最适合的，光固化水门汀对于瓷贴面来说是非常理想的粘接材料。这类水门汀最重要的特点是具有合适的透明度，以及加强薄的、透明修复体融合的能力。不能使用不透明水门汀。市场上有很多贴面粘接系统，能够提供不同的颜色和透明度。修复体的最终色度和不透明度的最重要决定因素是牙齿（预备体）的颜色与瓷贴面的类型、厚度[31]。贴面粘接剂对最终颜色的影响较小[32]，除非使用了不透明水门汀，但我们已经知道，如果采用龈上边缘，则不能使用不透明水门汀。有一些技术建议使用粘接剂来显著地改变最终修复体的颜色和色度，或将颜色隐藏在修复体之下。这项技术非常复杂，可能会引起美学上的失败。尤其是在预备后的牙齿之间存在色度差异问题的病例（图9.8），贴面和粘接剂的厚度存在差异，这会使最佳粘接剂的选择变得困难和难以预测。最好在预备前通过漂白、内漂白或其他方法来改变牙齿颜色，并让一位经验丰富的技师在瓷上进行必要的遮盖，这会使粘接剂选择变得简单。有时，非常困难的区域，例如较深的着色，可以通过采用完全不透明流动材料来进行遮盖（例如Accolade OP Mask™），可以在印模前放置于牙体上。如果牙齿之间或牙齿的某些部分之间存在色度差异，技师应当参照放置比色板的牙齿照片。

在选择最终粘接剂之前试戴贴面是非常重要

图9.8　预备后牙齿的颜色差异是很难用不同颜色的水门汀调整，且结果难以预期。

的，这使临床医生能够预先评估最终大概的色度。大部分的试戴糊剂并不精确。临床医生能够利用色彩逼真的试戴糊剂或水来完成试戴。精确的方法是使用Accolade™ PV 粘接系统（Danville），它是精确度很高的试戴"复合材料"。试戴复合材料没有光固化引发剂，能够调节色度来精确地复制光固化复合材料的色度和透明度。通过使用复合材料而不是替代品如丙三醇基糊剂，能够解决一系列贴面粘接的问题。不需要完全去除试戴复合材料，余留的能够在光固化时通过"扩散聚合"而聚合[33]。必须记住当使用Accolade PV试戴糊剂时，贴面的组织面必须通过瓷酸蚀剂和硅烷进行处理。

笔者更喜欢利用水作为媒介连接贴面和牙齿，来评估最终的色度。这能够让临床医生更准确地认识到最终修复体完全不带粘接剂，或没有粘接剂的影响看起来是什么样的，从这个角度看，能够很容易选择合适的粘接剂来维持现有的色度和明度，或将其稍微升高或降低。试图用粘接剂来改变明暗度是很复杂的，因为其有无数种可能性（图9.9）。因此，最好让经验丰富的技师基于目前牙齿的颜色，来最大限度地掌控最终的明暗度和透光性。以试戴过程作为指导，在椅旁通过粘接剂进行小的最终调整。

笔者利用一个简单且高度可预测的方法，只需采用3种在色度和亮度（白度或黑度）上有些微差异透明的贴面粘接剂，在试戴时进行选择。一种

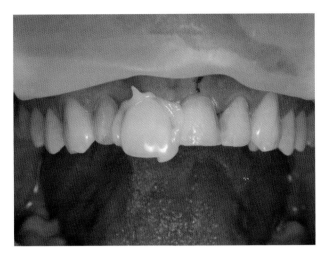

图9.9 用水门汀试戴。

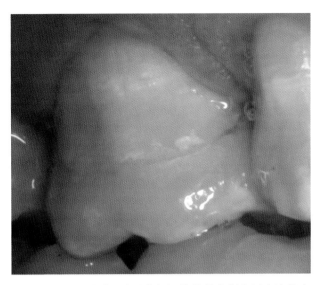

图9.10 可以看到用透明水门汀粘接的高嵌体近中边缘有明显的"间隙"。事实上，边缘是封闭的，但透明的水门汀似乎消失了。

浅色的粘接剂，通常用于A1色或类似的色度，几乎能完全维持相同的色度和透明度，与牙齿和贴面颜色结合，并不会使色度显著地提高。超亮的粘接剂用于B1或1M1色度（我通常应用于全瓷贴面的色度）会轻度增加最终修复体的色度和亮度，使透明度略微降低。不常用的黄色或通用色度用于A2或更暗的色度，能维持较暗色度的暖效应，但不会使其不透明。由于具有高度的透明性，我通常使用Accolade PV色度中的亮、超亮、黄色。经验表明完全透明或明显的阴影是不理想的，因为通常情况下，贴面上开窗部分，透明的水门汀会呈现灰色，不利于美学效果（图9.10）。

粘接系统

粘接系统的选择关乎粘接的成功和寿命（见第4章）。术后敏感与粘接树脂无关，而是与所用的粘接剂有关，除了使用自粘接剂。为了避免术后敏感，有人建议对大部分处于釉质的贴面采用酸蚀和冲洗（"全酸蚀"）粘接系统，而对其他情况采用自酸蚀系统（图9.11）。尽管这一方法是有效的，但是在临床工作中在改变贴面粘接方案时可能会使牙医容易混淆，特别是临床团队。实际上，没有必要这样做，因为在釉质上利用自酸蚀系统进行选择性酸蚀能够获得非常好的结果。或者，可以采用既能够"酸蚀和冲洗"，也能够自酸蚀的粘接系统。

粘接前的牙齿准备

如前所述，进行粘接的牙体组织应当清理干净，并进行隔离，这是非常重要的。粘接过程中任何来自唾液或血液的污染都会造成粘接缺陷，可能

图9.11 贴面预备：（a）大部分位于牙本质。（b）大部分位于牙釉质。

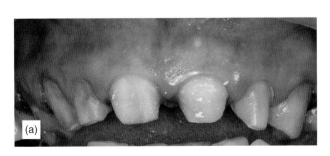

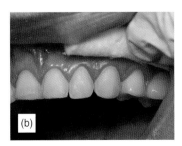

导致最终的失败。在临时修复体残留的粘接剂对于粘接是非常有害的。去除临时修复体后，必须去除所有剩余的水门汀，因为研究已经明确表明残留的粘接剂会显著降低粘接强度[34]。去除临时冠后，清理残留粘接剂的理想方法是采用简单的喷砂机，例如MicroEtcher ⅡA（Danville），利用27μm或50μm的氧化铝颗粒，或Consepsis® Scrub（Ultradent）氯己定抗菌研磨膏。使用止血剂会对贴面造成不利的影响，应当避免使用硫化铁，因为随着时间延长余留的硫化铁氧化，会使树脂水门汀着色。当需要使用止血剂时，氯化铝是一个较好的选择。研究表明使用止血剂且未完全清楚时，粘接强度会受到很大影响。使用止血剂后必须彻底清理牙齿[35]。

粘接前重塑体的预备

预备过程中，釉质边缘保存，边缘提升，即刻牙本质封闭或其他任何种类的复合树脂材料，外形重建必须通过预备来获得理想的粘接。大量证据表明，当操作正确时，在复合树脂材料上的粘接效果是非常好的[36]。对于老化的复合材料进行适当的预备应当包括利用微蚀刻机和27μm或50μm的氧化铝粉末进行喷砂[37]。

瓷修复体组织面处理

有很多关于瓷修复体组织面（可粘接）最佳处理方法的研究。大部分研究者认同瓷修复体最好用氢氟酸进行处理，例如Ultradent® Porcelain Etch[38]，接着使用质量好的、新鲜的硅烷偶联剂，例如Clearfil® Ceramic Primer（Kuraray）[39-40]。必须注意每种瓷的酸蚀方法；错误的酸蚀时间会降低粘接强度。分层或压制的白榴石加强长石瓷，应当酸蚀1分钟，而二硅酸锂只需酸蚀20秒，酸蚀后，组织面应当用气–水枪彻底冲洗，完全干燥。接着使用瓷底漆，选择包含一种溶剂、硅烷和MDP单体，而不

需要额外的树脂涂层。

氧化锆并不是一种基于硅酸盐的陶瓷。它是一种金属氧化物陶瓷，并不会被氢氟酸酸蚀，因此组织面的处理方法也不相同。组织面应当经喷砂处理，接着涂布包含MDP底漆，然后可以使用绝大部分树脂水门汀（例如Clearfil™ Esthetic Cement）进行粘接。另一种方法是用二氧化硅涂层的氧化铝颗粒喷涂，其在氧化锆表明沉淀为一层黏附的二氧化硅。接着用硅烷处理二氧化硅层以获得粘接[41]。喷砂处理后，一种包含硅烷和MDP（Panavia中的一种粘接单体）[42]的混合单体已被证实能够加强对二氧化硅层的粘接[43]。当对"粘接构建的组织"进行再次粘接时，例如Panavia时，可使用氧化铝作为研磨剂，因为Panavia直接粘接于金属氧化物，而不需单体。

高嵌体粘接步骤

牙齿

（1）麻醉后，去除临时修复材料，用所选择的方式进行隔离（图9.12a）。

（2）利用微蚀刻（Danville）对牙齿进行彻底的清理，去除残留的水门汀。如果有复合树脂重建时，这点尤其重要。擦洗或磨光是第二种选择。

（3）将高嵌体调整至适当的邻面接触和密合性。不要期望瓷高嵌体的密合度能够比得上金合金高嵌体。对于瓷来说，边缘一些小的开口是正常的，应使用树脂水门汀来将这些微小的开口永久地封闭（图9.12b）。

（4）见下方的高嵌体组织面处理。

（5）对釉质进行10秒的选择性酸蚀，小心避免接触到牙本质（图9.12c）。

（6）用水彻底冲洗并干燥。牙齿不再有光泽时则是干燥的；使牙齿脱水是不可取的（图9.12d）。

（7）在釉质和牙本质上涂布所选择的粘接系统（例如Clearfil SE保护底漆）20~25秒，在牙本质上将其搅动涂匀（图9.12e）。

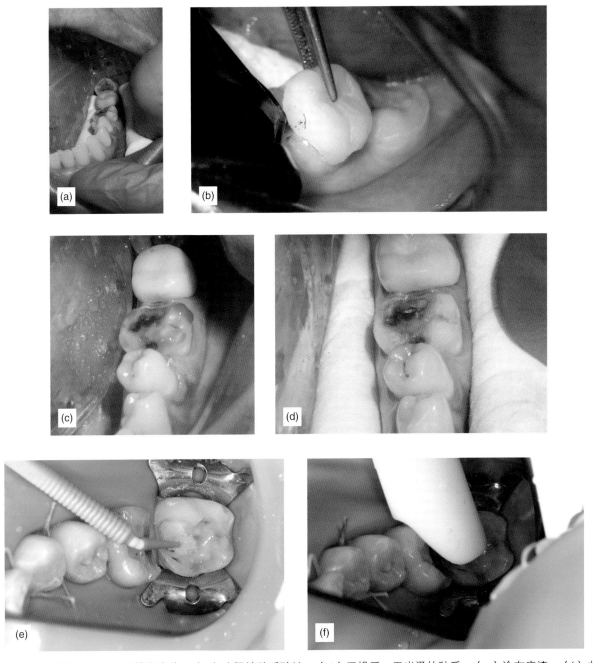

图9.12 （a）隔离。（b）调整高嵌体。（c）选择性釉质酸蚀。（d）干燥后，无光泽的釉质。（e）涂布底漆。（f）去除溶剂。

（8）用气枪去除溶剂，直到粘接剂不再流动（图9.12f）。

（9）将1滴Clearfil SE保护底漆中第二瓶滴入孔内，与双固化激活剂混合，在釉质和牙本质上涂一薄层；不要固化。

（10）将所选择的水门汀涂到牙齿或修复体上，将修复体就位（图9.12g）。

（11）用小毛刷或塑料头去除明显的多余水门汀，避免将其从边缘去除（图9.12h）。

（12）在粘接过程中对高嵌体加压，这能够增强粘接强度[44-45]，使修复体完全就位，水门汀所占空间更少。

（13）光固化一个循环（时间取决于所使用的光，一般3~5秒），使水门汀变硬，但不是非常

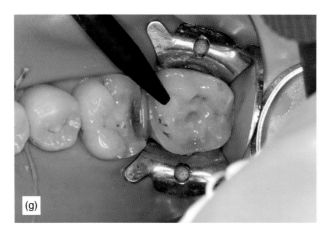

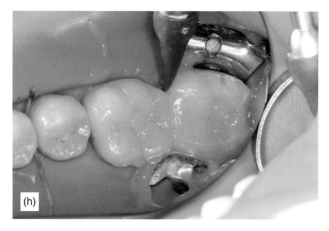

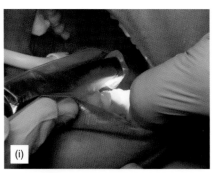

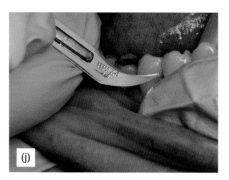

图9.12（续） （g）在高嵌体上涂布水门汀。（h）用牙龈按摩器去除多余部分树脂。（i）对高嵌体进行一个循环的光固化。（j）用12号刀片去除干净。

硬。另一种方法是将颊面和舌面边缘点固化使其稳定，接着用短暂的光照使剩余部分胶化。去除凝胶。如果需要，可以在接触区域穿过凝胶放置一个金属隔离片。接着彻底光固化（图9.12i）。

（14）确认水门汀硬固后，使用12号刀片去除多余水门汀（图9.12j）。

（15）尝试使牙线通过。如果不成功，使用邻面抛光工具，例如Cerisaw™（DenMat）。

（16）去除水门汀后，用阻氧剂将牙齿覆盖（例如Lliquid Lens™，Danville，甘油基凝胶），进行最终的固化，颊面一个循环，舌面一个循环，𬌗面一个循环，用水来给牙齿降温。

①双固化水门汀的完全聚合是必需的，这样才能提高成功率[46]。

②没有这项处理，有一层树脂始终是未被固化的，因为有氧存在的情况下树脂无法被

固化。被氧抑制未固化的树脂层可能会有0.25～0.5mm。水门汀的错误固化可能会产生通道或沟槽。

（17）进行最终的咬合调整：

①用棉卷干燥，使用蓝色薄的咬合纸（例如Artifol®，Bausch，金属咬合纸）。

②让患者用力叩击牙齿2次（对患者说"叩齿，叩齿"会有所帮助）。通常在工作尖和中央沟上会有印记（图9.13a）。

③当该区域有均匀的接触后，用另一种颜色的咬合纸（红色），让患者研磨牙齿（"磨，磨，磨，范围加大，向前，向后，侧面"）（图9.13b）。

④与蓝色区域外部不重合的红色标记都是干扰，必须去除。

⑤当正中接触和侧方运动互相在对方之上重合时，则完成了调整。

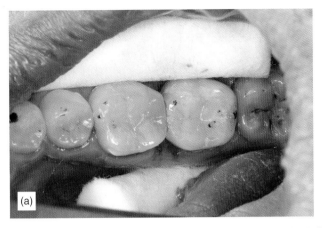
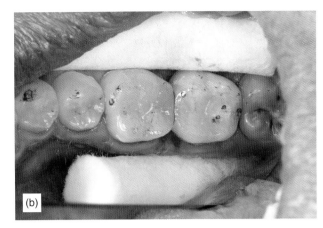

图9.13　（a）"叩齿，叩齿"后，能看到蓝色印记。（b）蓝色印记外侧的红色印记。

⑥让患者坐直来进行最后的调整是一种方法，尽管结果可能通常是一致的。有时会发现需要进行额外的调整，因为躺下和坐直时咬合有轻微的差异。

（18）用Sof-Lex™（3M）或Dialite®（Brasseler）完成和抛光系统将瓷进行抛光。

高嵌体组织面处理

（1）用氢氟酸及皓齿的瓷酸蚀剂对瓷粘接面进行预备。

①压制长石瓷需酸蚀1分钟，二硅酸锂酸蚀20秒。过度酸蚀会使瓷表面变弱，是不可取的。

②注意：高嵌体可能会在技工室进行预酸蚀。如果是这样，进行调整后，只需再酸蚀10秒或更短，来去除污染。或者，用磷酸进行清洁。

（2）将瓷进行彻底的冲洗和干燥。在涂布瓷处理剂（硅烷偶联剂）前，应为极度干燥的。

（3）涂布瓷处理剂，停留1分钟，吹干。

①不需涂布树脂。

②如果涂布一些品牌的硅烷剂，1分钟后吹干，接着涂粘接剂。

③修复体准备完成。使用瓷处理剂时，高嵌体无须避开周围的光。

（4）如果使用氧化锆，按高嵌体组织面预备说明进行处理。

贴面粘接步骤

牙齿

（1）在牙齿麻醉并去除临时冠后，用口唇隔离器（OptraGate®，义获嘉）、棉卷、良好的吸引器，或所选用的隔离方法进行隔离，包括橡皮障（图9.14a）。

（2）利用喷砂机对牙齿进行彻底的清理，去除残留的水门汀。如果有复合树脂重建时，这点尤其重要。擦洗或磨光是第二种选择（图9.14b）。

（3）用水试戴所有的贴面。将贴面蘸水，再放置于湿润的牙面上。其余贴面重复此步骤。或者，用如前述的Accolade PV系统试戴。避免使邻牙干燥，这会使其看起来亮度更高。

（4）当水或试戴糊剂与牙齿产生视觉上的对接后，检查贴面是否是患者所希望的外形和颜色（图9.14c）。

（5）如前所述，用试戴来选择适当的树脂水门汀。

（6）笔者更喜欢一次只粘接两个贴面，来避免修复体未完全就位，或在粘接中移位。然而，R Bertolotti医生更喜欢一次将6个前牙贴面就位，且已取得很多年的成功。读者应当基于自身的技术和经验进行选择。

（7）放置浸过水的"000"排龈线，使边缘清晰显

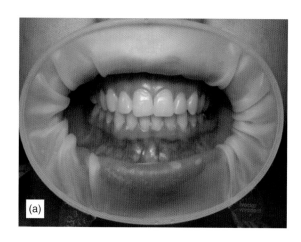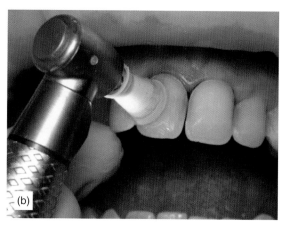

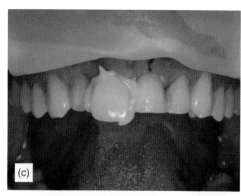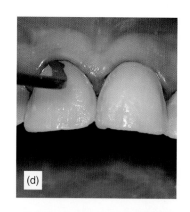

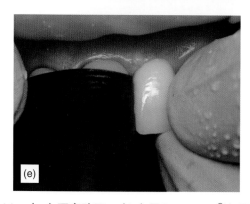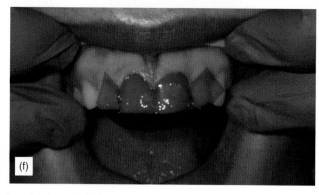

图9.14 （a）隔离贴面。（b）用Consepsis®清理牙齿。（c）用水或试戴糊剂进行试戴。（d）放置"000"排龈线。（e）调整接触点。（f）酸蚀牙齿，放置邻面成型片，隔离邻牙避免被酸蚀。

露利于粘接。应当进行止血，成品药盐酸四氢萘甲唑啉能够很好地渗透排龈线（图9.14d）。

（8）必要时调整接触和就位（图9.14e）。

（9）瓷贴面边缘出现一些轻微的空缺是正常的。可以用树脂水门汀来将这些空缺永久性封闭。

（10）见下方的贴面组织面处理。

（11）选择性酸蚀釉质10秒，小心避免接触牙本质。隔离是非常重要的，例如Blue View™

（Garrison），或使用生胶带对已预备的邻牙进行隔离，避免被酸蚀或粘接（图9.14f）。

（12）用水彻底冲洗并干燥。当牙齿不再有光泽时则是干燥的；使牙齿脱水是不可取的。

（13）在釉质和牙本质上涂布选择的粘接系统（例如Clearfil SE Protect）20～25秒，在牙本质上将其搅动涂匀（图9.14g）。

（14）用气枪吹匀，使溶剂挥发，直到液体不再流动。

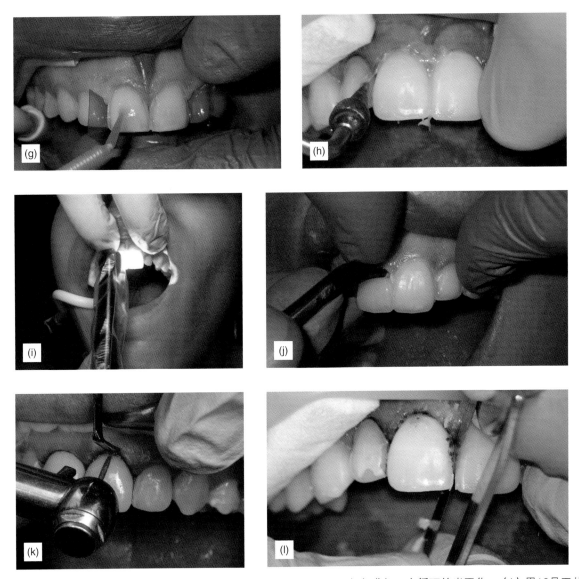

图9.14（续） （g）涂布底漆。（h）用牙龈按摩器去除多余水门汀。（i）进行一个循环的光固化。（j）用12号刀片去除多余水门汀。（k）使用Cerisaw™邻面抛光。（l）使用Kincheloe（好孚迪）排龈器检查边缘完整性。

（15）将Clearfil SE Protect的第二种成分粘接剂在釉质和牙本质上涂一薄层，但不要固化。

（16）将水门汀涂于贴面和基牙上并就位。

（17）用塑料尖排龈器（GUM加工）去除明显多余的水门汀（图9.14h）。

（18）光固化一个循环，使水门汀变硬，但不是非常硬。或者，Dr. Raymond L. Bertolotti倾向于在中央点固化，接着将边缘胶化，能够易于去除多余部分（图9.14i）。

（19）用12号刀片进行清理（图9.14j）。

（20）尝试通过牙线，如果不成功，利用邻面抛光条Cerisaw™（DenMat；图9.14k）。

（21）对所有贴面重复步骤7~20，一次2个。

（22）粘接所有贴面后，去除排龈线，用氧化抑制剂将牙齿覆盖。对所有修复体进行最终的固化，舌面一个循环，颊面一个循环。

（23）用排龈器对边缘治疗进行最后的检查。如果必要，用火焰状金刚砂车针将边缘修整光滑（图9.14l）。

（24）用Sof-Lex（3M）或Dialite（Brasseler）系统

进行抛光。

（25）进行最终的咬合调整（见第12章）。

贴面组织面处理

（1）用氢氟酸及Ultradent瓷处理剂对瓷进行处理。压制长石瓷需酸蚀1分钟，二硅酸锂酸蚀20秒。过度酸蚀会使瓷表面变弱，是不可取的。

注意：贴面可能会在技工室进行预酸蚀。如果是这样，进行调整后，只需再酸蚀10秒或更短，来去除污染。或者，用磷酸进行清洁。

（2）将瓷进行彻底的冲洗和干燥。在涂布硅烷前，应为极度干燥的。

（3）涂布瓷处理剂，停留1分钟，吹干。

① 如果使用Kuraray瓷处理剂，不需额外涂布树脂，因为硅烷本身含有树脂。

② 如果使用不含树脂的硅烷，停留1分钟，吹干，涂布粘接剂。

③ 修复体准备完成。使用Kuraray瓷处理剂时，高嵌体无须避光。

（4）回到贴面粘接的步骤11。

参考文献

[1] Ehlers V, Kampf G, Stender E, Willershausen B, Ernst CP. Effect of thermocycling with or without 1 year of water storage on retentive strengths of luting cements for zirconia crowns. *J Prosthet Dent*, 2015; 113(6): 609–615.

[2] Lindquist TJ, Connolly J. In vitro microleakage of luting cements and crown foundation material. *J Prosthet Dent*, 2001; 85(3): 292–298.

[3] Ruiz JL, Mitra S. Utilizing RMGI as a liner for direct composite restorations. *Compend Contin Educ Dent*, 2006; 27: 347–351.

[4] Kramer N, Frankenberger R. Clinical performance of bonded leucite reinforced glass ceramic inlays and onlays after 8 years. *Dent Mater*, 2005; 21: 267–271.

[5] Berkowitz G, Horowitz A, Curro FA, Craig RG, Ship JA, Vena D, Thompson VP. Postoperative hypersensitivity in class I resin-based composite restorations in general practice: Interim results. *Compend Contin Educ Dent*, 2009; 30(6): 356–363.

[6] Christensen JG. Real-world moisture control: to dam or not to dam? *Clin Rep*, 2015; 8(5): 1–3.

[7] Clinical Research Associates. Filled polymer crowns: 1- and 2-year status reports. *CRA Newsl*, 1998; 22(10): 1–3.

[8] Christensen GJ. Resin cements and postoperative sensitivity. *J Am Dent Assoc*, 2000; 131(8): 1197–1199.

[9] Thordrup M, Isidor F, Horsted-Bindslev P. A 5-year study of direct and indirect resin composite and ceramic inlays. *Quintessence Int*, 2001; 32(3): 199–205.

[10] Reich S, Wichmann M, Rinne H, Shortall A. Clinical performance of large all ceramic CAD-CAM generated restorations. *J Am Dent Assoc*, 2004; 135: 605–612.

[11] Van Dijken JWV, Horsted P. Effects of rubber dam versus cotton roll on marginal adaptation of composite resin fillings to acid-etch enamel. *Acta Odontol Scand*, 1987; 45: 303–308.

[12] Feigal RJ, Hitt J, Splieth C. Retaining sealant on salivary contaminated enamel. *J Am Dent Assoc*, 1993; 124(3): 88–97.

[13] Hebling J, Feigal RJ. Use of one bottle adhesive as an intermediate bonding layer to reduce sealant microleakage on saliva-contaminated enamel. *Am J Dent*, 2000; 13; 187–191.

[14] Werner JF, Tani C. Effect of relative humidity on bond strength of self-etching adhesives to dentin. *J Adhes Dent*, 2002; 4(4): 277–282.

[15] Stamatacos C, Simon JF. Cementation of indirect restorations: an overview of resin cements. *Compend Contin Educ Dent*, 2013; 34(1): 42–46.

[16] Sakaguchi RL, Powers JM. Materials for adhesion and luting. *In Craig's Restorative Dental Materials*. 13th ed. Philadelphia, PA: Elsevier; 2012; pp. 327–348.

[17] Christensen GJ. Are tooth colored onlays viable alternatives to crowns? *Clin Rep*, 2012; 5(1): 1, 3.

[18] Christensen GJ. Best cement types for indirect restorations. *Clin Rep*, 2011; 4(10): 1–3.

[19] Chaiyabutr, J. Effect of abutment tooth color, cement color, and ceramic thickness on the resulting optical color of a CAD/CAM glass-ceramic lithium disilicate-reinforced crown. *J Prosthet Dent*, 2011; 105(2): 83–90.

[20] Simeone M, Lanza A, Rengo S, Aversa R, Apicella D, Apicella A. Inlay shading effect on the photopolymerization kinetic of a dental composite material used as bonding system in an indirect restoration technique. *Dent Mater*, 2005; 21(8): 689–694.

[21] Runnacles P, Correr GM, Baratto Filho F, Gonzaga CC, Furuse AY. Degree of conversion of a resin cement light-cured through ceramic veneers of different thicknesses and types. *Braz Dent J*, 2014; 25(1): 38–42.

[22] Aguiar TR, de Oliveira M, Arrais CA, Ambrosano GM, Rueggeberg F, Giannini M. The effect of photopolymerization on the degree of conversion, polymerization kinetic, biaxial flexure strength, and modulus of self-adhesive resin cements. *J Prosthet Dent*, 2015; 113(2): 128–134.

[23] Foxton RM, Pereira PN, Nakajima M, Tagami J, Miura H. Durability of dual cure resin cement/ceramic bond with different curing strategies. *J Adhes Dent*, 2002; 4(1): 49–59.

[24] Tay FR, Pashley DH, Yiu CK, Sanares AM, Wei SH. Factors contributing to the incompatibility between simplified-step adhesives and chemically-cured or dual-cured composites. *Part I. Single-step self-etching adhesive. J Adhes Dent*, 2003; 5(1): 27–40.

[25] Pfeifer C, Shih D, Braga RR. Compatibility of dental adhesives and dual-cure cements. *Am J Dent*, 2003: 16(4): 235–238.

[26] Kern M. Bonding to oxide ceramics: laboratory testing versus clinical outcome. *Dent Mater*, 2015; 31(1): 8–14.

[27] Christensen GJ. Self-adhesive resin cements: are they working? *Clin Rep*, 2015; 8(5): 1–3.

[28] Ruiz JL. Simplifying the cementation of porcelain onlays. *Dent Today*, 2004;. 23(3): 76–79.

[29] Burgess JO, Ghuman T, Cakir D. Self-adhesive resin cements. *J Esthet Restor Dent*, 2010; 22(6): 412–419.

[30] Peumans M, Van Meerbeek BV, Lambrechts P, Vanherle G. Porcelain veneers: a review of the literature. *J Dent*, 2000; 28(3):163177.

[31] Barizon KT, Bergeron C, Vargas MA, Qian F, Cobb DS, Gratton DG, Geraldeli S. Ceramic materials for porcelain veneers: part II. Effect of material, shade, and thickness on translucency. *J Prosthet Dent*, 2014; 112(4): 864–870.

[32] Chang J, Da Silva JD, Sakai M, Kristiansen J, Ishikawa-Nagai S. The optical effect of composite luting cement on all ceramic crowns. *J Dent*, 2009; 37(12): 937–943.

[33] Dorsman GJ, Bertolotti RL. Shade accurate composite modified for long preview during veneer try-in. *International Association for Dental Research, General Session & Exhibition, June 28 – July 1*, 2006, Brisbane, Australia. Abstract No. 1140.

[34] Fonseca RB, Martins LR, Quagliatto PS, Soares CJ. Influence of provisional cements on ultimate bond strength of indirect composite restorations to dentin. *J Adhes Dent*, 2005; 7(3): 225–230.

[35] O'Keefe KL, Pinzon LM, Rivera B, Powers JM. Bond strength of composites to astringent-contaminated dentin using self etch adhesives. *Am J Dent*, 2005; 18(3): 168–172.

[36] Sadighpour L, Geramipanah F, Allahyari S, Fallahi Sichani B, Kharazi Fard MJ. In vitro evaluation of the fracture resistance and microleakage of porcelain laminate veneers bonded to teeth with composite fillings after cyclic loading. *J Adv Prosthodont*, 2014; 6(4): 278–284.

[37] Gresnigt MM, Ozcan M, Kalk W, Galhano G. Effect of static and cyclic loading on ceramic laminate veneers adhered to teeth with and without aged composite restorations. *J Adhes Dent*, 2011; 13(6): 569–577.

[38] Peumans M, Hikita K, De Munck J, Van Landuyt K, Poitevin A, Lambrechts P, Van Meerbeek B. Effects of ceramic surface treatments on the bond strength of an adhesive luting agent to CAD-CAM ceramic. *J Dent*, 2007; 35(4): 282–288.

[39] Graiff L, Piovan C, Vigolo P, Mason PN. Shear bond strength between feldspathic CAD/CAM ceramic and human dentine for two adhesive cements. *J Prosthodont*, 2008; 17(4): 29–49.

[40] Della Bona A, Anusavice KJ, Hood JA. Effect of ceramic surface treatment on tensile bond strength to a resin cement. *Int J Prosthodont*, 2002; 15(3): 248–253.

[41] Wolfart M, Lehmann F, Wolfart S, Kern M. Durability of the resin bond strength to zirconia ceramic after using different surface conditioning methods. *Dent Mater*, 2006; 23: 45–50.

[42] Bertolotti RL, Lacy AM, Watanabe LG. Adhesive monomers for porcelain repair. *Int J Prosthodont*, 1989; 2: 483–489.

[43] Kern M. Bonding to oxide ceramics: Laboratory testing versus clinical outcome. *Dent Mater*, 2015; 31(1): 8–14.

[44] Goracci C, Cury AH, Cantoro A, Papacchini F, Tay FR, Ferrari M. Microtensile bond strength and interfacial properties of self-etching and self-adhesive resin cements used to lute composite onlays under different seating forces. *J Adhes Dent*, 2006; 8(5): 327–335.

[45] Chieffi N, Chersoni S, Papacchini F, Vano M, Goracci C, Davidson CL, Tay FR, Ferrari M. Effect of the seating pressure on the adhesive bonding of indirect restorations *Am J Dent*, 2006; 19(6): 333–336.

[46] Foxton RM, Pereira PN, Nakajima M, Tagami J, Miura H. Durability of the dual-cure resin cement/ceramic bond with different curing strategies. *J Adhes Dent*, 2002; 4(1): 49–59.

第五部分
龈上修复和直接复合树脂修复

Supragingival Dentistry and Direct Composite Restorations

第10章
实用可靠的Ⅱ类和Ⅲ类洞直接复合树脂修复

Practical and Predictable Class II and III Direct Composite Restorations

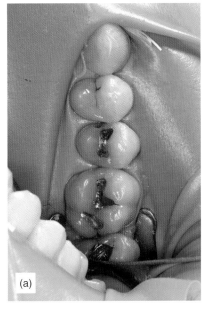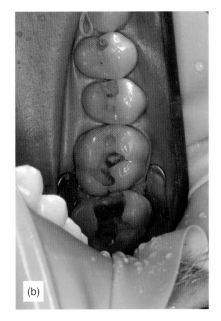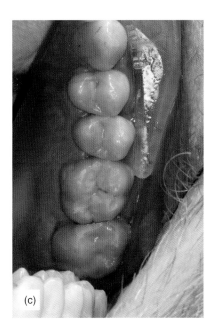

直接树脂充填不是预期很好就是问题很多。

导读

修复牙科学中最常见的方法是直接复合树脂修复。对于一个修复医生来说，掌握可靠、预期好、简单有效的直接复合树脂修复技术，对于成功幸福的执业生涯至关重要。如果修复医生没掌握这类技术，或认为其过于耗费时间且没有利润，他们无疑会过多依赖于间接修复。很多人认为直接修复是复杂、不可预测且无利可图的技术。因为第三方的利润补偿（保险公司）降低，临床医生苦于应付极端的收费竞争，一种具有时效性、高效、预期好且可重复的技术越来越显得重要。龈上微创粘接技术就是这样的技术。

复杂且无利润的技术

很多临床医生抱怨，直接复合树脂材料修复会耗费更多的时间，且比原先的技术如银汞合金修复更复杂。这通常是不正确的技术和对修复材料要求的误解共同造成的。直接复合树脂材料修复过程被过度复杂化的一个主要原因是，目前仍然使用传统的基于GV Black技术进行预备和树脂基复合材料的充填。显然，机械固位形、几何形态的GV Black窝洞类型的预备技术是在应用粘接技术之前出现，为不同于复合树脂的其他材料所设计（图10.1）。粘接复合树脂材料是具有特殊性能的完全不同的材料，需要完全不同的预备方法（图10.2）。龈上微

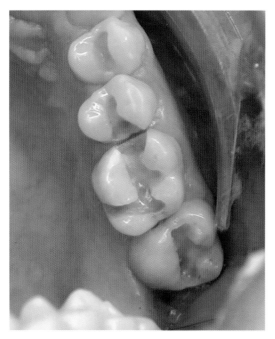

图10.1 几何形的银汞合金预备。

创粘接技术应当比传统预备简单且耗时更少。制备精确的传统几何外形增加的临床时间并不是唯一的问题，实际上，主要的问题是传统的预备使粘接修复变得更复杂、更耗时且预期不好。正确的预备能带来更简便的充填过程。

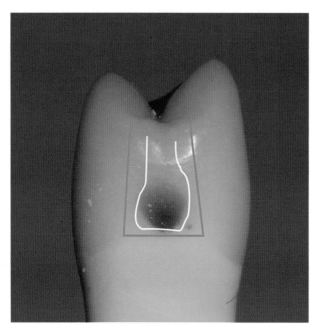

图10.2 传统几何形态预备外形轮廓与保存更多牙体的粘接复合材料预备的外形比较。

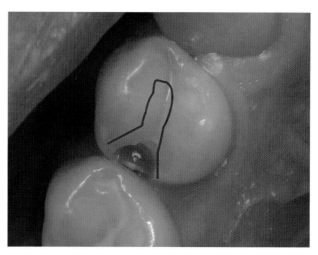

图10.3 保存牙齿的复合材料预备与传统银汞预备的咬合外形（鸠尾）。

直接复合树脂材料预备应当被更广泛应用的主要原因是：

- 复合树脂材料并不像银汞合金一样需要体积来保证强度，因此要求外部与内部轮廓及最小宽度和深度的传统预备是不必要的（图10.3）。
- 粘接复合树脂材料加强了牙体组织，包括釉质，因此不需要去除较小的无支撑牙体组织[1-2]。
- 粘接复合材料不需要机械固位，因为它们依赖于粘接固位。
- 以上提到的观点表明一个涵盖一切的事实：直接复合树脂材料能够而且应该比传统修复体更微创。
- 树脂复合材料无法耐受污染，龈下边缘是不合适的，引起并发症的概率更高。龈上方案很重要，龈上方案能够简化和缩短预备时间，能简化充填过程，并且获得更久的预期。在直接修复过程中运用龈上修复的5项原则（表10.1），与间接修复过程同样重要（图10.4）。

多中心研究已经报告了直接复合树脂材料良好的耐用性[3]。一项研究调查了复合树脂材料5年的耐用性，显示出93%的成功率，与银汞合金95.4%的

表10.1 龈上修复的5项原则
（1）仔细去除旧修复体或接近牙龈的龋齿。 （2）不需要箱状或不必要的固位形。 （3）保存釉质和加强粘接。 （4）边缘提升。 （5）正确使用透光性。

成功率几乎相等[4]。尽管耐久性很好，文献显示过大的直接复合树脂材料修复体失败率较高，耐久性较短[5]。随着技术的提高，复合树脂材料的耐久性有望进一步提高。

一些临床医生仍然希望将美学复合树脂材料用于患者，但很难相信直接复合树脂修复的长期效果，为了追求耐用性，仍默认使用间接修复。很多研究并没有证明间接修复体一定比直接修复优越。事实上，一些研究认为，直接复合树脂材料修复胜过间接嵌体（包括复合材料及瓷）[2,6-7]。只有在缺失大量牙体组织时才应该采用间接修复，包括牙尖缺失或严重受损。

当临床医生采用正确的直接复合树脂材料修复时，对于医生和患者都是最有利的。每位牙医都应当能够有信心，有预期且更有效率掌握这一最常见的临床技术。事实上，间接修复并不比直接复合树脂修复更成功或更耐用，它所需要磨除的牙体量更多。一旦选择了嵌体，则需要预备锥度，这就需要磨除更多的牙体组织。

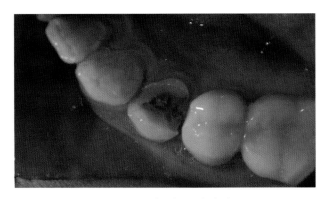

图10.4 深的龈下龋坏使修复过程更加复杂。

龈上微创预备的普遍规律

传统的GV Black所要求的预备规则，例如预防性扩展、去除无基釉、几何形态预备以及降低箱状洞型以打开龈间隙，并不适用于直接复合树脂修复技术。对粘接复合树脂的特殊需求及性能特点的理解，能够促进更合适的直接粘接复合树脂修复的发展。粘接复合材料预备的基本目标和普遍原则如下：

（1）无特殊外形，微创。
（2）应当采用可利用的最微创技术去龋（龈上修复第1项原则）。
（3）无箱状洞型或任何不必要的机械固位形。
（4）无须不必要的间隙。
（5）斜面。

无特殊外形，微创

GV Black所要求的预备，外部或内部，要求制备几何形态为修复材料提供适当的厚度，充填器进入龋洞足够的通路，或所需的机械固位形（例如银汞合金的预备）。对于直接复合树脂修复，外形是不必要的，因为复合树脂不需要有一定的外形来保证强度，不需要进行充填器挤压，以及一定的机械固位形。直接复合树脂预备最基本的目标是以最微创的形式去除龋坏和受损的旧修复体，并且能够简单地放置成型片。邻面洞型的入口可以比内部的洞型小，且形状不规则（图10.5）。内部的形状可以是无规则的，只需按照去除龋坏后的轮廓。传统上对于洞底的要求如制备平滑的髓壁或形成几何形态是不必要的。小的无支持牙尖可以被保留，因为粘接复合材料可以加固牙体组织（图10.6）。

应当采用可利用的最微创技术去龋

龈上修复第2项原则要求当龋坏接近牙龈时，应当在去龋和去除原有修复体时格外小心。明显感

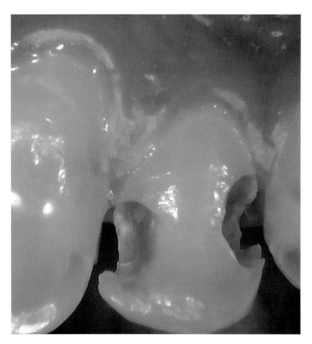

图10.5　Ⅲ类洞预备显示内部形态大于外部形态。

染的釉质和牙本质应当从牙齿上清除。然而，传统的基于颜色和硬度判断龋坏的方法以及去除所有变色牙本质的做法都是不合适的，因为其破坏性太强，可能会造成大多数牙髓暴露或龈下边缘[8]。不能完全去除变色的牙本质，因为已经被充分证明牙本质龋有两层[9]，表层牙本质受到感染，已坏死，不能再矿化，而深层受到影响着色，但未被感

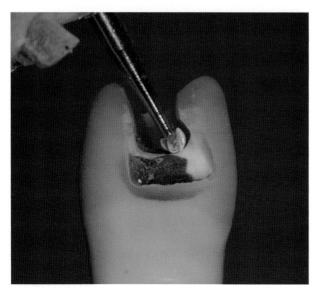

图10.6　存在倒凹和无基釉的牙尖修复后，能够接近其原有的强度，是由于粘接剂在发挥加固作用。

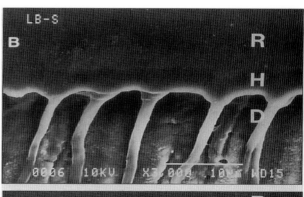

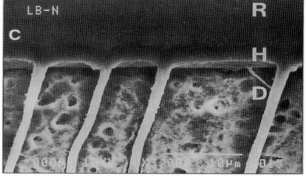

图10.7　扫描电镜示粘接表面：B切片是与正常牙本质的粘接表面；C切片是与受龋坏影响的牙本质粘接的表面（courtesy of Dr Masatoshi Nakajima）。

染，能够再矿化且有活力（图10.7）。基于这样的认识，保存着色但未感染的牙本质是保存牙齿和牙髓的方法。彻底和适当地去龋是必不可少的，已证明应用龋指示剂能够帮助发现隐藏的龋坏（图10.8）。同时，龋坏染色也是分辨龋坏牙本质两层的方法，这个方法最早由Fusayama提出，接着是Nakajima也推荐使用该方法[10]。

通常采用丙二醇基龋指示剂。外层感染的龋坏牙本质会被染成暗红色。这层牙本质要被去除。内部受影响的牙本质被染成很淡的粉色，通常被称为"粉色薄雾"（图10.9）。外周封闭的概念很重要，应当特别注意保证位于修复体边缘或牙髓周围

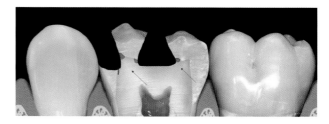

图10.8　龋指示剂能够发现隐藏的龋坏。

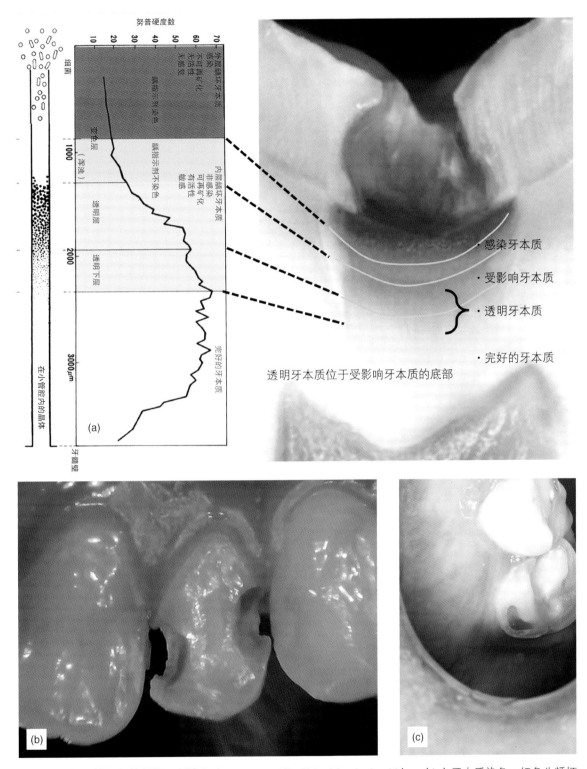

图10.9　(a)龋坏层被红色的龋指示剂染色（courtesy of Dr Shigehisa Inokoshi）。(b)牙本质染色，红色为龋坏，必须去除，粉色示未感染的牙齿，可以保留，前牙。(c)使用龋指示剂发现后牙上的龋坏。

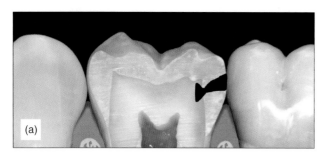

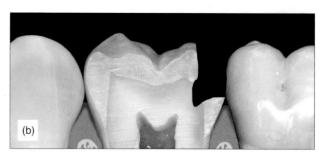

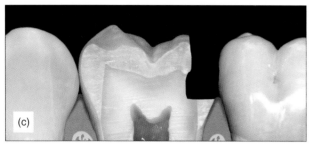

图10.10 （a）邻面龋。（b）小心去除龋坏后，龈缘仍相互接触且位于龈上。（c）传统方法去除颈部接触，边缘位于龈下。

健康的粘接釉质或牙本质[11]。内部受影响的牙本质可以不被去除，因为它能够再矿化。受影响的牙本质是具有粘接力的，尽管其不如正常牙本质牢固，研究表明受龋坏影响的牙本质能够再矿化[12-13]。

在靠近牙髓处垫底是有争议的。目前，在经窝洞消毒后，在深层或极深层牙本质上采用自酸蚀粘接系统，或甚至使用具有强消毒特点的自酸蚀粘接系统，如Clearfil™ SE Protect（Kuraray）也是一种治疗的选择，治疗效果也不错[14]。

文献和临床经验表明保存釉质边缘更好，能够维持修复时间更久[15]。并且，当釉质边缘位于龈下时，放置成型片和楔子会更困难。因此，去除颈缘处的龋坏应当同样小心。为了避免龈下边缘，必须采用龈上修复第2和第3项原则，应当采用釉质保存技术[16]（该技术的细节见第3章）。

无箱状洞型或任何不必要的机械固位形

去龋后有意进行机械固位形预备往往适得其反，会造成不必要的牙齿磨除，导致更加接近牙髓，造成龈下边缘。传统的邻面箱状洞型和降低龈壁获得间隙的方式是极度不可取的。在去龋后停止和继续降低洞型的差别通常只是1~2mm。然而，这1~2mm就是防止牙髓暴露和避免龈下边缘或保持牙体组织健康、简化操作的重点（图10.10）。

无须不必要的间隙

对于过去流动性差的材料例如银汞合金，近中、远中和龈方的间隙是必需的，重点需要被严密地压实以封闭边缘，且需要可视边缘来保证边缘封闭性（图10.11）。粘接系统及流动复合材料能够

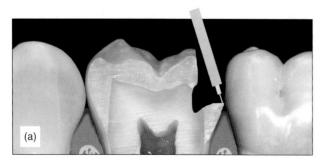

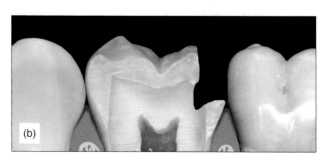

图10.11 （a，b）具有小斜面的最终预备。

用来有效地封闭边缘。大的预备空间不再必需。龈上修复原则第二项建议用其他更保守的方法获得间隙，如金属条或"蚊式"车针（图10.11）。这是放置成型片所必要的，但只需要微小的分离。或者，可以用楔子帮助放置成型片。使用成型片套环可以很容易获得足够的牙齿分离来补偿成型片的厚度。

斜面

研究表明当釉质被45°切割时，会暴露更多的釉柱，提高粘接强度。一些研究表明可以增强边缘封闭[17]，而另一些认为这样做优势较小，即使没有斜面，釉质酸蚀也已足够封闭边缘[18-19]。一些人认为弯曲的斜面预备技术需要特殊的器械。一项meta分析表明粗糙化的表面足以获得良好的粘接，而粘接系统对于颈部渗漏的影响很大[20]。临床上制作完美均匀的斜面是不切实际的。斜面预备仅获几兆帕粘接强度提升并不值得花费额外的时间。简单去除锐利的窝洞外部表面边缘就已足够，而且更实用。完成这一步骤所需要做的是将金刚砂车针简单地通过窝洞边缘，去除不平整的釉质。不需要制备特殊的斜面或斜面厚度。特殊情况下，需要长斜面时，复合树脂材料需要与牙齿进行美学上的协调，例如Ⅲ类或Ⅵ类洞涉及唇侧面的情况。当采用合适透明度的复合树脂材料时，釉质上2~3mm的45°斜面能够很好地获得协调的美学效果。

Ⅱ类洞的预备步骤

（1）用一个小的球钻从殆面进入牙齿找到龋坏。根据窝洞的大小，选择2号碳化钨圆形球钻或1556号碳化钨车针。去除殆面和邻面龋坏时，维持较小的外部边缘。外部轮廓的大小应当以能够观察到龋坏为准。不需要特殊的形状或外形，但外部轮廓应当位于健康的釉质或牙本质上。必须去除脱矿的釉质，以及任何原有的修复材料，这会扩大外部轮廓的大小（图10.12a）。

（2）扩大内部以去除明显的龋坏。涂布龋指示剂10秒，冲洗。去龋，直到去除所有感染的牙本质。

（3）当需要打开邻面壁时，应使用楔形保护板或金属成型片来保护邻牙。应当保护富有氟化物的外层，避免增加患龋的可能性。受GV Black影响的洞型设计需要完全打开邻面间隙是不必要的（图10.12b）。

（4）缺乏邻面间隙使成型片的放置很困难。用"蚊式"车针通过接触点的边缘分离技术能够简化成型片放置，并且还能形成小的邻面斜面（图10.12c）。利用楔形保护板能够保护邻牙。放置楔子分离牙齿以及成型片都是必要的。另一种可选的方法是在窝洞预备前放置分离圆环，来预先分离牙齿。放置圆环的时间越长，分离效果越好。Danville's Mega环可能是最强有力的分离环（图10.12d）。

（5）当龋坏接近龈边缘时，应当采用龈上方案。微创去除龋坏及原有修复体，以及釉质保存技术能够使修复更简单，更可预测，且对牙周组织更健康（见第3章；图10.12e）。

（6）彻底去除锐利的外部窝洞边缘，用火焰状金刚砂车针去除松散的釉柱以提高粘接力（图10.12f）。

Ⅲ类洞的预备步骤

（1）用小的旋转器械从腭侧面进入牙齿寻找龋坏。根据窝洞的大小，可以选择2号碳化钨圆形球钻或1556号碳化钨车针。去除邻面龋坏时，维持小的外部轮廓。外部轮廓的尺寸应当以能够看到龋坏为准。不需要特殊的形状或外形，但外部轮廓应当位于健康的釉质或牙本质上。必须去除脱矿的釉质，以及任何原有的修复材料，这会扩大外部轮廓的大小（图10.13a）。

（2）扩大内部以去除明显的龋坏。涂布龋指示剂10秒，冲洗。去除深红色的龋坏直到所有感

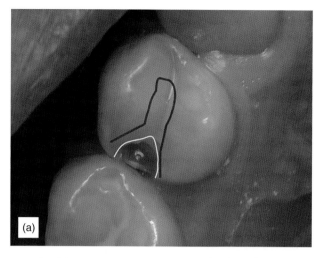
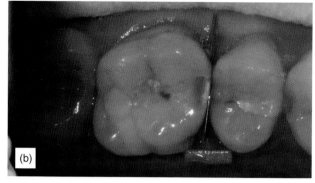
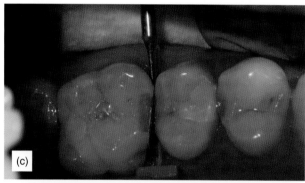
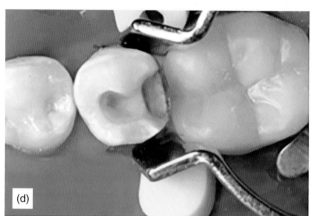
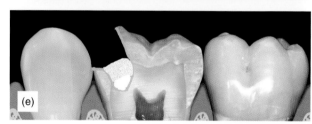
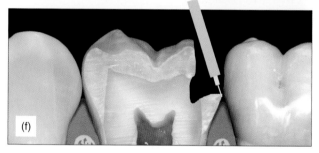

图10.12 （a）外部轮廓（Ⅱ类洞预备）。（b）楔子避免伤及邻牙。（c）用"蚊式"车针制备间隙。（d）Mege环（Danville）。（e）釉质边缘保存过程。（f）具有小斜面的最终预备。

染的牙本质被去除，留下粉色薄雾。即使没有支撑，也要保存龈方牙本质和釉质，这会简化修复过程。

（3）当邻面壁被破坏时，应使用楔形保护板或成型片来保护邻牙，因为富有氟化物的外层能够避免增加患龋的可能性。受GV Black影响的洞型设计所需的完全邻面间隙是不必要的（图10.13b）。

（4）缺乏邻面间隙会使得放置成型片困难。放置楔子或通过手动器械分开牙齿，能够协助放置成型片。

（5）当龋坏接近龈边缘时，应当采用龈上方案。微创去除龋坏及原有修复体，以及釉质保存技术能够使修复更简单、预期更好，且对牙周组织更健康（见第3章；图10.13c）。

（6）彻底去除锐利的外部窝洞边缘，用火焰状金刚砂车针去除松散的釉柱以提高粘接力。

牙本质的边缘和酸碱抵抗区域（或超级牙本质）

由于釉质边缘能够增强边缘封闭，当边缘位于

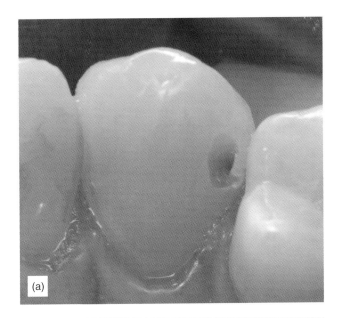

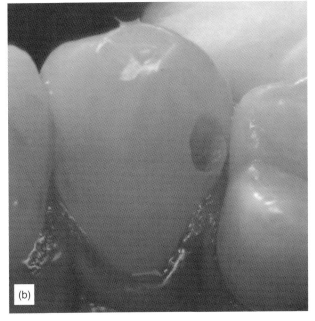

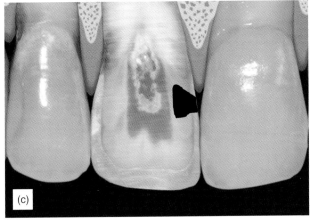

图10.13 （a）脱矿的釉质呈白色，必须去除（预备Ⅲ类洞）。（b）完成预备，仍与邻牙相接触。（c）牙本质龋比釉质龋更靠近根尖方向。釉质保存将能应用更简单的龈上方案。

牙本质时就会令人担忧。对于一些自酸蚀粘接系统新的了解和使用有助于减轻此类困扰。目前的研究表明，在合适的条件下，使用一些能够释放氟的自酸蚀粘接系统，例如Clearfil SE Protect，能够在牙本质上产生一个酸碱抵抗区域（图10.14）[21]。这一区域能够抗酸，增强抵抗脱矿的能力，防止继发龋形成。这一层只会在自酸蚀粘接中出现[22]。该层最终的临床效果仍需了解和研究。

当龈边缘位于牙本质时，了解复合树脂材料如何向着最佳粘接表面收缩是很重要的[15,23-24]。当正确控制收缩时，确实能够加强边缘封闭。如果未能正确控制，会导致完全相反的结果。当粘接剂固化后，应当用一薄层流动复合树脂材料建立起颈部边缘，使其只与牙本质龈壁接触（图10.15）。与釉

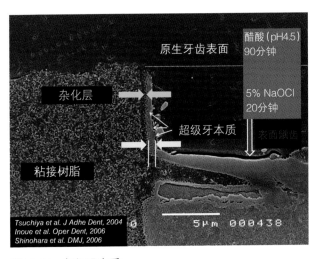

图10.14 超级牙本质。

质壁接触会朝接触方向牵拉复合材料，增加在龈边缘形成间隙的概率。理想的复合材料应当具有良好

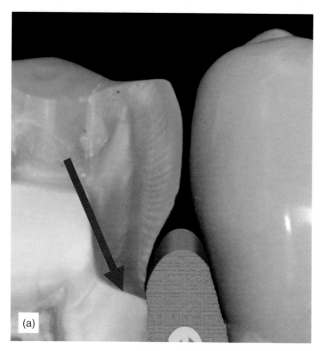 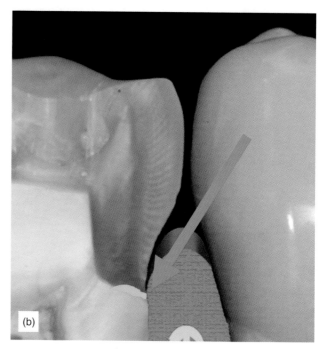

图10.15 （a）龈壁完全位于牙本质和牙骨质内，无釉质。（b）仅在牙本质龈壁上充填第一层材料就能够加强适应性，避免微间隙。

的阻射性。

隔离

粘接修复过程中正确的隔离和表面未污染是至关重要的。然而，与很多临床医生强烈地坚持相反，橡皮障隔离并不是取得临床成功的唯一方法。临床研究表明，橡皮障隔离或正确使用棉卷隔离技术同样能够获得临床成功[25-27]。这并不是说使用橡皮障有什么错；如果使用正确，它能够很好地发挥作用。但是，超过90%的牙医并未常规使用橡皮障，在粘接修复中强制使用橡皮障并不是基于良好的证据，同时会增加临床负担。这一教条式的要求很容易使高水平的牙医不再使用粘接技术。在超过20年的时间里，笔者已经成功地完成了数千个成功的粘接修复体，大部分没有使用橡皮障。

实践和有效的临床技术来避免不良的隔离。冗长且复杂的技术需要长时间严格地隔离，这也是强制性要求用橡皮障隔离的原因之一。使用自酸蚀技术，使得技术和湿度敏感性降低，结果也是令人满

意的[28]。

除了正确使用棉卷隔离，其他隔离方法包括适用于前牙修复体的开口器（Ivoclar，图10.16），以及使舌头回缩的PropGard®或DryShield®（图10.17）。无论使用哪一种方法，必须要记住对于粘接修复，正确的隔离对于临床的成功是必需的。极微量的血液、唾液或龈沟液也会造成污染，使修复失败。

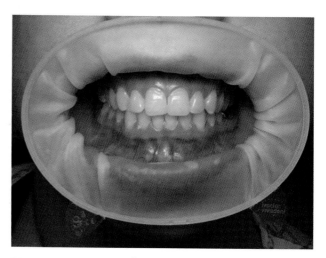

图10.16 用OptraGate®（Ivoclar）进行隔离。

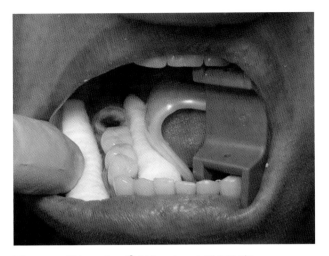

图10.17 用PropGard®（Ultradent）进行隔离。

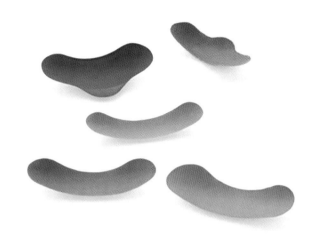

图10.19 特富龙涂层的成型片。

成型片和楔子

正确地选择和使用成型片是非常重要的。传统的tofflemire（通用型）并不理想，因为其表面较平，使修复体的邻面边缘较平，仅在牙齿的最上端有接触。对于Ⅱ类洞粘接复合树脂材料修复，理想的成型片应是成形环和成型片的组合体（图10.18）。对于粘接修复，最好的成型片类型是特富龙涂层的成型片（SlickBands™，Garrison），因为大部分现代的粘接系统能够粘接于包括金属的大部分表面（图10.19）。特富龙的成型片能够防止

粘接剂残留其上，防止小块的邻面复合树脂材料随着成型片被去除。

关于圆环，所采用的特殊类型取决于牙医的偏好。高度推荐具有任何宽度喙部产品，类似于Contact Matrix™（Danville）成型片的固位环，因为可以将洞缘与邻牙间进行较宽的分离。如果使用较小传统的喙部（图10.20），就会侵犯预备体，导致牙齿的外形不良。宽的喙部也能够包裹住牙齿及邻牙，提高成型片的适合性。对于邻牙更贴合意味着较少的"飞边"，以及后期较少的清理，使该过程更加简单。"背靠背"的复合树脂直接充填不能同时进行，但是能在同一颗牙齿上使用两个环来进

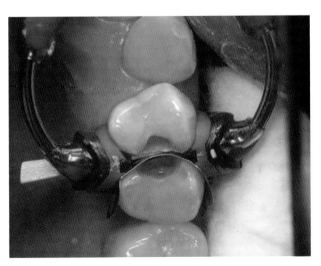

图10.18 放置Garrison环和成型片，准备好充填。

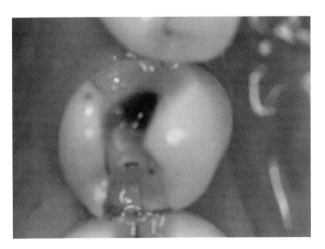

图10.20 较大的邻面分开间隙。

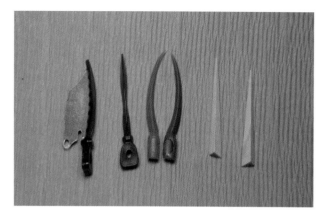

图10.21　有多种楔子可供选择，包括Curvy楔子（VOCO）。

行近中–殆面–远中修复。

市场上由很多种楔子可供选择（图10.21）。木楔子仍能发挥良好作用。近年来还可以选择一些弯曲的楔子（例如由VOCO公司生产的）。它们能够更好地封闭边缘。在使用弯曲的楔子时，方向的右或左是很重要的，因此在每个过程中必须注意选择正确的楔子。

粘接

粘接过程非常重要。选择材料和适合的技术的细节见第4章。

聚合收缩和应力的作用

树脂复合材料的聚合收缩是不可避免的，收缩率在1%～3%之间。研究表明收缩力足以破坏复合材料与牙之间的粘接（微间隙），甚至使薄弱的牙尖弯曲变形[29-30]。聚合收缩可能会引起术后敏感、边缘渗漏和继发龋，这一问题与临床密切相关（图10.22）。一些研究者发现，所有为了减少聚合收缩和修复体应力所采用的方法，以及处理流体树脂与边缘微渗漏之间关系的方法，都不如所使用的粘接材料关系密切[31]。有很多方法能够用来减少聚合收缩和应力。树脂的分层充填技术，包括特殊的分层充填程序，虽然有作用，但其有效性仍值得怀疑[32]。也可以采用嵌入纤维和玻璃填料的方法[33]。研究表明在每一层复合材料聚合后，聚合力会加压于粘接表面，这一压力会继续延伸一段时间。因此，粘接表面和牙齿表面积累的聚合压力是很重要的。其他方法有衬垫或采用高弹性的修复材料，因此修复材料的弹性或硬度在控制聚合压力上至关重要[34]，此外，采用减少压力的固化方法也是可行的。在临床上，将这些技术的结合使用是可行的。

采用低弹性模量的材料控制聚合收缩作用

对具有理想性能的垫底或修复复合树脂材料的需求永远存在于牙科领域，以减少或消除聚合收缩应力。虽然性能完美的材料还未被设计出来，目前在口腔领域里，也有一些材料可被用于减轻聚合收

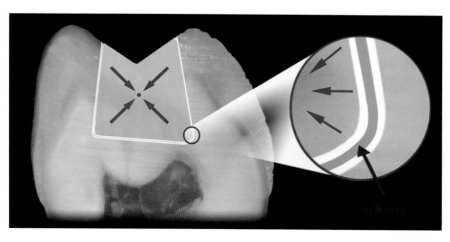

图10.22　由聚合收缩引起的微间隙。

表10.2　树脂加强型玻璃离子和树脂基质复合树脂弹性模量

	来源	弹性模量（GPa）	体积缩小（%）
低黏度树脂（Revolution, Kerr）	Labella R, Lambrechts P, Van Meerbeek B, Vanherle G. Polymerization shrinkage and elasticity of flowable composites and filled adhesives. *Dental Materials*, 1999; 15(2): 128–137.	7.7	5.5
树脂加强型玻璃离子（Vitrebond™, 3M ESPE）	Tam LE, McComb D, Pulver F. Physical properties of proprietary light-cured lining materials. *Operative Dentistry*, 1991; 16(6): 210–217.	1.1	2.3

缩应力。

树脂加强型玻璃离子（RMGI）弹性模量较低，比复合树脂材料更具弹性，包括流动树脂（表10.2）[35-36]。一项研究表明，使用0.5mm厚的RMGI垫底（Vitrebond™，3M），聚合收缩作用降低接近50%[37]。当复合材料收缩时，高弹性或刚刚固化的RMGI能够作为缓冲，起到减少收缩的作用，降低出现微间隙的概率。尽管很多人报道了RMGI扩展到牙齿外部时也具有很好的效果[38-40]，但有些学者发现它会增加失败概率[41]。

推荐使用RMGI内衬材料用于深于3mm、具有高结构因素（C因素）的直接修复。测量预备体深度的简单方法是使用碳化钨钻，因为切割刃的长度通常是4mm。如果窝洞深于4mm，应当考虑垫底（图10.23）。垫底要较薄一些——0.5mm。一些研究表明，相比于流动垫底材料，RMGI可以分散应力，能够获得更好的结果[42]。然而，关于该材料也有争议，有人发现它会增加失败概率。失败原因可能与材料的不正确使用相关，通常是因为垫底过厚或在深度不足的窝洞内进行了不必要的垫底材料[41]。

大块充填复合树脂是一种特殊的，新颖而且很有前途的控制聚合收缩和聚合应力的材料。大块充填复合材料弹性模量较低，因此能够充填同样体积的窝洞而不产生同样的聚合应力。文献的结果有争议，一些研究发现聚合收缩降低，边缘封闭更好[43-44]，而另一些研究则发现聚合收缩与间隙的形成与传统的分层充填相同甚至更糟糕[45-46]。对于大部分的研究，结果的差异可能是由于技术，包括体积太大或采用不正确的固化方法造成[47]。

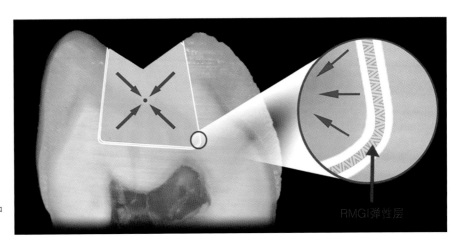

图10.23　在深窝洞（深于4mm）中可放置一薄层垫底。

RMGI弹性层

流动复合树脂材料比传统复合树脂材料的弹性模量略低，因为其填料较少。尽管文献证明使用流动树脂材料会改善边缘适应性及封闭效果[48]，但是其降低聚合收缩作用的能力仍受到怀疑[49]。基于多种原因，分层充填窝洞的方法是能够达到较好的效果，只有对于包括固化和分层作用的深入理解，才能找到一种降低聚合收缩的好方法。

通过分层固化控制聚合收缩作用：充填过程

控制聚合收缩和应力的一种常用方法是分层逐步充填（图10.24）。已经证实单纯分层充填成功率有限，不可能完全解决问题[50]。聚合应力始于材料初步固化，并在固化后持续存在，其作用与聚合收缩一样重要[51]，针对这一现象的认识，开始使用了许多不同的充填和固化方法，结合较低的光照强度，以及材料内应力分散的间歇期，例如软启动[52]和脉冲固化[53]及其他很多方法[54]。就分层充填窝洞而言，对控制应力是有利的，但是真正与临床相关的程度还未被确定，研究结果也不明确[54–57]。

然而，一些研究者发现固化速度与临床效果并没有相关性[55]。Ferracane认为"由于这些临床问题可能是直接源自牙科复合树脂材料修复中的收缩应力，所以他们提出一个基本原理，该原理紧密遵循一项结构性的充填技术来降低聚合收缩的影响，但是目前没有直接的临床证据支持收缩应力与临床上树脂修复失败或材料寿命降低之间存在因果关系"[58]。Christensen发现采用快、慢或中等的固化速度时，复合树脂材料性能之间并无显著差异。多年来，笔者使用3秒固化光已经取得了大量成功的病例。目前已经证明修复材料的组成成分比光固化方法对应力有更大的影响[59]。

据我们所知，根据临床的实际情况，一种实用以及有效地减少聚合收缩与应力的技术包括合理利用每一个能够影响收缩与应力的变量：材料的选择，合理的分层充填，合理的固化方法。通常在充填前固化粘接层就会形成缓冲层，特别是在使用厚粘接系统如Clearfil SE Protect时。鉴于操作的原因，采用较少的分层过程更有利，特别是已知分层本身并不能降低应力。每一层充填物不应超过2mm厚，在任何时候分层不应同时包括牙本质和牙釉质，因为粘接的刚度和强度差异很大，会导致应力增加，可能形成微间隙。第一层应为一薄层弹性内衬，通常为流动复合材料。在每层增加后，进行半循环的固化，应在距复合树脂材料10mm处照射，以降低光的强度，因为研究表明距离会使光的强度降低[60]。在每一层固化后，进行下一层充填。在固化下一层前等待2分钟，使前一层中的大部分应力消散。当仔细堆塑分层时，这一步骤就默认完成了。但是，掌控时间是很重要的，不要太快将下一层固化（表10.3）。

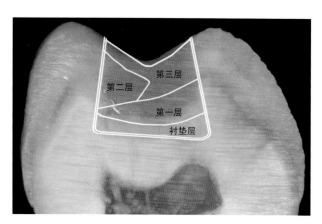

图10.24 多层充填。

表10.3 降低聚合收缩和应力的常用办法

- 使用厚的粘接剂（例如可乐丽菲露自酸蚀粘接剂）。
- 总是固化粘接剂。
- 避免同时包括牙本质和牙釉质的层，这些层的硬度不同，最初包括它们在同一层粘将适得其反。
- 每一层固化距离应该在10mm，一般的聚合循环。
- 两次固化之间等待2分钟（这通常不需要计划）。
- 完成后，在调𬌗前再次固化一次。

对于复合树脂材料正确的固化是不能被忽视的；如果复合树脂材料未被正确固化，最终材料的质量会受到很大影响，会导致物理性能变弱、颜色不稳定，且抛光较差[61]。

构建咬合形态

应用复合树脂材料修复的最后阶段是釉质层。该区域需要采用染色来恢复牙齿的表面特征。但是，这一过程并不受患者欢迎，因此染色很容易从这一过程中被去除。相反，构建正确的釉质外形是很重要并具有多重目的。这必须在固化前完成，因为构建深的窝沟外形需要殆面复合树脂材料的分割，因此在理论上会降低聚合时的应力。在固化后用车针构建外形既困难而又耗时。减少额外咬合调整的有效临床技术是要求患者在最终固化之前咬合复合树脂材料。这能够"标记"咬合，从这一点塑造外形，能够节省很多时间。必须记住树脂是疏水的，因此水或唾液不会影响放置于牙齿上的树脂。放置釉质复合材料后，可以采用深的橡子形充填器将未固化的复合树脂材料塑形，能够很快形成窝沟和边缘嵴（图10.25）。这类器械依照现有牙齿的外形轮廓完成塑形。

首先，将橡子形充填器放置于牙齿中央，接着将复合材料向外部拖拽来形成每一道沟。尽管很粗陋，这一过程可类比为将黄油涂抹于一片脆弱的面包：为了不使面包破碎，涂抹黄油最好的方法是放置于中央，再朝着外壳向外扩展。多余的复合材料会被橡子形充填器的拖拽去除掉，充填器每一次充填完成都应当擦拭。

形成殆面的最后一步是形成三角嵴。将橡子形充填器放在三角嵴开始的凹陷处，再将其按V形对角线地朝着邻面向外拖拽两次。

完成

在最终固化之后，颊面和舌面的窝洞边缘会存在飞边（图10.26），但飞边存在最关键的区域是牙龈边缘，会产生不良的影响，因为很难发现，也难以用传统的旋转工具清理。使用火焰状钻的风险在于可能会意外切割过多的牙体组织。找到去除飞边的最好方法是用12号刀片（图10.27）。用刀片将牙面平整，可以在短时间内将飞边去除。用这种方法能获得漂亮、平整的牙面。使用刀片也有不确定性，因为会使临床医生害怕割到患者或自己。下面的步骤能够有助于安全使用这一工具：

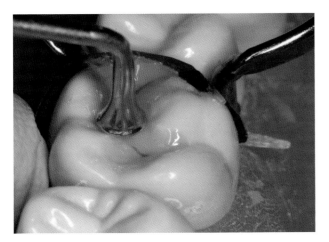

图10.25 使用橡子形充填器成形。

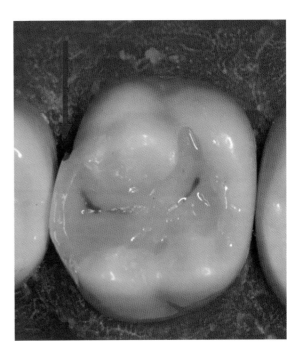

图10.26 明显存在飞边，必须去除。

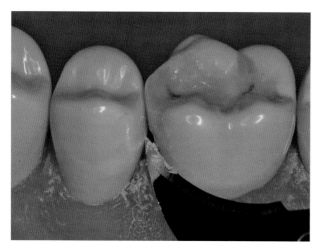

图10.27 用12号刀片去除飞边。

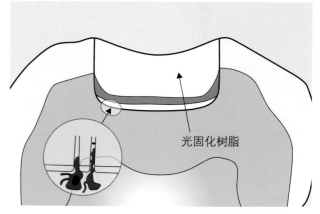

图10.28 在浅层充填物中形成的间隙（courtesy of Dr Raymond L.Bertolotti）。

（1）使用圆的手柄。

（2）始终用两只手——一手作为支点，一手加力。这能降低滑落的风险。

（3）使用锋利的刀片。

（4）用触觉作为引导，确认表面光滑。

接着进行最终的固化。确保整颗牙齿被固化的最佳方法是在固化之前放置0.5mm的阻氧剂。

术后敏感

术后敏感仍然是直接复合材料一个主要的问题。常见的原因是形成间隙。如果存在间隙（图10.28），向下咬合所造成的疼痛要轻于开口时[62]。液体外流造成的痛苦比内流明显。这一现象能将敏感原因与咬合问题区分开。对于这一问题没有什么好的解决方法。按照本章所述的方法能够减少或消除间隙所引起的术后敏感。

另一个术后敏感的常见原因是未考虑到正确的修复体咬合。这里有一个简单的方法来确定是否由修复体咬合引起的敏感或疼痛。如果还没有明确原因，嘱患者处于仰卧位。牙齿必须干燥且被隔离。临床医生必须用两种不同颜色的咬合纸。将第一种颜色（蓝色）置于新修复的牙齿上，让患者紧咬牙两次（"轻敲，轻敲"）。如果一个区域比其他区

域咬得更重，将其平整，并相应地调整。所有部分必须咬合平衡（图10.29）。应该是沿着中央沟和工作尖接触，但因为患者可能有错拾畸形，所以不可能在每个病例中都实现。

在最初的调整之后，放置第二张纸（红色），要求患者研磨牙齿（"磨动牙齿，下颌向前，向后，向侧面，加大运动幅度"）。如果有患者牙齿上在蓝色之外出现了红色，就必须要去除（图10.30）。蓝

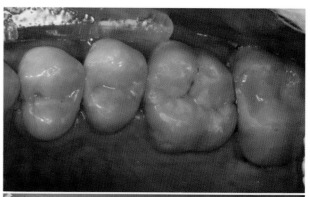

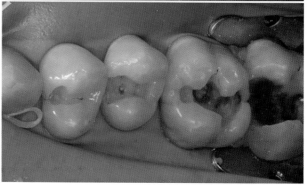

图10.29 完成修复之前和之后。

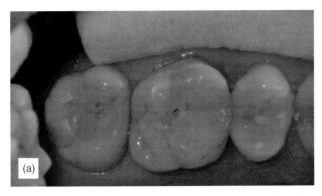
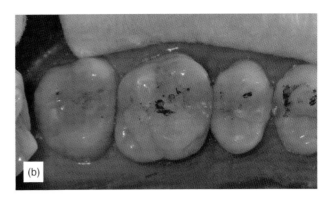

图10.30　（a）调整最大牙尖吻合接触。（b）去除所有红色的干扰；所有位于蓝色之外的红色都必须去除。

色之外的红色显示有侧方干扰，会引起术后敏感。

　　如果临床医生发现在未修复的牙齿上存在干扰，也应当进行调整。有时患者可能由于咬合过紧，在需要修复的牙齿上已有一些小的或临床症状不明显的敏感[63]，修复过程可能会放大敏感。在修复之后患者所感觉到的所有疼痛都会归咎于修复过程[64]。

充填和完成Ⅱ类洞直接复合材料修复步骤

步骤1： 正确的隔离，确认邻牙形态正常。必要时重新塑形（图10.31a）。

步骤2： 放置成型片。如果成型片过紧，可以用楔子帮助放置成型片，接着去除楔子，重新放置成型片，保证紧密的龈缘封闭。放置分离环（图10.31b）。

步骤3： 选择性酸蚀釉质10秒，尤其是未磨切的釉质，小心避开牙本质。使用较稠、不下滴的酸蚀剂如SureEtch® Gel（Danville），会使这一过程更加可靠。用水和气彻底冲洗，用空气干燥，直到牙本质失去光泽，酸蚀后的牙釉质呈灰白色（图10.31c）。

步骤4： 涂布单体于釉质和牙本质上20~25秒，接着通过目测判断完全去除溶剂（图10.31d）。

步骤5： 涂布一薄层粘接剂。如果必要，吹薄并固化。

步骤6： 沿邻面窝洞边缘和骀面底层放置一薄层（小于1mm）流动材料。进行"分层固化"（距复合材料10mm，半个循环；图10.31e）。

步骤7： 于牙本质上放置1.5mm厚的修复材料，保持在牙本质范围内。再次逐步固化（图10.31f）。

步骤8： 放置最终的釉质修复材料。在固化前用橡子形充填器塑形。较深的牙尖外形和窝沟会减少应力。逐步固化（图10.31g）。

步骤9： 用12号刀片修整龈缘和邻面多余的复合材料（图10.31h）。

步骤10： 用干燥的12号刀片，碳化物子弹样车针去除骀面多余的复合材料（图10.31i）。

步骤11： 必要时，用Sof-Lex™（3M）抛光碟将邻面边缘嵴修整圆钝（图10.31j）。

步骤12： 用阻氧剂进行最终的固化。

步骤13： 检查咬合（见第12章、第13章）。

步骤14： 用Jiffy刷进行最终的抛光（图10.31k）。

充填和完成Ⅲ类洞直接复合材料修复步骤

步骤1： 进行色度检查，保证选择了正确色度的复合材料。将一小点复合材料放置于健康牙体的颊面，固化并确认色度。

步骤2： 正确的隔离。

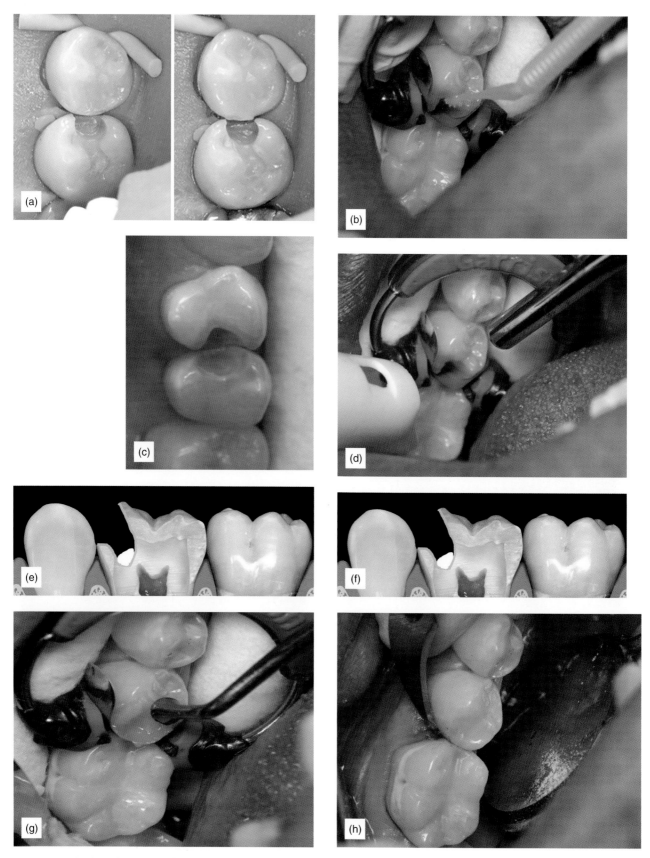

图10.31 （a）隔离。（b）放置环。（c）选择性酸蚀10秒。（d）干燥单体的溶剂。（e）放置流动材料。（f）充填2mm。（g）用橡子形充填器形成较深的外形。（h）12号刀片去除多余材料。

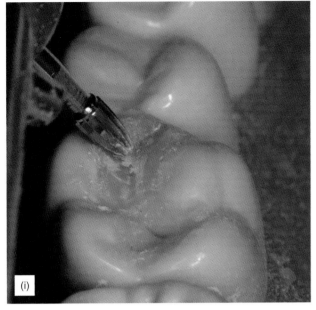

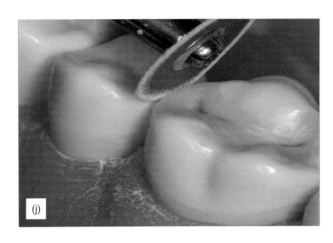

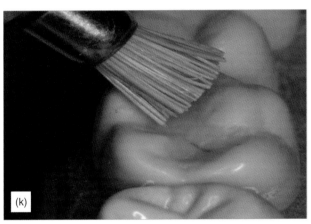

图10.31（续）　（ⅰ）用7406（Brasseler）碳化物子弹样车针去除飞边。（j）用Sof-Lex™抛光碟完成并将边缘嵴修整圆钝。（k）用Jiffy（Ultradent）刷进行抛光。

步骤3：放置蓝色涂层的成型片，如果成型片过紧，可以用楔子帮助放置成型片，接着去除楔子，重新放置成型片，保证紧密的龈缘封闭。

步骤4：选择性酸蚀釉质10秒，尤其是未磨切的釉质，小心避开牙本质。使用较稠的、不下滴的酸蚀剂，会使这一过程更加可靠。用水和气彻底冲洗，用空气干燥，直到牙本质失去光泽。

步骤5：涂布单体于釉质和牙本质上20～25秒，接着通过目测判断完全去除溶剂。

步骤6：涂布一薄层粘接剂。如果必要，吹薄并固化。

步骤7：于髓壁和龈壁放置一薄层与修复材料匹配的流动材料。在距牙齿10mm处进行一个循环的固化。

步骤8：放置最终的修复材料，并塑形。在10mm处进行一个循环的固化。理想情况下，在固化之间应有2分钟的间隔。

步骤9：用12号刀片修整龈缘和邻面多余的复合材料。

步骤10：用干燥的12号刀片，碳化物子弹样车针去除𬌗面多余的复合材料。

步骤11：必要时，用Sof-Lex™抛光碟将邻面边缘嵴修整圆钝。

步骤12：用阻氧剂进行最终的固化。

步骤13：检查咬合（见第12章、第13章）。

步骤14：用Jiffy刷进行最终的抛光。

参考文献

[1] Santos MJMC, Bezerra RB. Fracture resistance of maxillary premolars restored with direct and indirect adhesive techniques. *J Can Dent Assoc*, 2005; 7(18): 585–590.

[2] Shor A, Nicholls JI, Phillips KM, Libman WJ. Fatigue load of teeth restored with bonded direct composite and indirect ceramic inlays in MOD class II. *Int J Prosthodont*, 2003; 16(1): 64–69.

[3] Gaengler P, Hoyer I, Hoyer I, Montag R, Gaebler P. Micromorphological evaluation of posterior composites: A 10-year report. *J Oral Rehab*, 2004; 31(10): 991–1000.

[4] Anusavice KJ, Shen C, Rawls HR. *Phillips Science of Dental Materials*, 12th ed. St Louis, MI: Elsevier Saunders.

[5] da Rosa Rodolpho PA, Cenci MS, Donassollo TA, Loguércio AD, Demarco FF. A clinical evaluation of posterior composite restorations: 17-year findings. *J Dent*, 2006; 34(7): 427–435.

[6] St-George A, Sturdevant JR, Swift EJ Jr, Thompson JY. Fracture resistance of prepared teeth restored with bonded inlays. *J Prosthet Dent*, 2003; 89(6): 551–557.

[7] Pallesen U, Qvist V. Composite resin fillings and inlays: An 11-year evaluation. *Clin Oral Invest*, 2003; 7: 71–79.

[8] Heymann H, Swift E, Ritter A. Fundamentals of tooth preservation and pulp protection. In *Sturdevant's Art and Science of Operative Dentistry*, 6th ed. Mosby, 2013, pp. 141–163.

[9] Fusayama T. Two layers of carious dentin; diagnosis and treatment. *Oper Dent*, 1979; 4(2): 63–70.

[10] Hosoda H, Fusayama T. A tooth substance saving restorative technique. *Int Dent J*, 1984; 34(1): 1–12.

[11] Alleman DS, Magne P. A systematic approach to deep caries removal end points: The peripheral seal concept in adhesive dentistry. *Quintessence Int*, 2012; 43(3): 197–208.

[12] Akimoto N, Yokoyama G, Ohmori K, Suzuki S, Kohno A, Cox CF. Remineralization across the resin-dentin interface: In vivo evaluation with nanoindentation measurements, EDS, and SEM. *Quintessence Int*, 2001; 32(7): 561–570.

[13] Nakajima M, Ogata M, Okuda M, Tagami J, Sano H, Pashley D. Bonding to caries-affected dentin using self-etching primers. *Am J Dent*, 1999; 12(6): 309–314.

[14] Akimoto Momoi Y, Kohno A, Suzuki S, Otsuki M, Suzuki S, Cox CF. Biocompatibility of Clearfil Liner Bond 2 and Clearfil AP-X system on nonexposed and exposed primate teeth. *Quintessence Int*, 1998; 29(3): 177–188.

[15] Van Meerbeek B, De Munck J, Yopshida Y, Inoue S, Vargas M, Vijay P, Van Landuyt K, Lambrechts P, Vanherle G. Buonocore Memorial Lecture. Adhesion to enamel and dentin: Current status and future challenges. *Oper Dent*, 2003; 28(3): 215–235.

[16] Ruiz JL, Finger WJ. Enamel margin preservation and repair technique. *J Dent Res*, 2016; 95(Spec Iss 5): Abstract 2370749.

[17] Swanson TK, Feigal RJ, Tantbirojn D, Hodges JS. Effect of adhesive systems and bevel on enamel margin integrity in primary and permanent teeth. *Pediatr Dent*, 2008; 30(2): 134–140.

[18] Isenberg BP, Leinfelder KF. Efficacy of beveling posterior composite resin preparations. *J Esthet Dent*, 1990; 2(3): 70–73.

[19] Perdigão J, Anauate-Netto C, Carmo AR, Lewgoy HR, Cordeiro HJ, Dutra-Corrêa M, Castilhos N, Amore R. Influence of acid etching and enamel beveling on the 6-month clinical performance of a self-etch dentin adhesive. *Compend Contin Educ Dent*, 2004; 25(1): 33–47.

[20] Heintze SD, Ruffieux C, Rousson V. Clinical performance of cervical restorations: A meta-analysis. *Dent Mater*, 2010; 26(10): 993–1000.

[21] Inoue G, Nikaido T, Sadr A, Tagami J. Morphological categorization of acid-base resistant zones with self-etching primer adhesive systems. *Dent Mater J*, 2012; 31(2): 232–238.

[22] Nurrohman H, Nikaido T, Takagaki T, Sadr A, Waidyasekera K, Kitayama S, Ikeda M, Tagami J. Dentin bonding performance and ability of four MMA-based adhesive resins to prevent demineralization along the hybrid layer. *J Adhes Dent*, 2012; 14(4): 339–348.

[23] Braga RR, Hilton TJ, Ferracane JL. Contraction stress of flowable composite materials and their efficacy as stress-relieving layers. *J Am Dent Assoc*, 2003; 134(6): 721–728.

[24] Ferracane JL. Developing a more complete understanding of stresses produced in dental composites during polymerization. *Dent Mater*, 2005; 21(1): 36–42.

[25] Swift, Edward Jr. Enamel bonding. *J Esthetic Restorative Dent*, 2003; (15)6: 325–326.

[26] Thordrup M, Isidor F, Horsted-Bindslev P. A 5 year study of direct and indirect resin composite and ceramic inlays. *Quintessence Int*, 2001; 32(3): 199–205.

[27] Reich S, Wichmann M, Rinne H, Shortall A. Clinical performance of large all ceramic CAD-CAM generated restorations after 3 years. *J Am Dent Assoc*, 2004; 135: 605–612.

[28] Werner JF, Tani C. Effect of relative humidity on bond strength of self-etching adhesives to dentin. *J Adhes Dent*, 2002; 4(4): 277–282.

[29] Alomari QD, Reinhart JW, Boyer DB. Effect of liners on cusp deflection and gap formation in composite restorations. *Oper Dent*, 2001; 26: 406–411.

[30] McCullock AJ, Smith BG. In vitro studies of cuspal movement produced by adhesive restorative materials. *Br Dent J*, 1986; 161: 405–409.

[31] Christensen JG. New resin-based composites: a shrinking problem? *Clin Rep*, 2010; 3(3): 1, 3.

[32] Tjan AH, Bergh BH, Lidner C. Effect of various incremental techniques on the marginal adaptation of class II composite resin restorations. *J Prosthet Dent*, 1992; 67(1): 62–66.

[33] Donly KJ, Wild TW, Bowen RL, Jensen ME. An in vitro investigation of the effects of glass inserts on the effective composite resin polymerization shrinkage. *J Dent Res*, 1989; 68(8): 1234–1237.

[34] Yoshikawa T, Burrow MF, Tagami J. The effects of

bonding system and light curing method on reducing stress of different C-factor cavities. *J Adhes Dent*, 2001; 3(2): 177–183.

[35] Tolidis K, Nobecourt A, Randall RC. Effect of a resin-modified glass ionomer liner on volumetric polymerization shrinkage of various composites. *Dent Mater*, 1998; 14: 417–423.

[36] Ruiz JL, Mitra S. Utilizing RMGI as a liner for direct composite restorations. *Compend Contin Educ Dent*, 2006; 27(6): 347–51.

[37] Ruiz JL. Effect of new liner on polymerization shrinkage of resin cements. *J Dent Res*, 2007; 86(Spec Iss A): 2014.

[38] Peumans M, Kanumilli P. Clinical effectiveness of contemporary adhesives: a systematic review of current clinical trials. *Dent Mater*, 2005; 21(9): 864–881.

[39] Aboushala A, Kugel G, Hurley E. Class II composite resin restorations using glass-ionomer liners: microleakage studies. *J Clin Pediatr Dent*, 1996; 21(1) 67–70.

[40] Miller MB, Castellanos IR, Vargas MA, Denehy GE. Effect of restorative material on microleakage of class II composites. *J Esth Dent*, 1996; 8: 107–113.

[41] Opdam NJ, Bronkhorst EM, Roeters JM, Loomans BA. Longevity and reasons for failure of sandwich and total-etch posterior composite resin restorations. *J Adhes Dent*, 2007; 9(5): 469–475.

[42] Alomari QD, Reinhart JW, Boyer DB. Effect of liners on cusp deflection and gap formation in composite restorations. *Oper Dent*, 2001; 26: 406–411.

[43] Marovic D, Tauböck TT, Attin T, Panduric V, Tarle Z. Monomer conversion and shrinkage force kinetics of low-viscosity bulk-fill resin composites. *Acta Odontol Scand*, 2014; 29: 1–7.

[44] Scotti N, Comba A, Gambino A, Paolino DS, Alovisi M, Pasqualini D, Berutti E. Microleakage at enamel and dentin margins with a bulk fill flowable resin. *Eur J Dent*, 2014; 8(1): 1–8.

[45] Do T, Church B, Veríssimo C, Hackmyer SP, Tantbirojn D, Simon JF, Versluis A. Cuspal flexure, depth-of-cure, and bond integrity of bulk-fill composites. *Pediatr Dent*, 2014; 36(7): 468–473.

[46] Benetti A, Havndrup-Pedersen C, Honoré D, Pedersen M, Pallesen U. Bulk-fill resin composites: polymerization contraction, depth of cure, and gap formation. *Oper Dent*, 2015; 40(2): 190–200.

[47] Ilie N, Stark K. Effect of different curing protocols on the mechanical properties of low-viscosity bulk-fill composites. *Clin Oral Investig*, 2015; 19(2): 271–279.

[48] Korkmaz Y, Ozel E, Attar N. Effect of flowable composite lining on microleakage and internal voids in Class II composite restorations. *J Adhes Dent*, 2007; 9(2): 189–194.

[49] Kwon Y, Ferracane J, Lee IB. Effect of layering methods, composite type, and flowable liner on the polymerization shrinkage stress of light cured composites. *Dent Mater*, 2012; 28(7): 801–809.

[50] Versluis A, Douglas WH, Cross M, Sakaguchi RL. Does an incremental filling technique reduce polymerization shrinkage stresses? *J Dent Res*, 1996; 75(3): 871–878.

[51] Hardan LS, Amm EW, Ghayad A, Ghosn C, Khraisat A. Effect of different modes of light curing and resin composites on microleakage of Class II restorations. Part II. *Odontostomatol Trop*, 2009; 32(126): 29–37.

[52] Kanca J III, Suh BI. Pulse activation: reducing resin-based composite contraction stresses at the cavosurface margins. *Am J Dent*, 1999; 12(3): 107–112.

[53] Deliperi S, Bardwell DN. An alternative method to reduce polymerization shrinkage in direct posterior composite restorations. *J Am Dent Assoc*, 2002; 133(10): 1387–1398.

[54] Muangmingsuk A, Senawongse P, Yudhasaraprasithi S. Influence of different softstart polymerization techniques on marginal adaptation of Class V restorations. *Am J Dent*, 2003; 16(2): 117–179.

[55] Friedl KH, Schmalz G, Hiller KA, Märkl A. Marginal adaption of Class V restorations with and without "softstart-polymerization". *Oper Dent*, 2000; 25(1): 26–32.

[56] Christensen GJ. Save time, effort, and money with fast, new LED curing lights. *Clin Rep*, 2010; 3(10): 1–3.

[57] Bouschlicher MR, Rueggeberg FA, Boyer DB. Effect of stepped light intensity on polymerization force and conversion in a photoactivated composite. *J Esthet Dent*, 2000; 12(1): 23–32.

[58] Ferracane JL. Buonocore Lecture. Placing dental composites: A stressful experience. *Oper Dent*, 2008; 33(3): 247–257.

[59] Christensen JG. Save time, effort, and money with fast, new led curing lights. *Clin Rep*, 2010; 3(10): 1–3.

[60] Felix CA, Price RBT. The effect of distance from light source on light intensity from curing lights. *Adhes Dent*, 2003; 5(4): 283–291.

[61] Patel SB, Gordan VV, Barret AA, Shen C. The effect of surface finishing and storage media on bi-axial flexure strength and microhardness of resin-based composite. *J Am Dent Assoc*, 2003; 28(5): 560–567.

[62] Fusayama T. Factors and prevention of pulp irritation by adhesive composite restorations. *Quintessence Int*, 1987; 18: 633–641.

[63] Berkowitz G, Horowitz A Curro FA, Craig RG, Ship JA, Vena D, Thompson VP. Postoperative hypersensitivity in class I resin-based composite restorations in general practice: Interim results. *Compend Contin Educ Dent*, 2009; 30(6): 356–363.

[64] Ruiz JL. Occlusal disease: Restorative consequences and patient education. *Dent Today*, 2007; 26(9): 90–95.

第六部分
替代全冠

Crown Replacement

第11章

全冠：是否仍然是必要的修复方式？

Full Crowns: Are They Still Necessary?

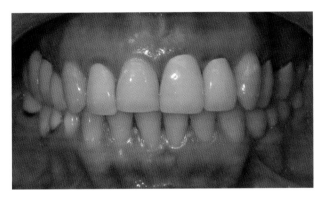

充满牙冠的口腔。

非金属全冠的适应证

大部分情况下，非金属全冠的适应证是更换一个已经存在的全冠（图11.1）。在少数情况下，龋坏侵犯了牙齿的每一个面，则是全覆盖冠的适应证。然而，即便在这种病例中，为了制作出轴壁和任何其他的机械固位形而额外去除健康牙体组织也是不必要的。尽管粘接技术和改良材料提供了新的修复方法，例如粘接桥，但全冠仍被用作固定修复的基牙（图11.2，图11.3）。全冠也可以被用作种植体基台上的最终修复体，在这类病例中也需要龈上边缘，以便能够更易去除粘接全冠的水门汀（图11.4，图11.5）。不考虑适应证，多亏了更好的修复材料，现在的全冠与过去采用的全冠大不相同。在可能的情况下，透光性更好的材料能够允许更靠龈上的边缘。全冠修复材料的选择至关重要，针对全冠特殊要求所选择的正确材料能够影响牙体预备

量、边缘位置以及粘接剂。

用于全冠的非金属修复材料的选择

有几种针对全冠的特定修复材料可供选择，每种都有不同的特点，将一种材料用于所有病例是不对的。修复材料的选择取决于去除原有充填物后牙齿的状态、边缘位置、使用的粘接剂，以及牙齿在口内的位置（前牙或后牙）。前牙和后牙对美学需求的程度不同，以及咬合负担及咬合力不同，也意味着修复材料的选择要基于这些需求而变化。

每种材料的适应证及所需的空间不同，以及对全冠的特殊考量。本章讨论目前最流行的全冠修复材料，从最薄弱而透光性最好的材料讨论到强度最大而透光性最差的材料[1]。另一个重要的考虑是材料的厚度改变其透光性[2]，因此材料与牙齿融合能力与强度及材料厚度有关[3]。

白榴石强化压制长石瓷

白榴石强化压制长石瓷，分层堆塑或压铸，能够用于龈上边缘且有较多保留的釉质，可用粘接剂封闭前牙；邻牙通过长石瓷贴面修复；对美学要求较高的患者（图11.6）。尽管在计算机辅助设计和制作（CAD/CAM）全冠中很常用，在后牙区全冠中使用白榴石强化压制长石瓷是有争议的。由于其本质上的缺点，这一材料的强度依赖于粘接剂，且需要牢固的釉质基质。龈下边缘是不可取的，因

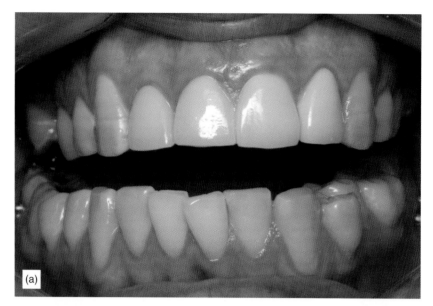

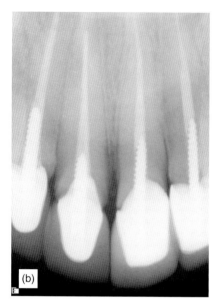

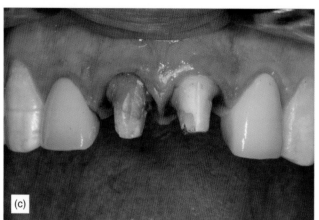

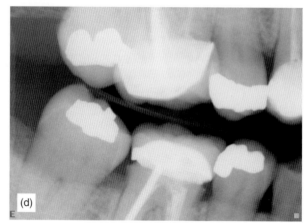

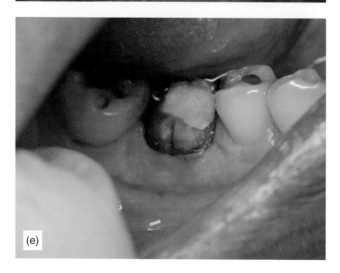

图11.1 （a）尽管临床外观可接受，但患者有口臭和炎症。（b）X线片清楚显示了为什么龈下边缘非常不健康。（c）去除全冠后，可以看到邻面边缘位于龈下，这使得很难达到好的结果。（d）一个独立后牙的病例，显示宽的、开放的龈下边缘。（e）较短的临床牙冠是边缘位于龈下很深的原因，为了获得机械固位，增加了一个颊面沟。龈下边缘通常是很难预测的。

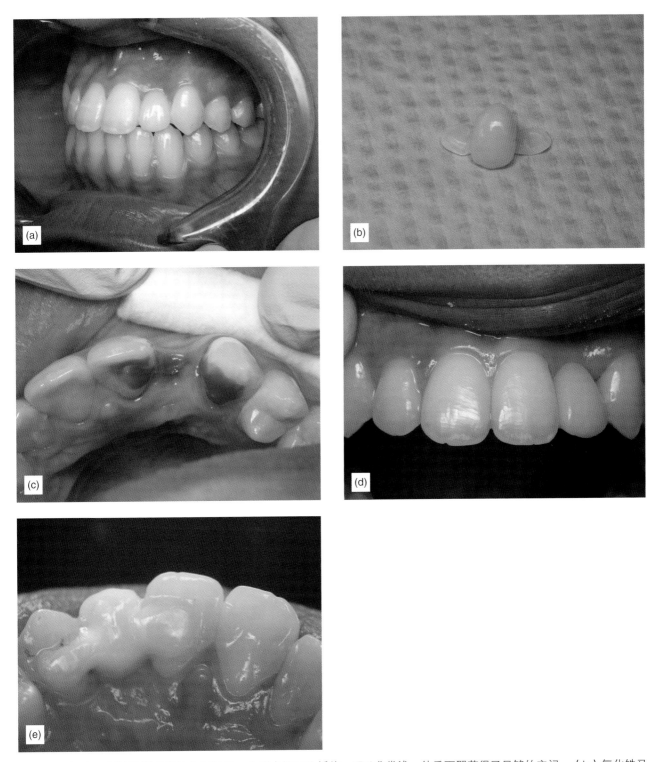

图11.2 （a）一例粘接桥病例的良好结果。左侧中切牙为桥体，覆𬌗非常浅，使舌面翼获得了足够的空间。（b）氧化锆马里兰桥。（c）粘接过程，酸蚀釉质。（d）唇面观。（e）可以有较大的翼，因为如（a）所示，覆𬌗很小，在其上没有咬合。

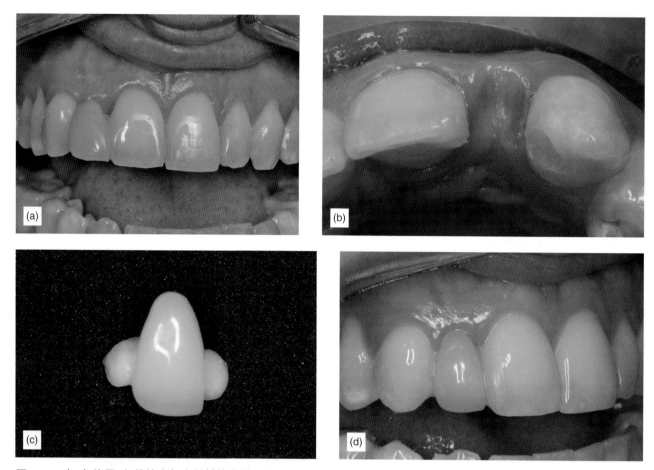

图11.3 （a）使用3年的椅旁复合材料粘接桥，桥体不健康且有楔状隙。（b）形成卵圆形桥体之后。（c）氧化锆马里兰桥。（d）美观且健康的结果。

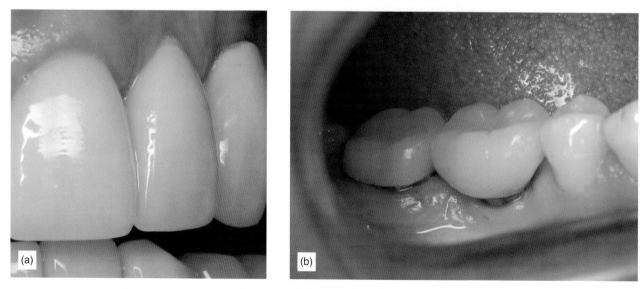

图11.4 （a）龈上氧化锆桥基牙，美学效果极好，几乎没有龈下粘接剂残留的风险。（b）钛基台上的龈上全冠。在下后牙区金属暴露，不美观。

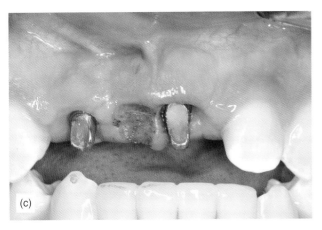
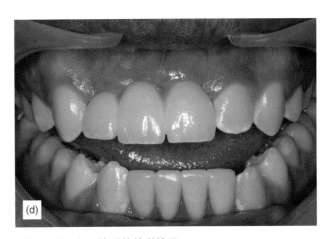

图11.4（续） （c）传统的深龈下的桥体边缘，会影响粘接剂的清理。（d）可接受的美学效果。

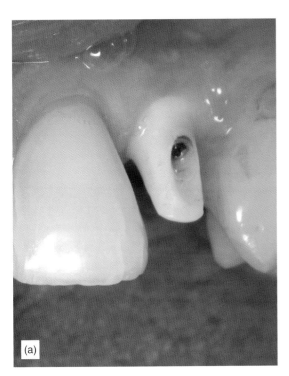
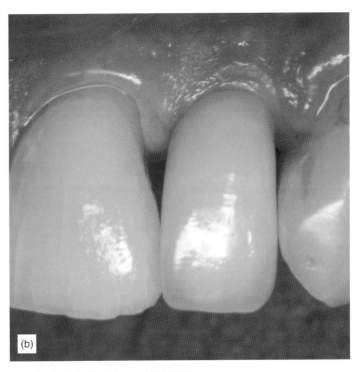

图11.5 （a）在美学区的氧化锆基台采用平龈与龈上边缘。（b）龈上种植全冠，效果极好。

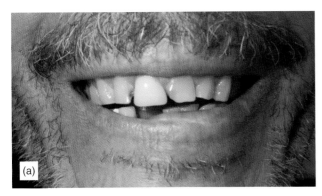
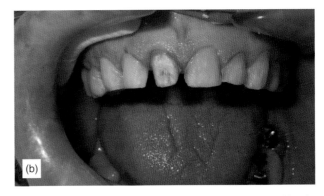

图11.6 （a）右侧中切牙上现存的不美观的烤瓷全冠。（b）白榴石强化压制长石瓷全冠预备（右侧中切牙），以及数个长石瓷贴面。

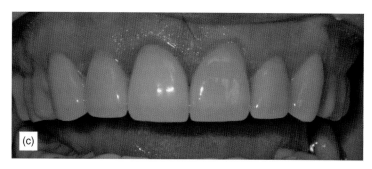
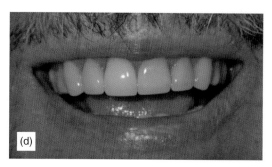

图11.6（续） （c）最终长石瓷全冠和贴面的特写。（d）改善的笑容；与（a）相比。

为其使粘接变得复杂。总的来说，这一材料更适用于粘接部分覆盖贴面，以及极少数病例中的高嵌体[4-5]。修复体折裂是这一材料制作全冠失败的主要原因，因此这种修复方式并不是目前的主流（图11.7）[6-7]。

二硅酸锂

二硅酸锂很特别，因为其能够以两种不同的形态被应用。首先，当边缘位于龈上时，可以采用粘接二硅酸锂来保证可预测的粘接剂封闭，因为二硅酸锂粘接于牙齿时强度变大，所需的空间小，轴面1mm，船面1.5～2mm（图11.8，图11.9）。二硅酸锂（e-Max，Ivoclar）粘接强度显著大于粘固。当其被粘接到硬的牙体组织如釉质上时，即使很薄，

其强度可以接近氧化锆，当粘接到硬度较小的结构如牙本质时，其强度降低[3]。二硅酸锂可以被压制或用CAD/CAM切割。基于许多原因，这一材料很快成为粘接高嵌体最理想的材料[8-9]。压制的e-Max强度略高，适合性更好[10]。二硅酸锂有高透光性和低透光性两种。高透光性适用于部分覆盖及龈上边缘的大部分病例，这些病例窝洞边缘位于龈缘冠方，具有良好的协调性。低透光性适用于需要遮盖牙齿颜色时，但不透明材料的缺点在于牙齿和修复体的边缘线很明显，通常需要隐藏于龈下。e-Max也能够分层堆塑，但是其强度会明显降低[11]。

其次，粘固（非粘接）二硅酸锂可以应用于边缘位于隔离很困难的龈下，需要使用更耐污染的传统冠桥水门汀，例如树脂加强型玻璃离子（RMGI

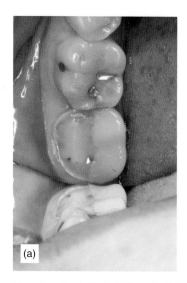
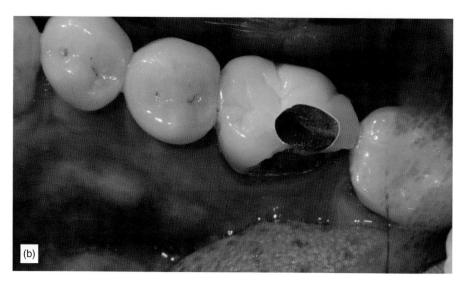

图11.7 （a）折裂的长石瓷压铸冠。（b）饰瓷烧结于半精确的金属上折裂的长石瓷层。

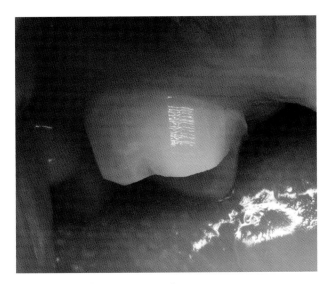

图11.8 后牙粘固的e-Max预备。

Meron Plus AC，VOCO；图11.10，图11.11）。因为e-Max在粘固时强度降低，材料必须变厚来增强其强度，因此磨除的空间至少应为轴面1.5mm、殆面2mm，需要磨除更多的牙体。

高强度的复合树脂

高强度的复合树脂材料如Lava™ Ultimate可用于龈上边缘粘接，获得粘接剂封闭。由于其挠曲

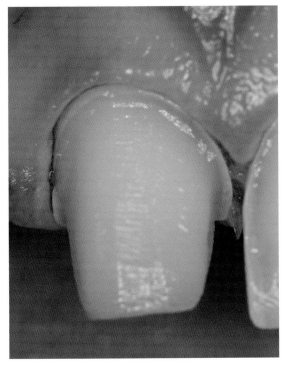

图11.9 前牙粘接的二硅酸锂全冠的理想预备。

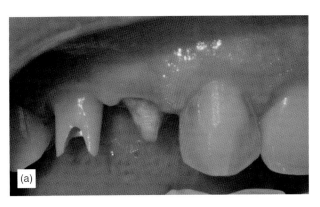

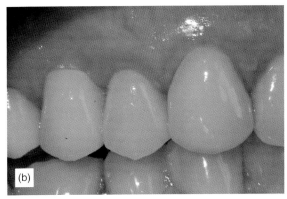

图11.10 （a）二硅酸锂的弹性使其能够用于多种基底的情况，第一前磨牙的深龈下边缘要求对全冠进行粘固而不是粘接。（b）两个二硅酸锂粘固全冠和一个贴面的良好美学效果。

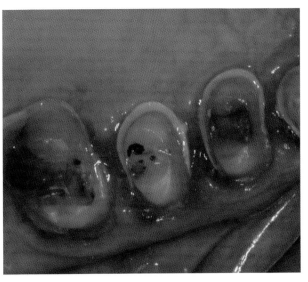

图11.11 隔离和止血可能受到影响的情况，粘固二硅酸锂是理想的选择。

强度低，即使在粘接时也需要更多的空间，轴面1.5mm、𬌗面2mm的空间。复合树脂材料也是CAD/CAM制作全冠中的一种常见材料，在这种情况下有很好的强度[12]。复合树脂材料全冠需要更多的牙体预备，因为其必须很厚。复合树脂材料硬度差，当冠较薄时，弯曲力造成脱落的可能性增加，降低使用寿命[13-14]。复合树脂材料应当较厚也由于其𬌗面磨损，耐久性差[15-16]。最后，复合树脂材料全冠应当用粘接剂和树脂水门汀来粘接，以增强其强度，这意味着龈下边缘是禁忌证。3M在2015年6月发表声明，表示Lava™ Ultimate不应再用于全冠[17]。

氧化锆

氧化锆也有两种选择：全锆和分层氧化锆（PFZ）。分层的氧化锆较为美观，并且是唯一能

够可以进行固定的部分义齿或桥的非金属修复材料，可以用于前牙区或后牙区（图11.12）。当修复体边缘位于龈下，粘接情况复杂时，氧化锆也能使用。由于氧化锆具有很高的强度，所需的预备空间较小，为轴面1mm及𬌗面1.5~2mm，能够保存牙体组织。分层氧化锆冠在牙科中有很长时间的成功应用历史[18-20]。其固有的强度非常高，超过1000MPa。它能够被切割为薄的基底冠，接着用分层或压制的瓷贴面覆盖基底冠，制作出分层的修复体PFZ，类似于过去的烤瓷修复体。

氧化锆除非极薄，完全不透光。因此，正确设计的薄颊面基底冠以及透明的瓷层能够使PFZ比PFM或全锆冠透光性更好（图11.13）；这对于全锆冠是不可能的。在前牙区，需要0.3mm的极薄基底冠，使修复体有一定透光性，且边缘协调性更好

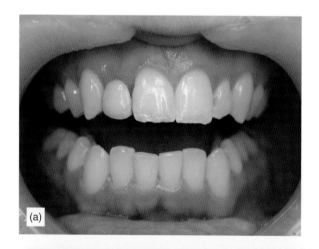
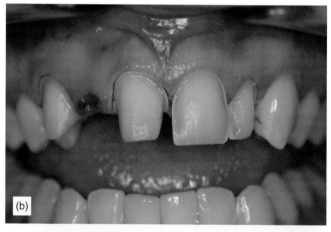
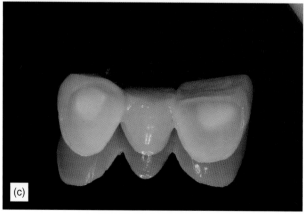
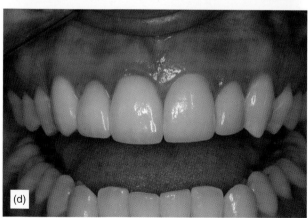

图11.12 （a）失败的金属马里兰桥。（b）分层氧化锆桥和两个贴面的保守预备。（c）Noritake ZCR压铸的分层氧化锆桥。（d）分层氧化锆桥结合Cerabien ZR压铸（Kuraray）及分层的Noritake贴面良好的美学效果。

（图11.13e）。在后牙区，推荐默认使用0.5mm的基底冠，且基底冠的设计对于成功至关重要。在一项由Rella Christensen实施的长期研究中（笔者也参与了该研究），已经明确了合适的基底冠设计的重要性，以及正确设定的瓷烤箱和使用理想贴面瓷也很重要，例如Cerabien ZR Press（Kuraray）[18,21]。

技工制作时常常留下很多无支撑的饰瓷，如图

11.14所示，损害最终的修复效果。基底冠必须具有解剖设计（图11.15a～c）。图11.15b的红蜡显示了0.5mm的基底冠能够使颊面和舌面具有最大的透光性。边缘嵴用厚的氧化锆加强，支持放置于其上的饰瓷。

全锆冠可以用于边缘位于牙龈下，或美学并不是最重要的时候，或需要很薄的修复体时的情况，

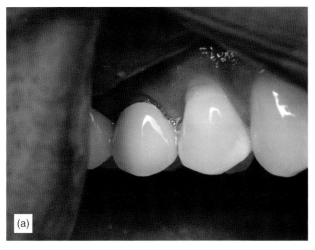

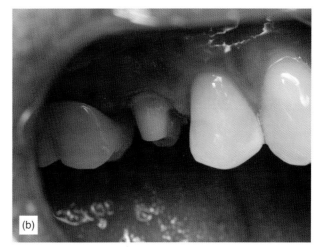

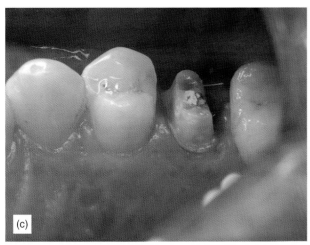

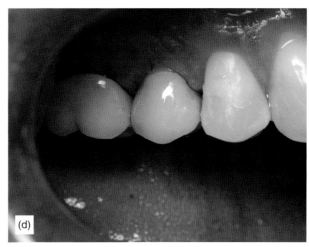

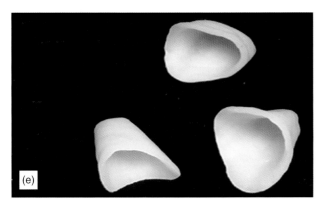

图11.13　（a）失败的金属烤瓷冠，缺乏根面的光线使得边缘发黑。（b）当光线可以进入时，牙齿变亮了。（c）深的龈下边缘，通常见于金属烤瓷冠。（d）由于分层氧化锆冠更好的透光性和正确的加工，可以看到改善的边缘协调性。（e）0.3mm的薄前牙基底冠。

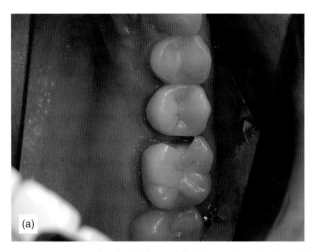

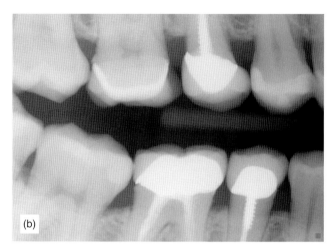

图11.14 （a）分层氧化锆冠上折裂的贴面瓷。（b）X线片示贴面瓷折裂的原因：大量的无支持的瓷层。

因为达到强度只需要轴面0.5mm及1~1.5mm的殆面预备，保存牙体组织（图11.16）。无饰瓷的整体或全氧化锆在近些年非常流行。全锆冠完全不透明且不美观。全锆冠边缘协调性差，在患者能够看到的区域，通常是磨牙之前的位置，不得不将边缘放置于龈下（图11.17，图11.18）。除了第二磨牙或

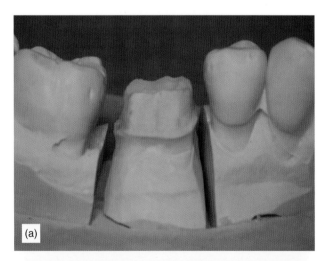

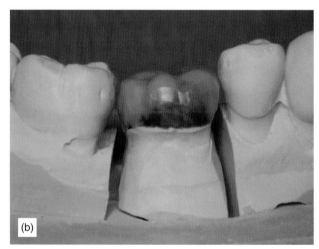

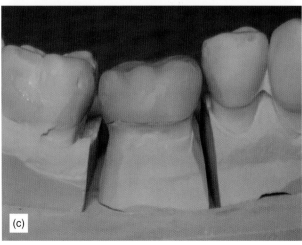

图11.15 （a~c）基底冠的解剖学设计。

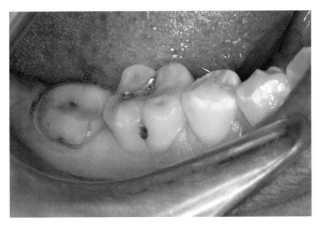

图11.16　全锆冠更适用于临床牙冠较短的严重磨耗的第二磨牙。

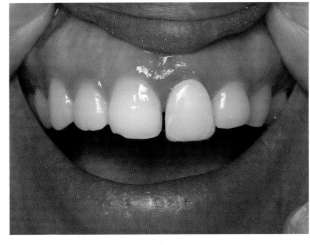

图11.18　不美观的全锆冠边缘。

某些情况下的第一磨牙，全锆冠通常是龈上微创牙科学的禁忌证。这类材料可以用于咬合空间有限的第二磨牙的全冠，其折裂风险较高，牙齿失去其硬度，例如美学要求较低的根管治疗后牙齿。全锆冠的一个严重缺陷是拆除非常耗时，通常需要使用很多金刚砂车针。如果氧化锆冠是粘接固位的，可能会更加不好拆除。

分层氧化锆，全锆或二硅酸锂？

对于大多数的全冠更换，分层氧化锆比全锆或二硅酸锂更合适，是因为当更换全冠时，修复体边缘通常位于龈下。分层氧化锆冠或全锆冠可以用对污染更不敏感的树脂加强型玻璃离子来粘接，也不会影响其强度。氧化锆不需额外磨除更多的牙体来创造更多空间以保证修复体的厚度和强度，而粘接的二硅酸锂则需要。只要制作合理，PFZ的边缘能够有可接受的透光性，在非美学区域可以略微位于龈上，美学效果可接受。PFZ可以非常美观，只要正确制作效果也很好（图11.19）。最后，当修复体需要更换时，其拆除过程也较全锆和二硅酸锂简单地多，尤其是用RMGI粘接时。

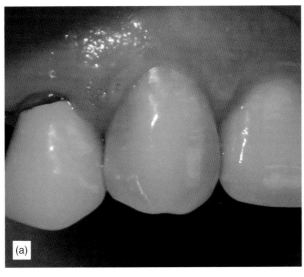

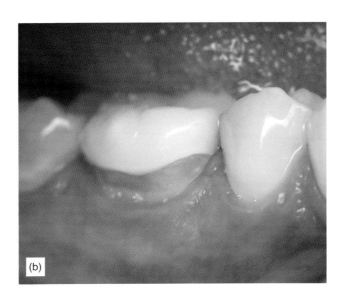

图11.17　（a，b）不美观的全锆冠。

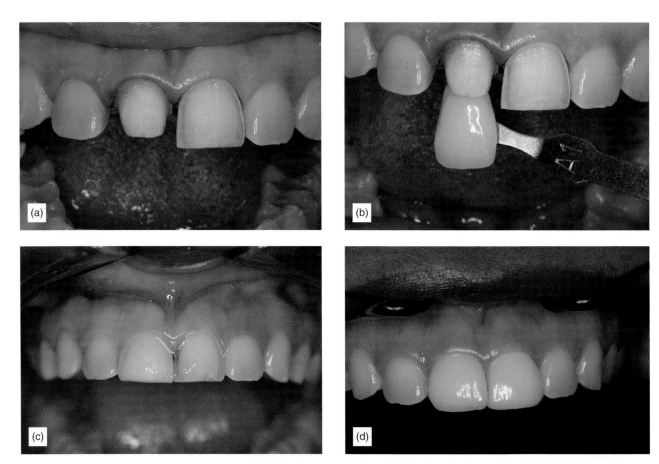

图11.19 （a）一个非常复杂的情况，尝试匹配两颗中切牙的颜色，一个全冠一个贴面。（b）与技工室交流预备体（或桩核）的色度，来制作匹配的氧化锆基底冠。（c）氧化锆基底冠尝试与邻牙预备体相匹配；这能够使全冠和牙齿上相同材料的瓷贴面具有相同的厚度，Noritake Z瓷。（d）非常美观的结果。

全覆盖全瓷冠预备

强烈建议龈上微创全冠预备。牙体预备是用来为修复材料创造空间，去除龋坏和原有的失败的修复体，利于技工室制作，因此材料的选择会影响磨除牙体的量，而反过来，剩余牙体组织的量和龈边缘的位置也会影响材料的选择。在需要更换原有全冠的病例中，其目标应该是限制进一步磨除牙体组织。表11.1展示了牙齿的状态以及基于该状态最佳的材料选择。一种材料并不适用于所有情况。

牙体预备技术与常见的PFM全冠预备相似，但是不同材料所需的空间及磨除的量不同。应先降低𬌗面，因为牙齿的轴面由3个不同的平面组成，在

接下来的轴面预备要用带斜面的金刚砂车针在3个平面上进行磨切。单平面的轴面切削通常破坏性很大。因为大部分瓷的全冠是切削的，且用激光扫描印模，因此预备体需要清晰地对接边缘，而应避免

表11.1 牙齿条件和材料选择

牙齿条件	材料
基于已经预备后的冠选择	最适合的修复材料选择和粘接
龈下边缘	全锆或氧化锆（RMGI）
龈上边缘 中度美学	带有饰瓷分层氧化锆（RMGI）或二硅酸锂（树脂）
龈上边缘、高度美学	二硅酸锂（树脂）
第二磨牙/不牵扯美学	全锆或黄金（RMGI）

RMGI：树脂加强型玻璃离子

菲薄或J形边缘（图11.20）。

全冠粘接

　　全冠粘接材料的选择非常重要。这取决于边缘的位置以及牙齿的状态。氧化锆（或铝）是高度烧结的，这意味着其无法被酸蚀，也不能被树脂水门汀在结构上加强。并且，氧化锆的强度超过1000MPa，因此无须树脂水门汀加强。这意味着可以使用常规的全冠和桥的粘接剂，而强度不受影响。相反，二硅酸锂，包括玻璃陶瓷，可以被酸蚀且通过树脂水门汀加强。它是一种比氧化锆脆弱的材料，且使用常规的（非树脂）粘接剂会使修复体变弱。如果修复体较薄，会增加折裂或失败的概率，笔者在使用粘接e-Max时经历过好多次的失败。

龈下边缘粘接

　　具有龈下边缘全冠的理想粘接剂是树脂加强型玻璃离子RMGI。这一选择的根据是树脂加强型玻璃离子例如Meron Plus AC（VOCO）[22]或RelyX™

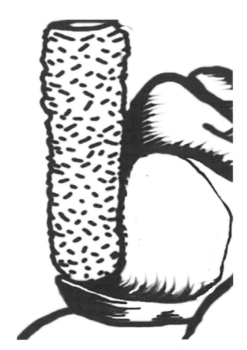

图11.20　避免由斜面车针引起的J形边缘。

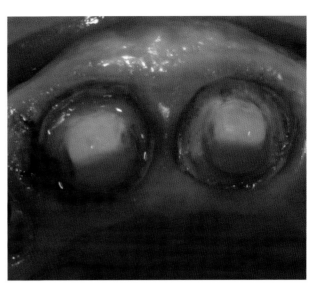

图11.21　龈下边缘很难进行隔离。

Luting Cement（3M），在所有修复体粘接剂中是最能耐受潮湿和污染的[23]。龈下边缘使得达到100%的隔离变得非常困难（图11.21），并且如前所述，对于树脂水门汀来说，确保无唾液、血液或龈沟液的污染是必需的。对氧化锆内冠表面进行喷砂，接着涂布陶瓷单体，接着将牙冠用树脂加强型玻璃离子RMGI粘接至清洁干燥的牙齿（不是脱水）上，这能获得非常简单、无敏感、良好的结果。

用树脂水门汀进行全冠粘接

　　毫无疑问，如果用树脂水门汀粘接，牙冠会获得极好的固位[24]。然而，粘接树脂水门汀需要良好的隔离，而当边缘位于龈下时很难达到。即使能够做到隔离，那么问题在于，对于超强的陶瓷例如氧化锆，树脂粘接真的有必要吗？总的来说，氧化锆并不需要树脂粘接，并且长期来讲，所有粘接的氧化锆冠都会成为将来的噩梦，因为拆除这样的修复体非常困难。如果因为缺乏固位（且能够达到隔离），必须使用粘接固位，这时用树脂水门汀粘接效果也是很好的（具体步骤见第9章）。

参考文献

[1] Barizon KT, Bergeron C, Vargas MA, Qian F, Cobb DS, Gratton DG, Geraldeli S. Ceramic materials for porcelain veneers: Part II. Effect of material, shade, and thickness on translucency. *J Prosthet Dent*, 2014; 112(4): 864–870.

[2] Dietchi D. Adhesive metal-free restorations: Current concepts for the esthetic treatment of posterior teeth. *Pract Periodont Aesthet Dent*, 1998; 10(1): 47–54.

[3] Ma L. Load-bearing properties of minimal-invasive monolithic lithium disilicate and zirconia occlusal onlays: Finite element and theoretical analyses. *Dent Mater*, 2013; 29(7): 742–751.

[4] Frankenberger R, Taschner M, Garcia-Godoy F, Petschelt A, Krämer N. Leucite-reinforced glass ceramic inlays and onlays after 12 years. *J Adhes Dent*, 2008; 10(5): 393–398.

[5] Ruiz JL, Christensen GJ, Sameni A, Vargas L. Clinical performance of bonded ceramic and resin-based composite inlays and onlays using a self-etch bonding system; a 51-month report. *Inside Dent*, 2007; 3(5): 62–65.

[6] El-Mowafy O, Brochu JF. Longevity and clinical performance of IPS-Empress ceramic restorations: A literature review. *J Can Dent Assoc*, 2002; 68: 233–237.

[7] Lehner C, Studer S, Brodbeck U, Schärer P. Six-year clinical results of leucite-reinforced glass ceramic inlays and onlays. *Acta Med Dent Helv*, 1998; 3: 137–146.

[8] Culp L, McLaren EA. Lithium disilicate: The restorative material of multiple options. *Compend Contin Educ Dent*, 2010; 31(9): 716–725.

[9] Fasbinder DJ, Dennison JB, Heys D, Neiva G. A clinical evaluation of chairside lithium disilicate CAD/CAM crowns: A two year report. *J Am Dent Assoc*, 2010; 141(6 Suppl): 10s–14s.

[10] Anadioti E, Aquilino SA, Gratton DG, Holloway JA, Denry IL, Thomas GW, Qian F. Internal fit of pressed and computer-aided design/computer-aided manufacturing ceramic crowns made from digital and conventional impressions. *J Prosthet Dent*, 2014; 113(4): 304–309.

[11] Ereifej N, Rodrigues FP, Silikas N, Watts DC. Experimental and FE shear-bonding strength at core/veneer interfaces in bilayered ceramics. *Dent Mater*, 2011; 27(6): 590–597.

[12] Belli, R. Mechanical fatigue degradation of ceramics versus resin composites for dental restorations. *Dent Mater*, 2014; 30(4): 424–432.

[13] Magne P, Belser UC. Porcelain versus composite inlays/onlays: effects of mechanical loads on stress distribution, adhesion, and crown flexure. *Int J Periodontics Restorative Dent*, 2003; 23(6): 543–555.

[14] Hopp C, Land MF. Considerations for ceramic inlays in posterior teeth: A review. *Clin Cosmet Investig Dent*, 2013; 5: 21–32.

[15] Yesil ZD, Alapati S, Johnston W, Seghi RR. Evaluation of the wear resistance of new nanocomposite resin restorative materials. *J Prosthet Dent*, 2008; 99(6): 435–443.

[16] Magne P, Stanley K, Schlichting LH. Modeling of ultrathin occlusal veneers. *Dent Mater*, 2012; 28(7): 777–782.

[17] 3M Science. Notice: Change in Indication – Lava™ Ultimate CAD/CAM Restorative. http://www.3m.com/3M/en_US/dental-us/products/lava-ultimate (accessed December 10, 2016).

[18] Christensen RP, Ploeger BJ. A clinical comparison of zirconia, metal and alumina fixed-prosthesis frameworks veneered with layered or pressed ceramic: A 3 year report. *J Am Dent Assoc*, 2010; 141(11); 1317–1329.

[19] Keough BE, Kay HB, Sage RD, Keen E. Clinical performance of scientifically designed, hot isostatic-pressed (HIP'd) zirconia cores in a bilayered all-ceramic system. *Compend Contin Educ Dent*, 2011; 32(6): 58–68.

[20] Albashaireh ZS, Ghazal M, Kern M. Two body wear of different ceramic materials opposed to zirconia ceramics. *J Prosthet Dent*, 2010; 104(2): 105–113.

[21] Christensen R. CZR Press by Noritake: Veneering ceramic for zirconia with least chipping and surface crumbling. *Clin Rep*, 2010; 3(8): 1.

[22] Ehlers V, Kampf G, Stender E, Willershausen B, Ernst CP. Effect of thermocycling with or without 1 year of water storage on retentive strengths of luting cements for zirconia crowns. *J Prosthet Dent*, 2015; 113(6): 609–615.

[23] Shimazu K, Karibe H, Ogata K. Effect of artificial saliva contamination on adhesion of dental restorative materials. *Dent Mater J*, 2014; 33(4): 545–550.

[24] Piwowarczyk A, Lauer HC, Sorensen JA. In vitro shear bond strength of cementing agents to fixed prosthodontic restorative materials. *J Prosthet Dent*, 2004; 92(3): 265–273.

第七部分
咬合疾病控制系统：成功的关键
The Occlusal Disease Management System: A Key to Success

第12章

咬合及咬合诊断在修复牙科学中的重要性

The Importance of Occlusion and Occlusal Diagnosis in Restorative Dentistry

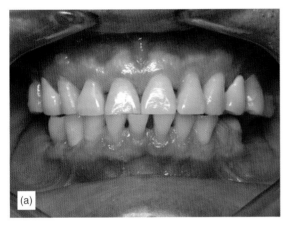 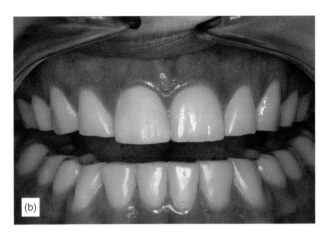

（a）55岁严重咬合疾病患者，磨耗严重，多处折裂，多颗牙齿缺失，且有很多其他病症及症状。（b）18岁严重咬合疾病患者，磨耗严重，且有很多其他病症及症状。

咬合与修复牙科学成功的关系

当患者有创伤性咬合及功能异常的活动（咬合疾病）时，瓷修复的风险升高。事实上，长期研究显示，当患者有功能异常的习惯时，瓷修复体的耐用性降低（图12.1）[1]。粘接瓷修复体的耐用性降低应当与咬合相关，即当患者有严重的创伤性咬合及功能异常的活动时，所有的修复体及修复后的牙齿，包括烤瓷及黄金冠，其耐用性都将降低，且

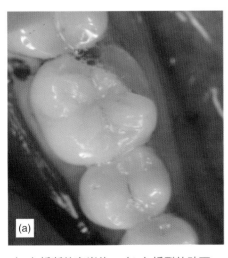 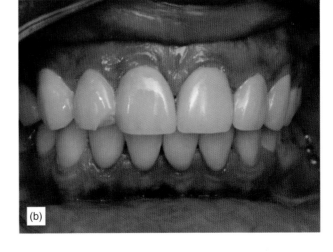

图12.1 （a）折断的高嵌体。（b）折裂的贴面。

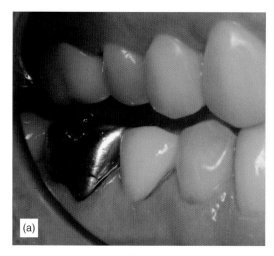
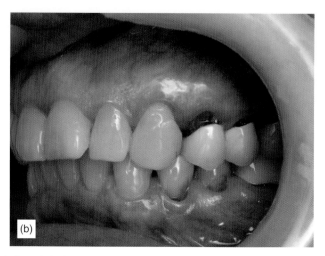

图12.2 （a）颈部内部碎裂影响了黄金冠。（b）由咬合疾病导致失败的烤瓷修复体。

会引起其他问题（图12.2）[2]。因为担心修复体折断，很多人反对使用部分覆盖瓷修复体，而建议使用更激进的方案，例如任何类型的全冠，包括氧化锆全冠[3-6]。根本上，功能异常活动加创伤性咬合（咬合疾病）是修复失败的原因[7]，良好的咬合控制能够在很困难的病例中获得成功（图12.3）。

如果使用不易破损的修复体而缺少适当的咬合控制，该坚固的修复体仅仅会把咬合力及损伤传递至深部的组织，或引起其他的问题。不受控制的咬合力很大，且会通过很多其他方式表现出来，例如

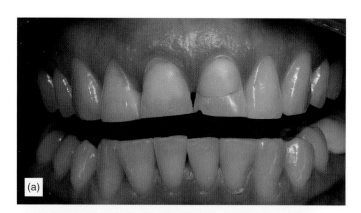
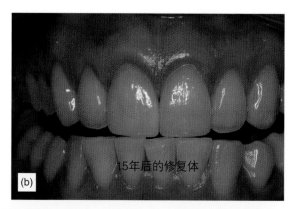

15年后的修复体

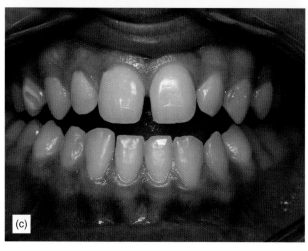
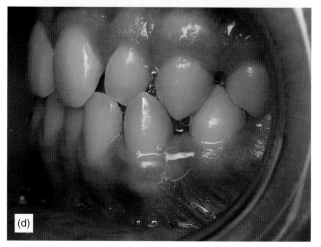

图12.3 （a）严重磨损的牙列。（b）Noritake长石瓷贴面，术后15年的瓷贴面照片。（c）需要进行美学处理的患者。（d）创伤性咬合，会导致任何修复体的失败。

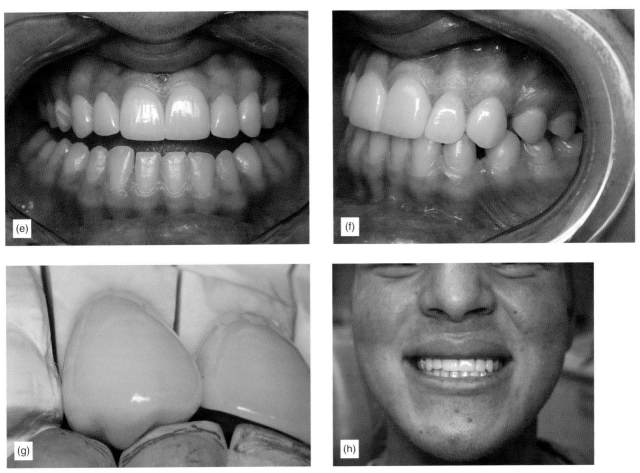

图12.3（续）　（e）利用Noritake长石瓷贴面完成美学重建。（f）利用瓷贴面修复矫正反𬌗。（g）尖牙引导来管理咬合力。（h）术后3年。

修复体松动，牙齿松动，疼痛及敏感，牙齿在颈部或根部折断（图12.4），牙周损害，头痛，偏头痛及其他。下面就是一个不恰当的咬合引起修复体失败的临床范例（图12.5）。图12.5a显示带有黄金高嵌体的患者经受术后疼痛和敏感近2年。她计划近

几天进行根管治疗。进行鉴别诊断后，认为𬌗创伤可能是其疼痛的病因，经过2天的咬合调整后，牙齿疼痛永久性消失。尽管修复体并未破损且有良好的边缘，不恰当的咬合管理导致患者不满意，长期不适，差点进行不必要的根管治疗。修复成功不仅

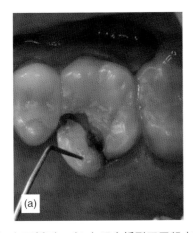
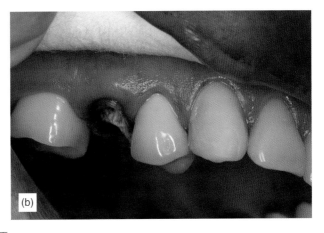

图12.4　（a）牙折裂。（b）牙齿折裂至牙龈水平。

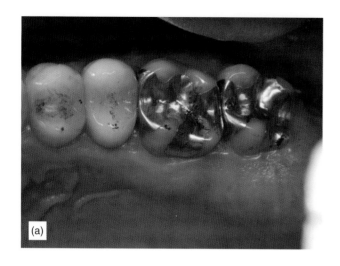

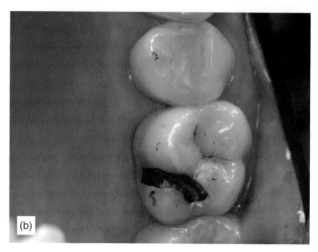

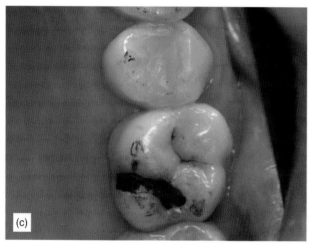

图12.5 （a）第一磨牙上2年的黄金高嵌体，引起严重的疼痛，主要因为侧方干扰（蓝色之外的红色）。（b）第二位有严重疼痛的患者；蓝色标记正中接触。（c）红色显示出清晰的侧方干扰。

仅是修复体不破损。修复成功应当保证需要修补或修复的牙齿处在健康的状态，无牙髓损害，及牙周病，以及患者对修复体的美学满意。

理解咬合以及咬合控制的重要性能够改善牙科治疗质量，以及患者的健康，因为：

- 在复杂病例中获得更好的鉴别诊断，因为未确诊的咬合问题会造成很多灾难性的治疗决定和后果。
- 它鼓励更健康的牙科治疗，更微创的龈上口腔治疗，因为担心修复体折裂迫使牙医进行全冠预备，而不是采用部分覆盖。
- 它使患者能够接受更好、更综合的治疗。担心折裂或失败阻止了牙医进行单颗牙齿的修复，促使他们回避更复杂的病例。
- 最后，它能为具有咬合疾病的患者提供更健康、

更长久的牙齿。早期诊断和微创管理使患者能够获得更满意、更健康牙齿。

关注咬合不仅能获得修复体成功，因为咬合是牙齿缺失的一个主要原因，也是除了龋病和牙周病外，人类牙齿的3个主要敌人之一[8]。图12.6和图12.7展示了两位患者的对比照片，都在其30多岁时，显示了咬合疾病的毁灭性作用。患者年龄相近，都有良好的家庭保健，无龋病和牙周病，但是一个牙列看起来基本正常，另一个有折裂牙、碎片、内部碎裂以及过度的切端磨损。在所有实践操作中都有相似的例子。在这方面患者的牙列受咬合疾病的损害，必须进行治疗。牙科学的目标是帮助患者终身保有牙齿，咬合疾病会危害这一目标，这与龋病和牙周病相同。过度地切端磨损、折裂以及

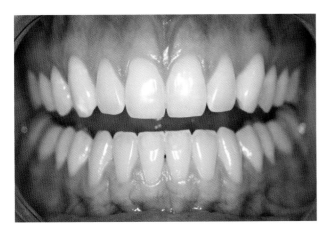

图12.6 30多岁的健康患者。

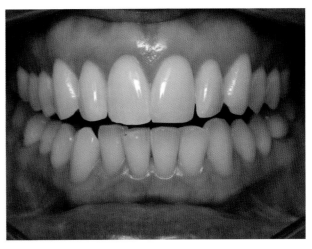

图12.8 57岁患者，良好的几乎无磨损的牙列。

其他咬合疾病的标志并不是老龄化不可避免的结果（图12.8）。

咬合：未处理的敌人

咬合及咬合疾病的治疗在牙科学中是至关重要的。这是因为牙医所做的一切都受到患者咬合的影响（图12.9）。即使如此，仍有数以百万的患有严重咬合疾病的患者未得到治疗[9]。处理咬合疾病的首要障碍是患者完全不关心其咬合，不能接受调磨，不在乎紧咬牙，或者不了解佩戴夜用护板的重要性。这导致了一个问题：患者如此忽视其咬合疾病的不利影响，到底是谁的错？是的，是口腔领域的问题。问题在于没能向患者解释咬合疾病不仅仅是磨损。

在明显的磨损之下，有其他更深层、更具破坏性的指征和症状。另一个进行咬合诊断和管理的主要障碍是一个错误的观念，即处理磨损牙列的最好方法是大量的咬合重建。功能取决于外形的观念鼓动了全口咬合重建。咬合管理也应当是微创的。

确定的咬合疾病

对疾病的字典释义是"对活体动物或植物或其某一部分正常状态的损害，妨碍或改变其生命

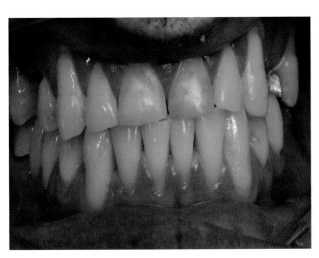

图12.7 有严重咬合疾病的30多岁的男性患者。

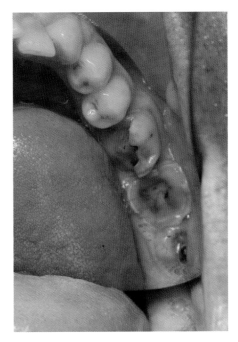

图12.9 严重磨损的牙齿。

功能，有可诊断的体征或症状作为典型表现，是对环境因素、特定感染物、有机体固有缺陷（例如基因异常）或这些因素结合的反应"[10]。咬合的不利影响通常被称为"问题"或"状态"。但是，基于上述定义，疾病是更恰当的术语，称作"咬合疾病"。咬合疾病的病因学是固有缺陷或错殆畸形（创伤性咬合），环境因素或不良修复体，以及不正常咀嚼肌活动的结合，会导致咀嚼肌系统的退化或功能紊乱，出现体征和症状。这些状况同时存在，才能造成咬合疾病的出现。由于良好的平衡，创伤殆通常不会天然存在，而功能异常的活动是无法控制的中央神经系统活动，会因压力或特定药物加剧，可以说咬合疾病非常常见，也是一项慢性、不可治愈的疾病[11-12]。更恰当的定义应当是："咬合疾病是一种慢性破坏性过程，出现在咀嚼器官的任意部位（关节、肌肉、牙周组织或牙齿），是咬合不协调与功能紊乱的结果。它有特定的体征和症状，作为慢性病，无法被治愈，但可以控制"[7]。

将颞下颌关节病（TMD）与咬合疾病相鉴别是很重要的。咬合疾病是由功能异常活动与创伤性咬合共同引起的损伤，而TMD与关节的内部损伤有关。咬合及咬合疾病的控制是更机械的，其目标是基于已知的功能原则使咬合更和谐，同时通过器具保护咀嚼结构不受功能异常习惯的损伤。早期诊断和管理对于所有牙医都是很重要的，因为咬合影响牙科治疗的每个方面。所有的牙医都应当擅长殆学，当存在真正的颞下颌关节损伤时能够进行诊断也是非常重要的。TMD的治疗更加复杂，因为它是关节疾病，需要更加专业的关节疾病治疗方法，与其他任何关节一样。修复医生可以选择进行TMD治疗的训练，也可以选择将这类病例提交给其他专家或专科医生。

实施咬合管理的一个关键步骤是对患者的宣教。只有患者意识到了健康咬合的重要性，适当的咬合治疗将成为他们口腔健康维护的常规组成（图12.10）。在对患者的宣教中使用"疾病"来代替"状况""磨耗"或"老化"是很重要的。后面

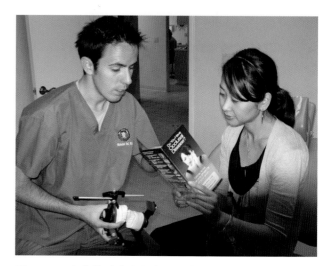

图12.10　患者接受咬合疾病的教育。

的名词是患者将咬合问题当作磨耗或老化的自然结果。宣教和咬合管理的第一步是实施简单、有效的系统方法来完成早期诊断。评估疾病的严重性（症状和体征）也是很重要的，以给出最为微创的治疗方法，与疾病的严重性要相适应。利用咬合疾病的7个体征和症状使诊断与治疗成为可能。

利用7个体征和症状诊断咬合疾病

对于我们称作的咬合问题，最重要的是要有一个简单、系统且快捷的方法来诊断。传统上，诊断咬合问题是通过模型上架及大量的问诊来实现的。事实上，在大部分的牙科操作中，为每一位患者模型上架是不可能且不现实的，这成为了实施常规咬

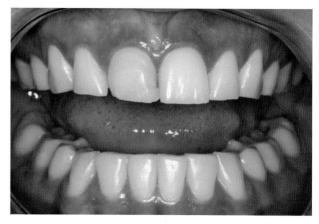

图12.11　患有咬合疾病的18岁患者。

合诊断的一个障碍。诊断咬合疾病不应当仅局限于有严重牙齿损害的患者，对其进行诊断的能力也不应当局限于特定的医生。早期诊断能够预防很多问题的发生（图12.11）或症状的加重，因此，牙医能够采用简单的方法在其常规检查中快速有效地实施咬合检查和诊断是至关重要的。

咬合疾病管理系统[7,13]是渐进式的，基于患者问题的严重性，包括患者接受诊断和治疗的主动性。它能使即使是最忙的牙医为每一位患者进行咬合诊断和治疗，只需3分钟来进行一个简单的咬合诊断。了解咬合疾病的7个体征和症状（表12.1）是第一阶段的一部分，有助于诊断[14]。实践中的每一位患者都必须接受咬合检查作为综合检查的一部分，以及周期检查的一部分；这是第一阶段。第二阶段是针对有重度体征和症状的患者，或需要美学重建，或需要大量的牙科修复且愿意支付使用模型

表12.1　咬合疾病的7个体征和症状
（1）病理性牙齿磨损，剥脱或折裂。
（2）颈部牙本质过敏。
（3）牙齿过度松动。
（4）震颤。
（5）楔缺（非龋性颈部缺损）。
（6）继发于牙周病，严重的局部骨吸收。
（7）肌肉痛和颞下颌关节紊乱。

初诊检查表

Copyright·2004/2007 Ruiz Dental Seminars

患者的名字：　　　　日期：

主诉		解决办法	
	1.		1.
	2.		2.
	3.		3.
	4.		4.

口腔卫生/牙周	最初口腔疾病检查	医疗或牙科转诊
最后一次复诊时间：　刷牙次数：	病理性牙齿磨损，破碎或折断：	牙体牙髓：　颌面外科：
牙线：　牙结石：	颈部牙本质高度敏感：	牙周：
出血：　骨丧失：	松动度高：	正畸：
炎症：　探出血：	松动：	TMJ：
美学	楔缺（非龋颈部缺损）：	口腔癌：
笑容指数：	继发于牙周病，严重的局部骨吸收：	医疗健康：
美白：	肌肉和颞颌关节紊乱：	
诊断/预防	计划1：基础	记录
牙周：		MIP:　CR:
口腔疾病：		OD:
龋齿：		DFED:
已有的条件		计划2：理想
1	1	1
2	2	2
3	3	3
4	4	4
5	5	5
6	6	6
7	7	7
8	8	8
9	9	9
10	10	10
11	11	11
12	12	12
13	13	13
14	14	14
15	15	15
16	16	16

图12.12　表格示咬合疾病的7个体征和症状。OD：口腔咬合疾病；DFED：颌面部美学诊断。

上架完整的咬合分析的患者（见第13章）。第三阶段是当患者诊断为有真性关节疾病或TMD时，这通常意味着需要提交给专科医生进行治疗，前提是该临床医生接受过治疗这类病例的训练。

最初的咬合检查

每一位需要综合检查的新患者，和任何需要综合检查和周期检查的患者，都应当进行咬合检查，这只需要花费3分钟。咬合检查应当在龋病和牙周检查之后。初诊检查表列举了应当用于记录的7个体征和症状（图12.12）。每个体征和症状应被评估为正常范围内、初发期、中度或重度。患者应当倾听检查发现的结果，以了解其自身状况。当某个患者出现7个体征和症状中的一个或多个，可以判断该患者有咬合疾病，并且根据严重程度，建议一系列治疗。如果患者未出现任何体征和症状，可以断定其很好地适应了自身的咬合，无病理状态，不需进行咬合管理。

病理性牙齿磨损、剥脱或折裂

诊断病理性牙齿磨损，剥脱，或折裂只需花费几秒钟。能够通过视诊简单完成。咬合磨损是多因素的，但酸有加速作用。但是，一旦出现大量磨损，临床医生应当怀疑咬合疾病。牙齿上多处剥

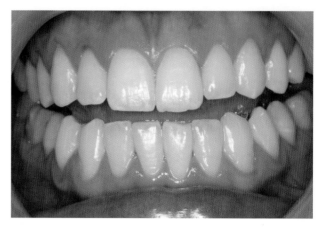

图12.14　早期牙齿磨损。

脱（图12.13），或牙齿和修复体上出现或大或小的折裂，都应当作为病理性咬合的指征。辨别状况的严重性是很重要的，在正常范围之内、早期（图12.14）、中度（图12.15）、重度病理性磨损（图12.16）、剥脱或折裂，将其记录。严重程度也取决于患者的年龄。当存在重度磨损时，进行修复治疗应当谨慎。早期诊断和管理比等到出现严重损害时要好得多[15]。

颈部牙本质过敏

颈部牙本质过敏是咬合疾病的一个最常见体征。患者因敏感问题就诊，"我不能吃冰激凌""我必须用温水刷牙""我喝凉水时这个牙特别痛"。

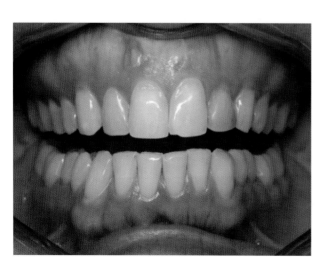

图12.13　后牙多处剥脱。

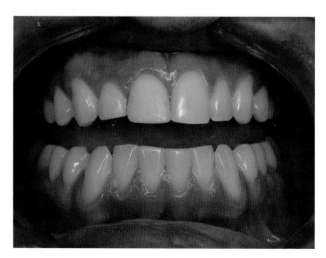

图12.15　中度牙齿磨损。

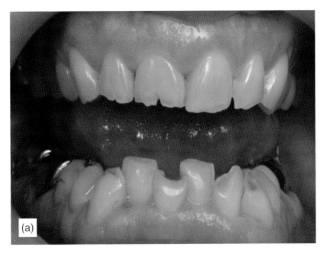 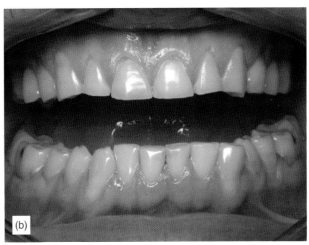

图12.16 （a）35岁患者，牙齿严重磨损。（b）27岁患者，牙齿严重磨损。

牙齿过敏是多因素的，文献中对其病因学常有争论，部分因素包括牙龈退缩，牙根暴露于酸性食物，及不正确的刷牙。过敏通常用脱敏牙膏和局部药物处理，只有很有限和暂时的成功（图12.17）[17]。有很多关于咬合在过敏中作用的争论[18]。很多研究怀疑咬合因素，但是缺乏诊断咬合疾病的好方法或治疗途径，因此没有说服力[19]。所有有经验的临床医生都知道殆创伤会引起敏感，甚至严重敏感。在一项由3部分组成的临床研究中，Coleman等确认了殆创伤是颈部牙本质过敏的一个主要原因，结果显示，调整咬合是最好的治疗方法，能够长期解决问题[20]。笔者诊断过大量的牙齿过敏和咬合疾病，具有经过咬合治疗的临床经验，发现的结果与Coleman相吻合。

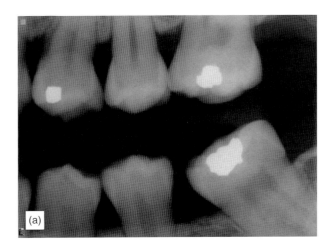

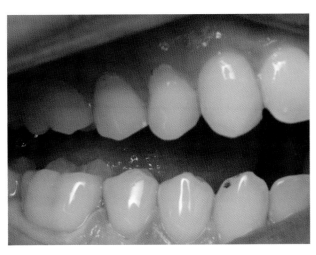

图12.17 3个有悬突的V类洞充填，用来治疗敏感；1年后患者仍有严重敏感。

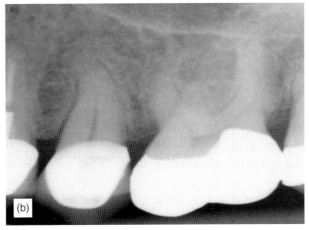

图12.18 （a）下颌第二磨牙骨支撑尚可，但严重松动。（b）牙齿牙周支撑尚可，但有严重松动；有时牙周膜增宽，但有时没有。

牙齿过度松动

当牙齿松动的量超出了附着和骨所预期的水平，可以认为牙齿过度松动。因此，当一位患者的某颗牙齿出现Ⅱ°、Ⅲ°甚至Ⅳ°松动，但是仍有良好的或可接受的附着水平及良好的骨支持（图12.18），这就提示有𬌗干扰和𬌗创伤[21-22]。通常，牙齿松动度是作为最终拔除的指征，因为没有临床技术能够恢复松动的牙齿。临床经验表明去除𬌗干扰是完全有可能的，通过适当的限制或完全的咬合平衡，牙齿会变得稳固，松动度降低或消失。这应当在判断为拔除之前进行尝试；能够挽救很多颗牙齿。对于患者来说，自己的牙齿正在松动这一概念是毫无吸引力的，因此当告知其牙齿正因为咬合疾病变得松动，他们会更加没有兴趣来对其进行管理。

震颤

震颤是由𬌗干扰引起的前牙动度，通常是边缘运动受到侵犯引起，医生将手指置于患者前牙上，要求患者叩齿就能够感觉到（图12.19，图12.20）。当牙齿撞击时感受到任一前牙的移动都意味着有活动引起的𬌗创伤。未处理的𬌗创伤会引起震颤，其结果是邻间隙打开、牙齿分离、切缘破损、切缘修复体破损以及牙齿折裂。

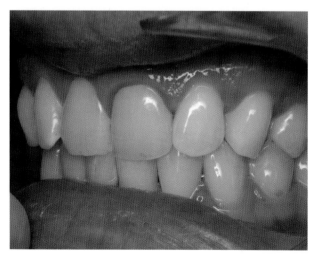

图12.19 牙齿震颤。

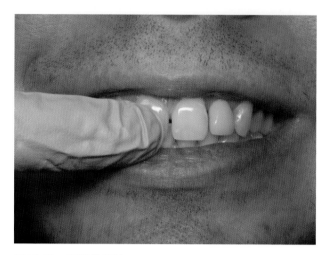

图12.20 震颤的指检。

楔缺（非龋性颈部缺损）

楔形缺损在牙科学中是有争议的。现在更常用的术语是"非龋性颈部缺损"（NCCL），然而"楔缺"这一名词表明了其咬合来源。很多牙医认为NCCL是由刷牙或粗糙的牙膏引起的[23]。但NCCL是由多种病因引起的[24]，包括牙膏磨损、酸性饮料、咬合习惯及其他因素，其形成的最主要因素是侧方干扰，正如很多研究发现的一样（图12.21）[12,24-28]。

关于牙齿牙冠曲度影响的一个清晰示例是Ⅴ类洞修复体的大量失败（图12.22）。当进行Ⅴ类洞修复而没有注意到咬合因素时，牙齿会如修复前一样继续弯曲[29]，这会导致修复体受到压力、边缘破坏，染色，最终由窝洞中脱落。一个提高Ⅴ类洞修复体使用寿命的简单方法是在修复时去除侧方干扰。通常，NCCL是因为与过敏相关而被修复，但通过正确的咬合平衡，敏感可以被控制，牙齿也就不需进行修复。

继发于牙周病，重度的局部骨吸收

咬合疾病一个几乎不为人所知的后果是局部骨吸收，继发于牙周病。例如，全口X线片显示患者全口都有牙周病，但通常会看到只有一颗或几颗牙齿有严重的骨吸收（图12.23）。正如文献指出，

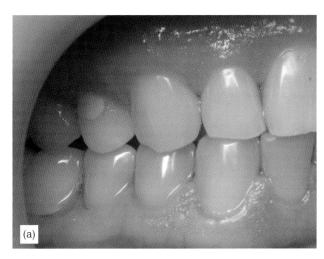
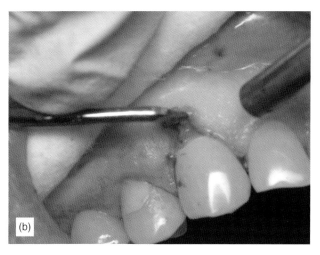

图12.21 （a）该牙有龈下的内部磨损，不是由牙膏摩擦引起的。（b）利用牙龈推开器，暴露缺损处；患者组牙功能𬌗，且严重磨牙。

一个通常被遗忘的加速骨吸收的原因是继发于牙周病的𬌗创伤[30-31]。当大部分的牙周医生清楚考虑咬

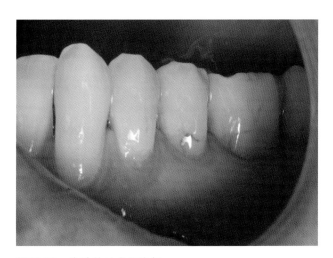

图12.22 失败的V类洞修复。

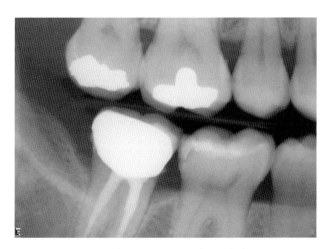

图12.23 X线片示单颗牙齿周围加剧的骨丧失。

合问题时，牙周治疗的成功率会更高[32]。了解咬合疾病会加速牙周破坏、松动，以及牙齿过早脱落，这一点很重要。教育患者了解咬合疾病与骨丧失直接的关系也很重要。

肌肉痛和颞下颌关节紊乱

与咬合疾病相联系的疼痛是治疗的一个有力动机。除了磨损，这是咬合疾病最可辨识且最明显的症状。相反地，患者可能会出现严重的头痛及与牙

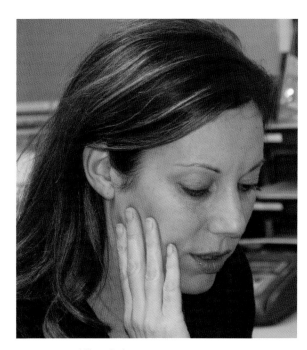

图12.24 严重的肌肉痛。

齿完全无关的疼痛（图12.24）。这就是为什么迫切需要采取一套系统治疗方法的原因，问正确的问题来帮助发现患者认为无须告知牙医的症状，例如头痛或偏头痛。肌肉痛和颞下颌关节紊乱的病因学有争议，很多人认为其与咬合无关，临床经验表明恰好相反[33-34]。利用适当调节的𬌗板是处理这类症状的一个非常有效的方法，还有正确的咬合平衡。

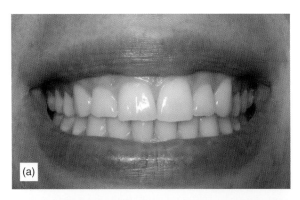

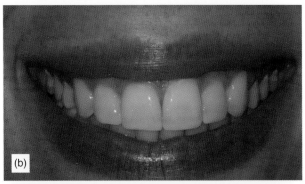

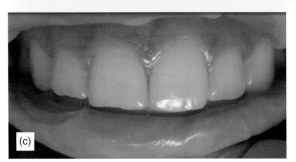

图12.25 （a）23岁患者，有严重的咬合疾病体征和症状，包括在一颗未使用的第一磨牙上有牙隐裂，严重的敏感，每天出现的头痛，尤其是在早晨。由于其咬合疾病严重，其牙齿的预后较差。（b）术后4年该患者的照片，经过微创平衡治疗，加上6个直接复合材料修复体，重建前牙和尖牙引导，无牙体预备。4年后，无修复体折裂，无敏感，头痛明显减轻。（c）利用硅胶导板来制作直接复合材料修复体用于前牙和尖牙引导。

步骤

完成最初的诊断后，应当基于存在的体征和症状以及严重性制订一系列治疗方法，包括：不治疗，简单的预防性夜用护板，或对更严重病例的进一步检查，包括咬合分析。早期诊断及充分了解正确的微创咬合管理能够提高患者口腔健康的质量，同时给予临床医生治疗成功的信心（图12.25）。当然，临床医生的目标是治疗所有存在的疾病，但是患者必须首先允许我们这么做。教育是关键，但是如果在适当的教育之后，患者不能接受有问题存在或不能接受治疗，则对这类患者的治疗应该做出调整。应当告知患者自己的天然牙是缺损和过度磨损时，任何人为放置的修复体都会很容易出问题，耐久性比较差。当修复体进行良好的咬合调整后，单颗牙齿的龈上微创粘接修复是非常成功的[35-37]。在一些病例中，患者仅仅想通过直接修复来处理一颗单独的损坏或折裂的前牙或后牙，不处理任何咬合的功能异常活动，这样会使临床医生面临无法预测的结果。常规咬合诊断以及咬合方面的专业知识使得临床医生能够分辨危险病例，并拒绝处理，除非患者愿意与修复治疗一同接受咬合治疗。

最后一章（第13章）展示了为患者提供机械与生理上都健康的咬合所需的原则。

参考文献

[1] van Dijken JW, Hasselrot L. A prospective 15-year evaluation of extensive dentin-enamel-bonded pressed ceramic coverages. *Dent Mater*, 2010; 26(9): 929–939.

[2] Ekfeldt A, Karlsson S. Changes of masticatory movement characteristics after prosthodontic rehabilitation of individuals with extensive tooth wear. *Int J Prosthodont*, 1996; 9(6): 539–546.

[3] Bakeman EM, Kois JC. Posterior, all ceramic adhesively retained restorations. *Inside Dent*, 2009; 5(5): 20–23.

[4] Kois DE, Chaiyabutr Y, Kois JC. Comparison of load fatigue performance of posterior ceramic onlay restorations under different preparation designs. *Compend Contin Educ Dent*, 2012; 33(Spec No 2): 2–9.

[5] Barghi N, Berry TG. Clinical evaluation of etched porcelain onlays, a 4 year report. *Compend Contin Educ Dent*, 2002; 23(7): 657–674.

[6] Meyer A Jr, Cardoso LC, Araujo E, Baratieri LN. Ceramic inlays and onlays: clinical procedures for predictable results. *J Esthet Restor Dent*, 2003; 15(6): 338–352.

[7] Ruiz JL. Occlusal disease: restorative consequences and patient education. *Dent Today*, 2007; 26(9): 90–95.

[8] Dawson PE. Occlusal disease. In *Functional Occlusion: From TMJ to Smile Design*. St Louis, MO: Mosby Elsevier; 2007, pp. 17–26.

[9] Christensen GJ. Abnormal occlusion conditions: A forgotten part of dentistry. *J Am Dent Assoc*, 1995; 126(12): 1667–1668.

[10] Merriam-Webster Online. Merriam-Webster, Inc. 2016. https://www.merriam-webster.com (accessed December 12, 2016).

[11] Barker DK. Occlusal interferences and temporomandibular dysfunction. *Gen Dent*, 2004; 52: 56–62.

[12] Telles D, Pegoraro LF, Pereira JC. Incidence of noncarious cervical lesions and their relation to the presence of wear facets. *J Esthetic Restorative Dent*, 2006; 18: 178–183.

[13] Ruiz JL. Achieving longevity in esthetics by proper diagnosis and management of "occlusal disease." *Contemp Esthet*, 2007; 11(6): 24–30.

[14] Ruiz JL, Coleman TA. Occlusal disease management system: the diagnosis process. *Compend Contin Educ Dent*, 2008; 29(3): 148–152.

[15] Ratcliff S, Becker IM, Quinn L. Type and incidence of cracks in posterior teeth. *J Prosthet Dent*, 2001; 86(2): 168–172.

[16] Veitz-Keenan A, Barna JA, Strober B, Matthews AG, Collie D, Vena D, Curro FA, Thompson VP. Treatments for hypersensitive noncarious cervical lesions: a Practitioners Engaged in Applied Research and Learning (PEARL) Network randomized clinical effectiveness study. *J Am Dent Assoc*, 2013; 144(5): 495–506.

[17] Freitas Sda S, Sousa LL, Moita Neto JM, Mendes RF, Prado RR. Dentin hypersensitivity treatment of non-carious cervical lesions: A single-blind, split-mouth study. *Braz Oral Res*, 2015; 29(1): 45. doi: 10.1590/1807-3107BOR-2015.vol29.0045.

[18] Cunha-Cruz J, Wataha JC, Heaton LJ, Rothen M, Sobieraj M, Scott J, Berg J; Northwest Practice-based Research Collaborative in Evidence-based DENTistry. The prevalence of dentin hypersensitivity in general dental practices in the northwest United States. *J Am Dent Assoc*, 2013; 144(3): 288–296.

[19] Senna P, Del Bel Cury A, Rösing C. Non-carious cervical lesions and occlusion: a systematic review of clinical studies. *J Oral Rehabil*, 2012; 39(6): 450–462.

[20] Coleman TA, Grippo JO, Kinderknecht KE. Cervical dentin hypersensitivity: Part III: Resolution following occlusal equilibration. *Quintessence Int*, 2003; 34: 427–434.

[21] Ishigaki S, Kurozumi T, Morishige E, Yatani H. Occlusal interference during mastication can cause pathological tooth mobility. *J Periodontal Res*, 2006; 41(3): 189–192.

[22] Greenstein G, Grenstein B, Cavallaro J. Prerequisite for treatment planning implant dentistry: Periodontal prognostication of compromised teeth. *Compend Contin Educ Dent*, 2007; 28(6): 436–447.

[23] Abrahamsen TC. The worn dentition–pathognomonic patterns of abrasion and erosion. *Int Dent J*, 2005; 55: 268–276.

[24] Grippo JO, Simring M, Coleman TA. Abfraction, abrasion, biocorrosion, and the enigma of noncarious cervical lesions: A 20-year perspective. *J Esthet Restor Dent*, 2012; 24(1): 10–23.

[25] Grippo JO. Abfractions: A new classification of hard tissue lesions of the teeth. *J Esthetic Dent*, 1991; 3(1): 14–19.

[26] Jakupovic S, Cerjakovic E, Topcic A, Ajanovic M, Prcic AK, Vukovic A. Analysis of the abfraction lesions formation mechanism by the finite element method. *Acta Inform Med*, 2014; 22(4): 241–245.

[27] Ichim I, Schmidlin PR, Kieser JA, Swain MV. Mechanical evaluation of cervical glass-ionomer restorations: 3D finite element study. *J Dent*, 2007; 35(1): 28–35.

[28] Borcic J, Anic I, Smojver I, Catic A, Miletic I, Ribaric SP. 3D finite element model and cervical lesion formation in normal occlusion and in malocclusion. *J Oral Rehabil*, 2005; 32: 504–510.

[29] Tyras MJ. The class V lesion – aetiology and restoration. *Aust Dent J*, 1995; 40(3): 167–170.

[30] Harrel SK, Nunn ME, Hallmon WW. Is there an association between occlusion? Yes, occlusal forces can contribute to periodontal destruction. *J Am Dent Assoc*, 2006; 137(10): 1380–1392.

[31] Deas DE, Mealey BL. Is there an association between occlusion and periodontal destruction?: Only in limited circumstances does occlusal force contribute to periodontal disease progression. *J Am Dent Assoc*, 2006; 137(10): 1381–1385.

[32] Gher ME. Changing concepts. The effects of occlusion on periodontitis. *Dent Clin North Am*, 1998; 42(2): 285–299.

[33] Sipila K, Ensio K, Hanhela H, Zitting P, Pirttiniemi P, Raustia A. Occlusal characteristics in subjects with facial pain compared to a pain-free control group. *Cranio*, 2006; 24: 245–251.

[34] Komazaki Y, Fujiwara T, Ogawa T, Sato M, Suzuki K, Yamagata Z, Moriyama K. Association between malocclusion and headache among 12- to 15-year-old adolescents: A population-based study. *Community Dent Oral Epidemiol*, 2014; 42(6): 572–580.

[35] Christensen GJ. A look at state-of-the-art tooth-colored inlays and onlays. *J Am Dent Assoc*, 1992; I23(9): 66–67, 70.

[36] Ruiz JL. Achieving optimal esthetics in a patient with severe trauma: Using a multidisciplinary approach and an all-ceramic fixed partial denture. *J Esthetic Restor Dentistry*, 2005; 17(5): 285–291.

[37] Ruiz JL, Christensen GJ. Rationale for the utilization of bonded nonmetal onlays as an alternative to PFM crowns. *Dent Today*, 2006; 25(9): 80–83.

第13章
健康的咬合与咬合分析

A Healthy Occlusion and the Occlusal Analysis

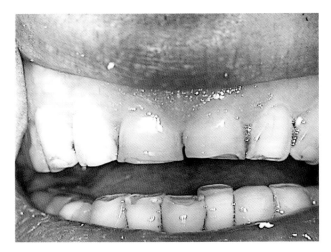

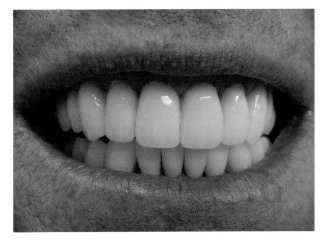

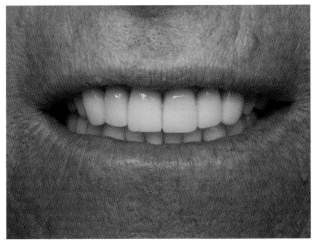

严重损害的咬合，从1997年至今，修复后20年结果很好。

导读

    理解和掌握如何实现生理学及力学意义上健康的咬合，不仅能够很大程度上满足患者对口腔健康的整体需求，而且也是临床医生所应必备的一项

技能。曾经，咬合对于临床医生来讲属于较难理解的内容，并且如果患者将其影响完全忽略势必会带来危害，因为不论年龄长幼，咬合疾病都会持续破坏牙齿和修复体（图13.1）。然而，咬合不仅学习起来非常复杂，同时也是牙科学领域中最有争议的学科。咬合处理方法有很多种，按照复杂程度排列

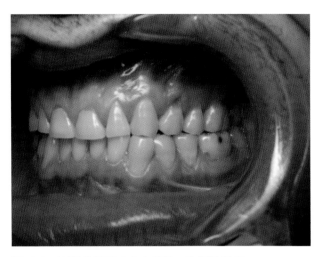

图13.1 表现出严重咬合疾病的一位年轻患者。

包括以下3种：复杂的颌学方法，肌功能方法，还有极度简化的自然咬合方法。不同的临床医生都有其各自信奉的咬合处理方法，并且他们也有相应的文献解释来支持其观点。由此引发出的激烈争议，更使得一大部分牙医困惑于如何选择咬合处理方法才是正确的，常常是在检查程序之后仅仅局限于选择单一针对牙齿的咬合调整方法，而尽可能避免同时采用多种咬合治疗方法。相关文献提出了和谐咬合的3个重要原则，这些原则涵盖了其他大多数观

表13.1 咬合的3个金标准
（1）双侧均匀的咬合接触，在CR关系位最好。
（2）后牙殆分离（前导和尖导）。
（3）没有干扰的功能性边缘运动。

点。笔者将其称为咬合的3个金标准（表13.1）。这3个标准很容易记忆，应该作为咬合治疗所遵循的科学目标。当按照此原则来实施时，就能为患者提供健康的咬合状态，而且对于牙医来说，这样的实施过程也不再会是那么的令人生畏。

何时应当实施3个金标准？

只有在患者具有明确咬合疾病的体征和症状时，也就是表明机体不能很好地适应当前的咬合状态并且需要进行纠正时，应用这些原则进行诊断和治疗将是非常重要的（图13.2a）。此外，当涉及大范围的牙科治疗时，或者需要经由部分或全口的重建而改变咬合时（图13.2b），这3个金标准将是获得力学及生理学意义上健康咬合的重要保证。

必须清楚认识到虽然很多患者并不满足一个或多个金标准，但是却并没有表现出咬合疾病的体征和症状。这意味着他们能够很好地适应当前的咬合状态，此时没有必要对其进行干预治疗。下颌骨在其附着的相关肌肉作用下可以有很多种不同的运动形式，这样才能实现复杂的咀嚼系统功能，如同在使用计算机时不需要知道其内部的工作原理一样，我们也同样不需要记住所有的下颌运动形式及其相互关系。实现咬合的3个金标准就可以涵盖所有的咬合相关要素，并且能够大大简化咬合处理过程。

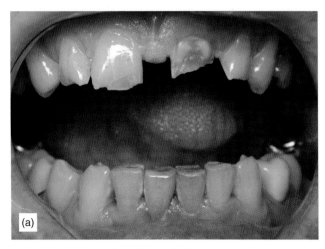

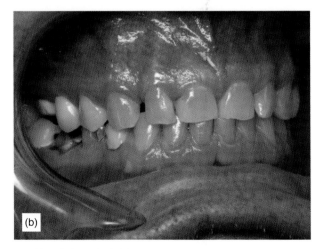

图13.2 （a）一位存在咬合疾病的年老患者（50岁）。（b）需要大范围咬合重建的病例。

图13.3 下颌图示广泛均匀的咬合接触。

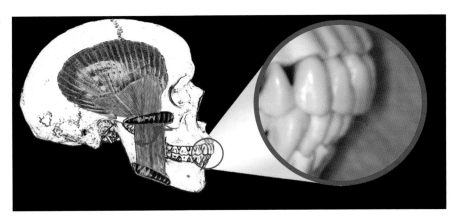

第一个金标准：均匀的咬合接触

理想情况下，当患者咬合时，所有的牙齿都应同时接触，形成双侧均匀的咬合接触（图13.3）。对于人类而言，在咬合时每平方英寸（1平方英寸≈6.45平方厘米）的接触面积能够产生数百磅（1磅≈453.6克）的力，因此只有在咬合时实现均匀的接触，才能使得所有牙齿共同分担咬合力[1]。当某一颗牙齿对均匀的接触形成干扰时，就会对其他牙齿造成严重的损害，因为它们将会承受额外过度的应力[2]。此外有文献表明，如果患者在咬合时出现或受到𬌗干扰的作用，则会形成短暂的肌肉共济失调及其他问题（图13.4）[3-4]。如果正中咬合存在干扰，会导致患者出现偏斜的𬌗干扰，进而造成正中咬合出现永久的偏斜，最终引起牙齿处不均匀有害的磨损，类似于发生在轮胎不平衡的汽车上出现的不均匀磨损。

很多医生都曾有类似的经历，患者这样告诉他们："之前做的牙齿充填最初感觉确实有些高，但现在已经没有问题了。"这时要考虑的重点应该在于机体是采用什么方式来适应较高的咬合接触？实际上大多数时候为了适应这种改变以及功能的需要，所出现的偏斜的𬌗干扰会使得原有咬合接触出现永久性的改变（图13.5）[5]。这时患者的肌肉为了避免有害的𬌗干扰而改变原有的收缩方式，从而形成特定的肌肉记忆，最后永久性地改变了下颌的位置，大多会迫使下颌向前移动，这也是机体的一种防御性机制[6]。为了在咀嚼和紧咬时避免咬合高点受到损伤，下颌骨会在𬌗干扰的迫使下寻找一种新的、安全的咬合方式。然而，咀嚼系统的其他组成部分则会为这一改变付出代价[7]。也就是说无论怎样，最终为偏斜的咬合付出代价的部分是患者口腔内最薄弱的一环。如果存在薄弱的牙齿，那么就可能会发生折裂（图13.6），如果肌肉或关节较为薄弱，可能会出现头痛症状，此外还可能出现其他咬合疾病的相应体征和症状，例如关节活动度过大、楔形缺损或磨损。

研究表明在患者进行咬合时，所有的牙齿都应当同时发生接触，关于此时下颌应当所处的位置存在很多不同的观点。下颌运动中有无数种可能的位置，因此必须有可靠的方法来重现下颌相对于上颌的位置。正中关系是与牙齿无关的可重复的一种颌位关系，此时双侧髁突紧贴关节窝并位于最上位。正中关系作为符合生理的位置关系，其原因在于当

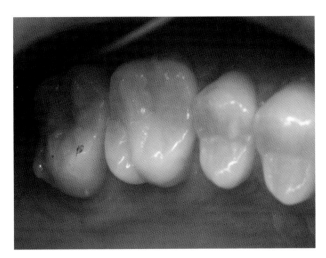

图13.4 正中𬌗干扰；在正中关系位仅有一颗牙齿接触。

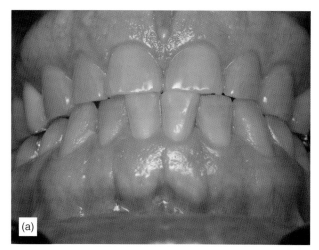

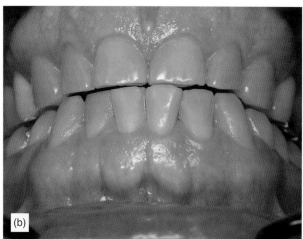

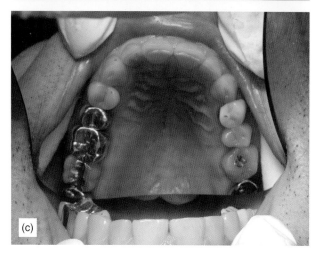

图13.5 （a）自然咬合显示严重的前牙磨损。（b）正中关系咬合可见过大的覆盖。（c）由于存在正中𬌗干扰，所以下颌向前滑动处于前伸位。

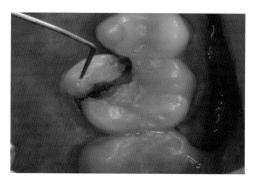

图13.6 严重的𬌗干扰导致的天然牙折裂。

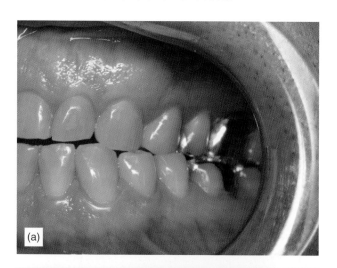

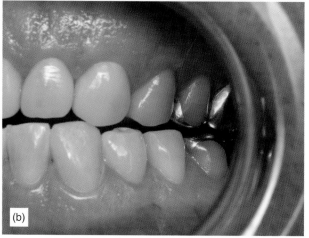

图13.7 侧方运动显示：（a）组牙功能。（b）尖牙引导。

不存在𬌗干扰时，在咀嚼肌收缩的作用下髁突受到引导始终位于关节窝内。在进行大范围的咬合重建和调𬌗治疗时，最理想的处理方式是保证患者的正中𬌗或自然咬合与其正中关系相协调一致[8-9]。笔者更倾向于采取一种变通的正中关系观念，即只要患者没有咬合疾病的体征或症状，就不需将患者调整或平衡至正中关系，因为很明显患者已经适应了其当前的自然咬合。而且正中关系在空间上并不是一个绝对完美、不可移动的位置[10]。

第二个金标准：后牙殆分离

在非正中运动时尖牙及前牙使后牙迅速分离，这时后牙没有咬合接触，称之为后牙殆分离（图13.7）。如前所述，在咬合过程中，会在殆面上产生每平方英寸数百磅的力。当在正中位置进行咬合时，力大多沿轴向分散，且所有的牙齿同时发生接触，所以力能被很好地分担，对牙齿的损伤最小。当下颌进行非正中运动（向前或向两侧）时则是情况完全不同。当然，在咀嚼活动时会自然发生这样

的运动，因为下颌会向食物的方向运动，同样的情况也会在副功能运动中出现。在这类侧向非正中运

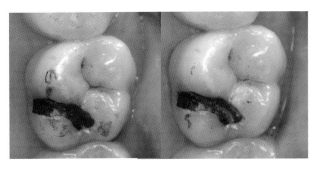

图13.8　调殆过程中位于蓝色印迹外围的红色印迹，代表着在非正中运动时有侧方殆干扰。

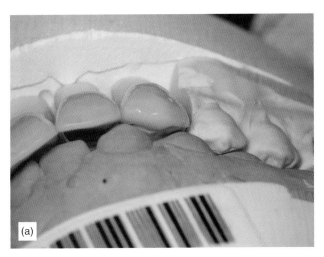

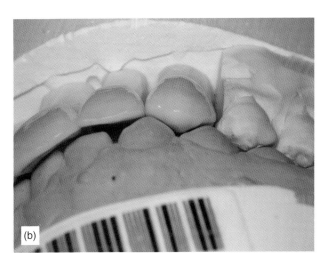

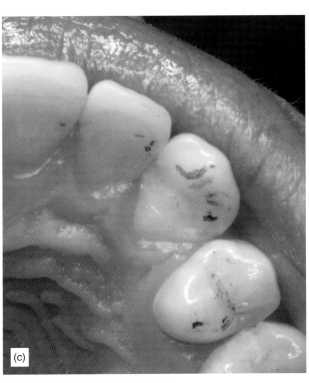

图13.9　（a）尖牙引导不足，瓷贴面缺少舌轴嵴。（b）改善的舌轴嵴。（c）口内可见正确的红色尖牙引导印迹。

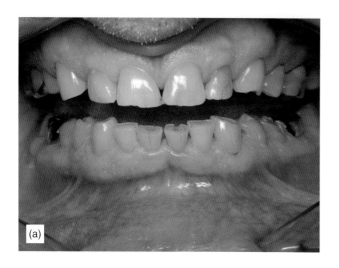

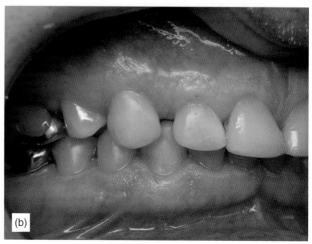

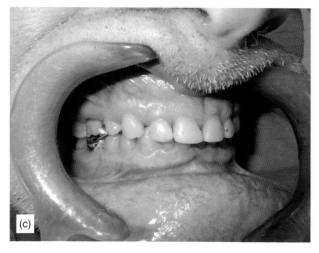

图13.10 （a）由咬合疾病引起的严重磨损。（b）复合树脂重建后。（c）复合树脂直接重建10年后。

动时只有一部分牙齿接触，大部分是朝向偏离中央的方向（剪切），如果这时咀嚼肌全力收缩就可能会出现损伤。

当下颌进行非正中运动时，有没有方法能够减小或控制咬合力？研究者发现当前牙接触使得后牙分离时，咬合力就会显著减小，因此就会降低损伤可能出现的概率[11-13]。理想情况下，当下颌离开正中位置，尖牙与前牙应迅速使后牙分离；这样就会显著降低咬合力，对于保护患者的牙列非常有意义。因此，为了遵循第二个金标准，后牙不能在正中关系以外的任何位置接触（蓝色印迹之外无红色印迹；图13.8）。

为了成功实现尖牙引导，在后牙不能够存在殆干扰，并且应迅速实现殆分离。这意味着尖牙必须有强壮的舌轴嵴（图13.9）。如果这个条件不能实

现，只要存在殆干扰，或后牙在正中殆位之外的位置出现咬合接触，那么咀嚼肌就会释放数百磅的力[14-15]，进而引起相关结构的损害。在下颌侧向运动过程中，如果口内工作侧或非工作侧的同时存在多个后牙接触时，就称为组牙功能殆。若第二个金标准的丧失，会形成组牙功能殆，并将会导致牙齿出现磨损、折裂、牙松动以及楔形缺损，甚至还会引起肌肉疼痛。

当患者存在组牙功能殆及严重咬合疾病时，重建后牙迅即分离将会是非常有效的方法[16]，可以通过后牙调殆或用瓷或复合树脂延长前牙来改善引导，进而实现后牙的迅即分离。文献有证据表明，能够利用直接复合树脂作为一种修复重度磨耗病例的方法，尽管其耐磨性和耐用性比不上瓷，但由于费用低且易被患者接受，所以可以作为一种长期过

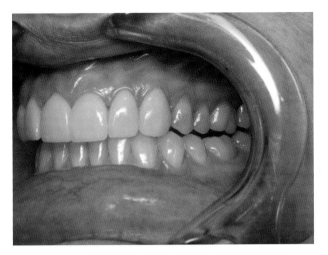

图13.11　下颌前伸检查可见前牙引导，后牙无殆干扰。

渡的方法来使用（图13.10）[17-19]。不考虑材料的选择，满足3个金标准的咬合处理方式会使得修复体的耐用性更长久。

　　这时读者可能会混淆前牙引导与功能运动范围这两个概念的关系。这两个原则是不同的，需要在不同的病例中加以理解并应用。具体来说就是，前牙引导发生在下颌做前伸运动时，例如咀嚼过程中，因而能够使后牙迅即分离，这可以通过修复的方式来进行改变（图13.11）。功能运动范围是指在正中颌位开闭口时下颌具有小幅度的动度或自由度，而与非正中运动无关，下面将会详述。

第三个金标准：功能运动范围

　　功能运动范围是指下颌在开闭口过程中具有的

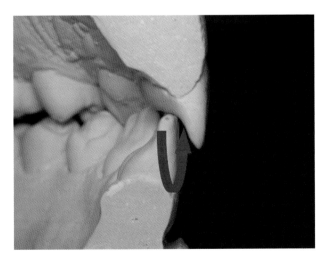

图13.12　功能运动范围。

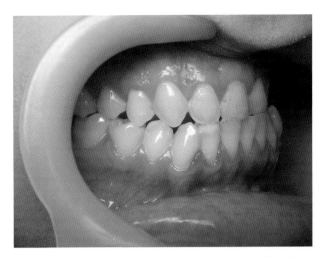

图13.13　覆盖不足导致侵犯功能运动范围而造成的损伤。

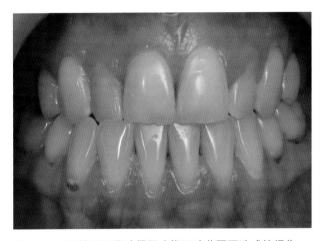

图13.14　覆盖不足导致侵犯功能运动范围而造成的损伤。

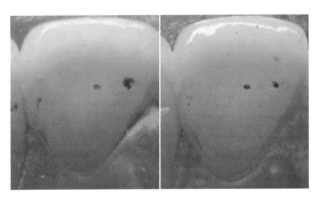

图13.15　舌隆突处侵犯功能运动范围的部位。

自然动度或自由度。当人类开闭口时，下颌并不是做直线轨迹的铰链运动，在张口时，下颌向下且稍向后运动，而闭口时，下颌向上向前运动，回到正中颌位。如果将这一运动用图来表示，则类似于泪滴样运动轨迹。这样的运动方式需要在咬合的前部具有一定的间隙，也就是覆盖，才能使得下颌按此

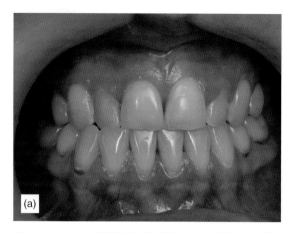 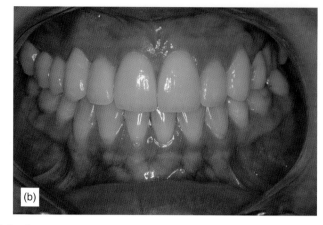

图13.16 （a）覆𬌗及覆盖不足。（b）贴面及高嵌体修复后。

形式往复运动（图13.12）。

若患者缺乏足够的覆盖，前牙将会终身受到严重的损害和磨损直到被矫正为止（图13.13，图13.14）。如果这样的患者来寻求美学治疗，牙医一定不能在还没有设计提供足够的覆盖时，就立刻开始着手延长其牙齿长度。如果对功能运动范围的侵犯没有得到矫正，那么加长的修复体也会与天然牙一样被磨损或损坏[20]。

尽管需要切牙覆盖来为功能运动范围提供空间，但是在切牙区只存在覆盖仍然是不够的。在正中接触的开闭口过程中，在其前方存在或创造少量适度自由运动的空间也同样是必需的。Lundeen与Gibbs认为，这一可变范围大约为0.3mm（图13.15）[15]，有些学者也把它称为长正中。功能运动范围被侵犯会有不同的表现形式，有时患者会主诉在咬合时受

到前牙的阻挡，也有可能是发现上颌牙齿舌面出现明显的磨耗。牙齿震颤是评估功能运动范围受损的一个极佳的方法。如果任何牙齿上出现异常动度，就证明存在功能运动范围的损害，将会引起牙齿折裂以及其他的体征和症状。功能运动范围受损还会影响肌肉活动，并且很容易诱发副功能运动[21-22]。

针对功能运动范围损害，可以通过为下颌在正中闭口时创造必要的空间间隙，进而使得开闭口运动不受限制，以实现控制的目的。充足的覆盖和正中接触间隙是解决问题的方法（图13.16）。在很多病例中，覆盖的获得需要对前牙做出改变，这就需要对前牙的美学偏好（见第8章）、治疗费用以及治疗所需时长综合考量做出决定，因此应当为患者提供治疗选择，由患者来做出决定。调整覆盖的3个主要方法是：

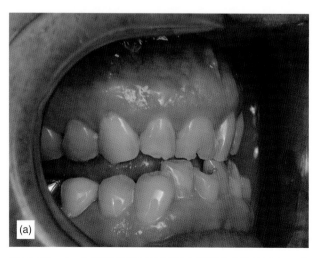 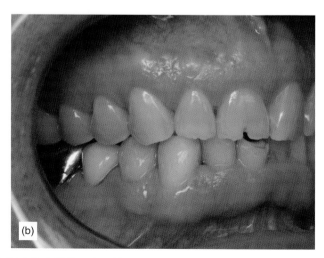

图13.17 （a）严重覆盖不足侵犯功能运动范围的患者。（b）正畸排齐提供更多覆盖后。

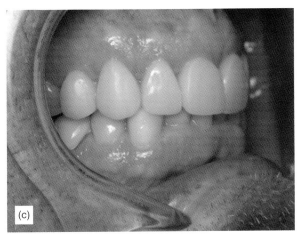
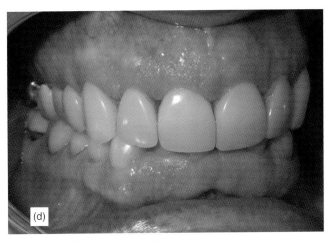

图13.17（续） （c）瓷贴面重建，具有适当的覆盖及自由的功能运动范围。（d）11年后。

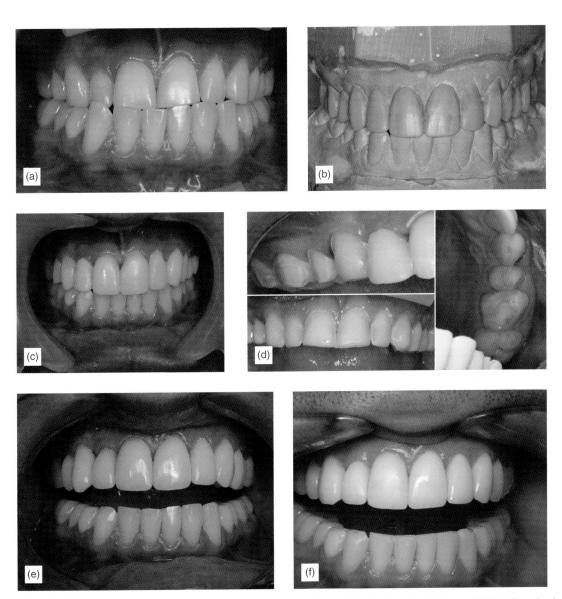

图13.18 （a）"微创重建"需要打开咬合垂直距离。（b）上颌蜡型示加长的牙齿及打开的咬合垂直距离。（c）口内临时冠。（d）龈上微创牙体预备。（e）粘接术后即刻照。（f）术后10年。

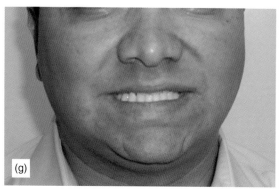
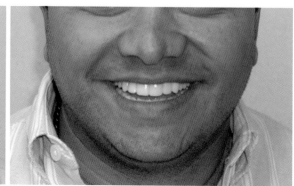

图13.18（续）（g）术前及术后笑容。

（1）正畸矫正。

（2）打开垂直距离。

（3）修复的方法改变牙齿外形。

这3种方法都存在有利和不利的方面，应该根据患

者个性化的需求来提供相对应的治疗方案（图13.17）。

咬合垂直距离及微创重建

与很多假说相反，咬合的垂直距离并不是金标

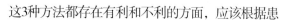
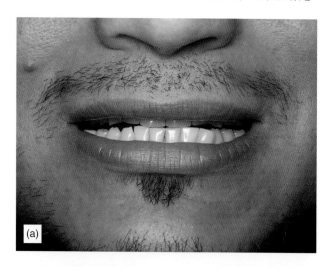
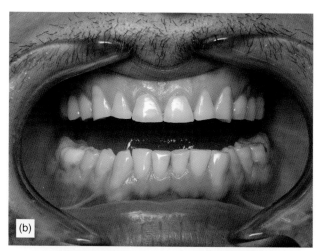
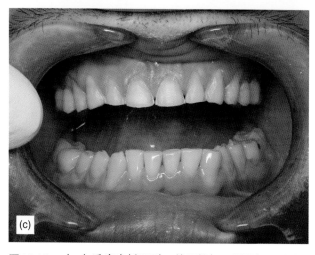
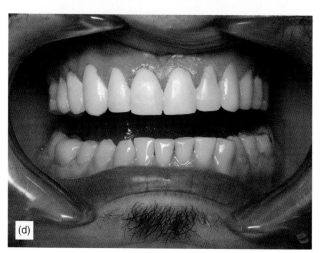

图13.19 （a）重度磨耗牙列，前牙较短，需要打开咬合垂直距离。（b）预备前重度磨耗的现象。（c）牙体预备后，龈上微创预备。（d）临时冠修复后。

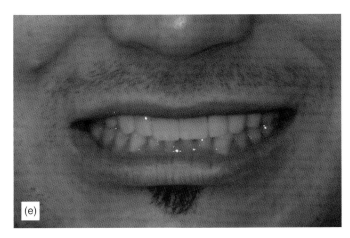
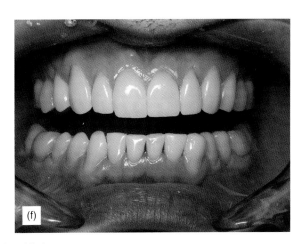

图13.19（续）　（e）长石瓷重建后的笑容。（f）术后5年，无崩瓷及折裂。

准，如果需要是可以进行调整的[23-25]。患者能够适应咬合垂直距离在合理范围内的改变[26]。在一些有严重磨损的病例中，打开咬合垂直距离能够大大降

低需要磨除殆面和牙齿切端的量，是更为理想的治疗选择。这种方法与龈上微创技术相结合，就能够在磨损牙列中真正做到"微创重建"（图13.18，

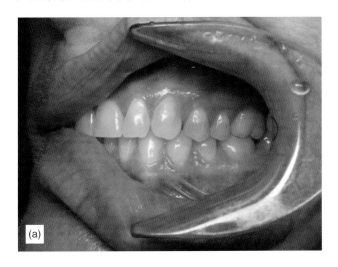
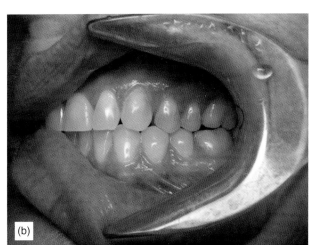
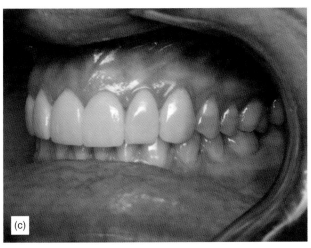
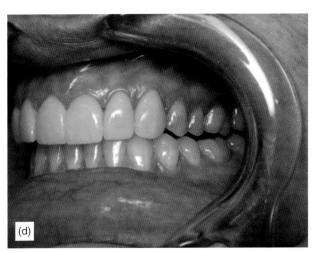

图13.20　（a）严重偏头痛的患者，自然咬合状态。（b）患者做侧方运动，示组牙功能。（c）患者经调殆及出于美学和咬合目的的瓷贴面修复后，正中咬合。（d）侧方显示良好的后牙殆分离；经咬合治疗后患者的偏头痛消失。

图13.19）。掌握了3个金标准就能够实现生理及力学上健康的咬合，通过微创方法来重建磨耗牙列，就能够为患者提供更为健康的牙齿。

数据收集以及制订治疗计划

通过耗时几分钟的各项临床检查，注意到是否具有7个体征和症状中的任何一个，最终发现患者患有咬合疾病，这仅仅是诊断的第一步。一旦确定需要进行咬合治疗，则必须要有一个系统的过程，使患者从只是对基础的口腔护理感兴趣，转变到能

够接受并完成咬合治疗，甚至可能的美学治疗方案（图13.20）[27]。在进行就诊资料记录的时候，具体内容包括咬合分析，必要时还应包括美学诊断，将以下几方面的因素组合起来进行综合考量，可以使得治疗结果更具有预见性：为最终诊断收集的信息；为医患双方交流咬合和美学治疗的目标及局限性提供机会。

当患者被诊断为咬合疾病时，或者患者需要接受大面积修复或美学治疗，而且其中包括多颗前牙修复时，为了确保患者能获得更可预期的结果，使临床医生对修复体的寿命更有信心，应当进行临床

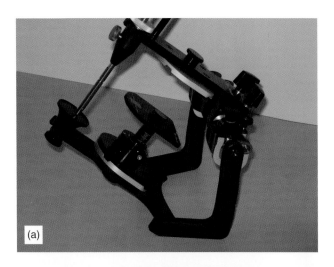

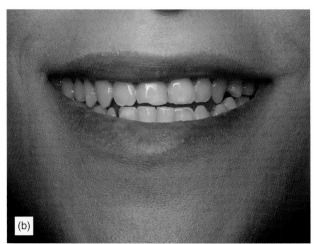

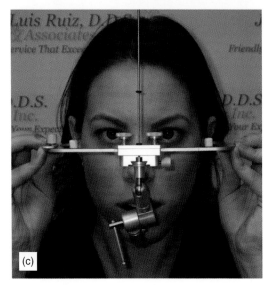

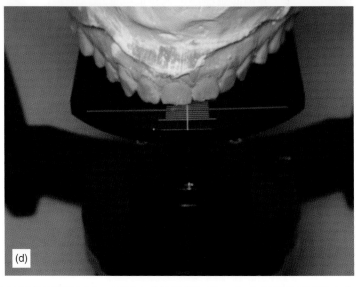

图13.21 （a）Director𬌗架及诊断系统。（b）患者有严重的牙列不对称，需要合理的诊断工具。（c）正确使用面弓来分析中线、𬌗平面以及牙列的旋转轴。（d）借助面弓转移颌位关系至𬌗架上的模型，通过Director系统配套的诊断平面进行分析。

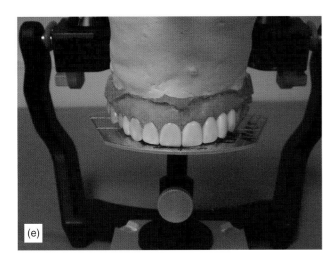
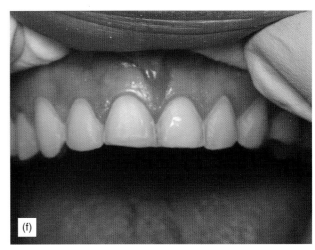
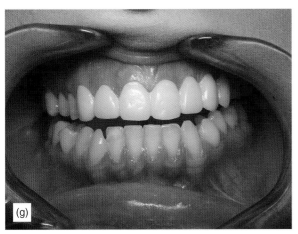
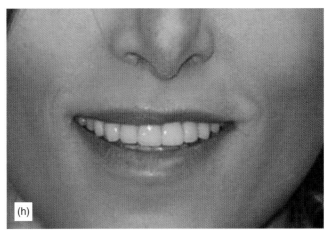

图13.21（续）（e）利用诊断平面，技工可以很容易地制作蜡型来评估纠正倾斜和中线所需的量。（f）龈上微创预备。（g）美学检查时的临时冠；在最终修复之前可以很容易地进行修正。（h）戴入最终修复体可见显著的改善。

资料的记录，并据此来完成综合诊断[28]。记录应包括一系列颌面诊断照片、全景X线片、藻酸盐印模以制作研究模型，利用带有良好设计的面弓𬌗架进行的面弓记录（图13.21）、肌肉去极化装置（图

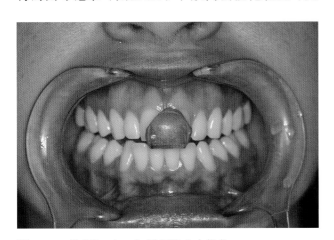

图13.22 使用Panken jig进行肌肉去极化。

13.22）、良好的综合性问诊表（图13.23）。接着可以进行临床检查，包括负荷试验、第一接触点及咬合滑动的评估、运动范围的评估，以及使用听诊器来了解颞下颌关节的杂音。

按照上述方法进行资料记录，将一副石膏模型安装于半可调𬌗架上，经过良好的模型分析及试验性调𬌗，甚至据此制作诊断蜡型，以上这些操作步骤能够为最终诊断提供尽可能多的信息，最终才能制订符合良好咬合要求的治疗计划（图13.24）[29]。应当根据诊断结果的复杂程度，为每个病例给予不同的治疗计划选择。按照侵入性由最低至最高的顺序，对于因咬合疾病而牙列受损的患者可用以下治疗方法进行处理：

咬合以及TMJ分析

Copyright© 2006/2007 Ruiz Dental Seminars

患者名字：　　　　　　　　　　　　　　　　　　　　　　　　　　　　日期：

请检查，思考以及描述所有，并回答 Y 或 N	循环	初诊
____ ____ 1）你有头痛？偏头痛？　　　　1~10?　　____		
____ ____ 2）你有关节内或周围的疼痛？1~10? ____　　　L　　　R		
什么时候你第一次注意到颌骨疼痛？ ____		
____ ____ 3）疼痛是否最近越来越厉害？		
____ ____ 4）什么时候最不舒服？　　　早　　　晚　　　午餐		
____ ____ 5）你有咬肌疲劳吗？　　　　早　　　晚		
____ ____ 6）你有牙齿敏感吗？　冷?____ 吹气?____ 咀嚼?____ 牙齿单颗？多颗?____		
____ ____ 7）张闭口时关节有没有弹响，爆音，摩擦音？　　L　R	第一次复诊	
什么第一次注意到杂音？ ____		
____ ____ 8）咬合问题干扰到你的正常生活了吗？		
____ ____ 9）对于这个问题你有治疗吗？什么时候？ ____ 在哪？____		
____ ____ 10）对于该问题你是否正在或已经吃药？		
____ ____ 11）你有服用抗抑郁的药物或任何影响肌肉活力的药物或者造成口干？		
____ ____ 12）是否曾有严重的头部，颈部或颌骨撞击或外伤？解释一下：		
____		
____ ____ 13）你是否咀嚼困难？这是由于：关节痛　牙齿痛　张口受限　其他____		
____ ____ 14）是否有开闭口绞锁？什么时候？ ____		
____ ____ 15）你是否有　紧咬牙 或/和　磨牙？（请回忆）	第二次复诊	
____ ____ 16）你是否认为神经紧张会影响这个问题？		
____ ____ 17）最近你的生活模式或其他压力事件是否有改变？		
____ ____ 18）有没有其他关节问题？疼痛？ ____		
____ ____ 19）你是否曾经或者已经感到咬合改变？　Y　　N　　什么时候？ ____		
____ ____ 20）你主要的目的是：咬合还是TMJ治疗？ ____		
____		

临床评估　　　　　　　　　　　　　　　　日期：

1. 压痛测试 ____　　　　2. 早接触（口内）____　　　3. 咬合滑动 ____　　咬合 ____
4. 前导 ____　　　　尖导 R: ____　　L: ____
5. 最大开口 ____　　　侧方 R: ____　　L: ____　　疼痛在：开口：____　R: ____　L: ____
6. 震颤：/松动度 II° + ____　　　　　　　　　　7. 楔形缺损：____
8.TMJ 杂音 R: ____　　　　　　L: ____
9. 边缘运动 ____　　　　　　　　10. 跨𬌗 ____　　　开𬌗 ____
11. 功能异常：磨牙　紧咬牙　　　　　　12. 安氏分类：I　　IID1　　IID2　　III

上𬌗架评估/个性化牙齿，表面，位置

首先检查咬合 ____　　CR 关系：____　　侧𬌗关系：____　　咬合板：____

严重磨损：____　　磨耗：____　　关闭是否完全？____　　是否需要蜡型？____

试验性咬合平衡（个性化牙齿，表面，位置）

最初切导针设置：____　　最终切导针位置：____　　咬合关闭？____　____

牙齿需要成形：____

牙齿需要修复：____

诊断：Dawson分类：I II III IV　　　　治疗

图13.23 咬合检查表格。

- 夜用𬌗垫或咬合板。
- 简单的减法调𬌗加夜用𬌗垫。
- 减法和加法调𬌗加夜用𬌗垫。
- 咬合重建加夜用𬌗垫。

结合咬合分析、美学微笑设计、龋及牙周诊断的临床发现，临床医生能够获得理想的全面的治疗计划，进而有利于患者的全身健康。同时还必须牢记微创治疗是最终的目标，不仅包括微创咬合治疗

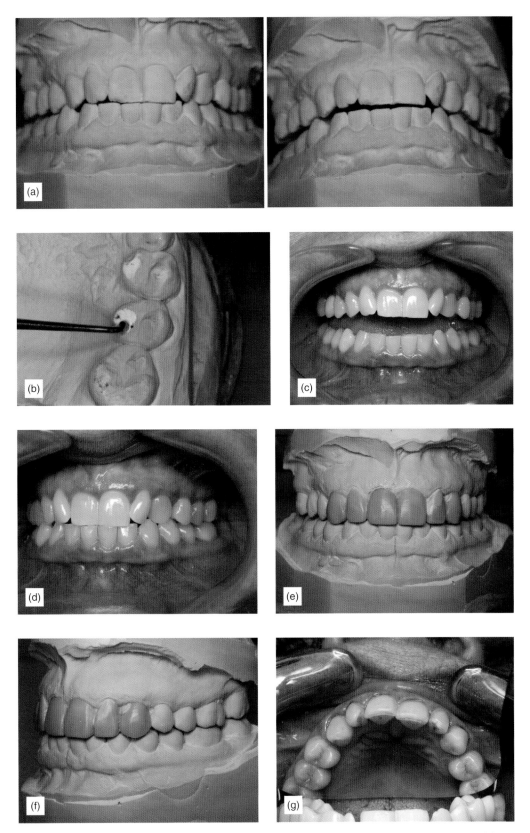

图13.24　（a）患者自然咬合时覆盖不足；在模型上经过试验性调𬌗后，咬合检查可见覆盖加大。（b）试验性调𬌗中出现导致偏斜的𬌗干扰。（c）由于覆盖不足及副功能运动引起的切嵴磨损。（d）侧面观可见覆盖不足。（e）调𬌗后的诊断蜡型。（f）诊断蜡型的侧面观。（g）预备体唇面去除量非常小。

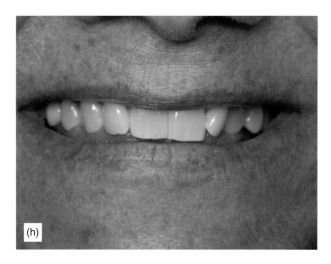

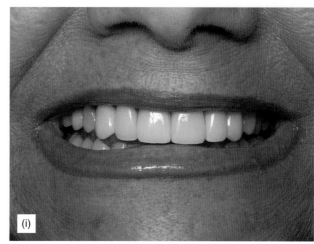

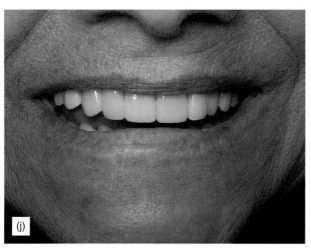

图13.24（续） （h）贴面及调验之前。（i）治疗后。（j）术后7年。

而且也包括微创美学治疗。

实施微创咬合诊断和治疗应当考虑以下几个方面：

- 未治疗咬合疾病的后果不仅仅包括颞下颌关节疾病或疼痛。
- 如果需要常规进行微创治疗，咬合诊断必须具有实用性。
- 追求"理想的口腔"是不现实的，过分痴迷会导致过度治疗。
- 咬合疾病是不可治愈的，但是可以被控制。
- 咬合治疗必须有实际且明确的终点，不应当追求完美。咬合的3个金标准是获得健康的保障。
- 对咬合疾病的控制措施不应当比疾病本身更具破坏性；最微创的方法永远是最好的。

- 咬合治疗并不需要昂贵的仪器。

关于咬合疾病以及如何控制它的内容足够写一本书，这部分内容并不是本书的重点，但与修复学的关系却是密切且不可或缺的。确保患者的咬合符合上述3个金标准，这样临床医生就能够很好地控制咬合力，帮助患者的牙列及修复体可以使用更长的时间。

参考文献

[1] Gibbs CH, Mahan PE, Mauderli A, Lundeen HC, Walsh EK. Limits of human bite strength. *J Prosthet Dent*, 1986; 56(2): 226–229.
[2] Ishigaki S, Kurozumi T, Morishige E, Yatani H. Occlusal

interference during mastication can cause pathological tooth mobility. *J Periodontal Res*, 2006; 41(3): 189–192.

[3] Sheilholeslam A, Riise C. Influence of experimental interfering occlusal contacts on the activity of the anterior temporal and masseter muscles during submaximal and maximal bite in the intercuspal position. *J Oral Rehab*, 1983; 10: 207–214.

[4] Clark GT, Tsukiyama Y, Baba K, Watanabe T. Sixty-eight years of experimental occlusal interference studies: What have we learned? *J Prosthet Dent*, 1999; 82(6): 704–713.

[5] Piehslinger E, Celar RM, Horejs T, Slavicek R. Recording orthopedic jaw movements. Part IV: The rotational component during mastication. *Cranio*, 1994; 12(3): 156–160.

[6] Gibbs CH, Lundeen HC, Mahan PE, Fujimoto J. Chewing movements in relationship to border movements at first molar. *J Prosthet Dent*, 1981; 46(3): 308–322.

[7] Barker DK. Occlusal interferences and the temporomandibular dysfunction. *Gen Dent*, 2004: 52(1): 56–62.

[8] Becker CM, Kaiser DA, Schwalm C. Mandibular centricity: centric relation. *J Prosthet Dent*, 2000; 83(2): 158–160.

[9] Fleigel JD III, Sutton AJ. Reliable and repeatable centric relation adjustment of the maxillary occlusal device. *J Prosthodont*, 2013; 22(3): 233–236.

[10] Kandasamy S, Boeddinghaus R, Kruger E. Condylar position assessed by magnetic resonance imaging after various bite position registrations. *Am J Orthod Dentofacial Orthop*, 2013; 144(4): 512–517.

[11] Mann A, Miralles R. Influence of variation in anteroposterior occlusal contacts on electromyographic activity. *J Prosth Dent*, 1989; 61(5): 617–623.

[12] Mansour RM, Reynik RJ. In vivo occlusal forces and moments: I. Forces measured in hinge position and associated moments. *J Dent Res*, 1975; 54(1): 114–120.

[13] Williamson EH, Lundquist DO. Anterior guidance: its effect on electromyographic activity of the temporal and masseter muscles. *J Prosthet Dent*, 1983; 49(6): 816–823.

[14] Mann A, Chan C, Miralles R. Influence of group function and canine guidance on electromyographic activity of elevator muscles. *J Prosthet Dent*, 1987; 57(4): 494–501.

[15] Lundeen HC, Gibbs CH. *The Function of Teeth: The Physiology of Mandibular Function Related to Occlusal Form and Esthetics*. Gainsville, FL: L and G Publishers, 2005.

[16] Belser UC, Hannam AG. The influence of altered working-side occlusal guidance on masticatory muscles and related jaw movement. *J Prosthet Dent*, 1985; 53(3): 406–413.

[17] Hamburger JT, Opdam NJ, Bronkhorst EM, Kreulen CM, Roeters JJ, Huysmans MC. Clinical performance of direct composite restorations for treatment of severe tooth wear. *J Adhes Dent*, 2011; 13(6): 585–593.

[18] Deliperi S, Bardwell DN. Clinical evaluation of direct cuspal coverage with posterior composite resin restorations. *J Esthet Restor Dent*, 2006; 18(5): 256–257.

[19] Peumans M, Van Meerbeek B, Lambrechts P, Vanherle G. The 5-year clinical performance of direct composite additions to correct tooth form and position. I. Esthetic qualities. *Clin Oral Investig*, 1997; 1(1): 12–18.

[20] Dawson PE. *Evaluation, Diagnosis and Treatment of Occlusal Problems*, 2nd ed. St Louis, MO: Mosby; 1989.

[21] Kloprogge MJ, van Griethuysen AM. Disturbances in the contraction and co-ordination pattern of the masticatory muscles due to dental restorations. An electromyographic study. *J Oral Rehabil*, 1976; 3(3): 207–216.

[22] Trovato F, Orlando B, Bosco M. Occlusal features and masticatory muscles activity. A review of electromyographic studies. *Stomatologija*, 2009; 11(1): 26–31.

[23] Rugh JD, Drago CJ. Vertical dimension: A study of clinical restoration position and jaw muscle activity. *J Prosthet Dent*, 1991; 45(6): 670–675.

[24] Wyke BD. Neuromuscular mechanisms influencing mandibular posture: a neurologist's review of current concepts. *J Dent*, 1974; 2(3): 111–120.

[25] Helsing G. Functional adaptation to changes in vertical dimension. *J Prosthet Dent*, 1984; 52(6): 867–870.

[26] McNeill C. *Vertical Dimension: A Study of Clinical Restoration Position*. Chicago, IL: Quintessence Pub. Co; 1997, p. 409.

[27] Ruiz JL, Coleman TA. Occlusal disease management system: The diagnosis process. *Compend Clin Educ Dent*, 2008; 29(3): 154–158.

[28] Ruiz JL. Achieving longevity in esthetics by proper diagnosis and management of "occlusal disease". *Contemp Esthet*, 2007; 11(6): 24–30.

[29] Komiyama O, Obara R, Lida T, Asano T, Masuda M, Uchida T, De Laat A, Kawara M. Comparison of direct and indirect occlusal contact examinations with different clenching intensities. *J Oral Rehabil*, 2015; 42(3): 185–191.